O NOVO
MIND7
MÉDICO

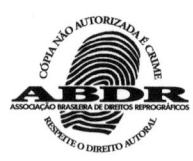 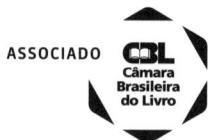

```
N945    O novo mind7 médico : empreendedorismo e transformação
        digital na saúde / Alessandra Menezes Morelle... [et al.]. –
        Porto Alegre : Artmed, 2022.
        xxi, 330 p. ; 23 cm.

        ISBN 978-65-5882-079-6

        1. Medicina. 2. Semiologia. I. Morelle, Alessandra Menezes.

                                                    CDU 616-07
```

Catalogação na publicação: Karin Lorien Menoncin – CRB 10/2147

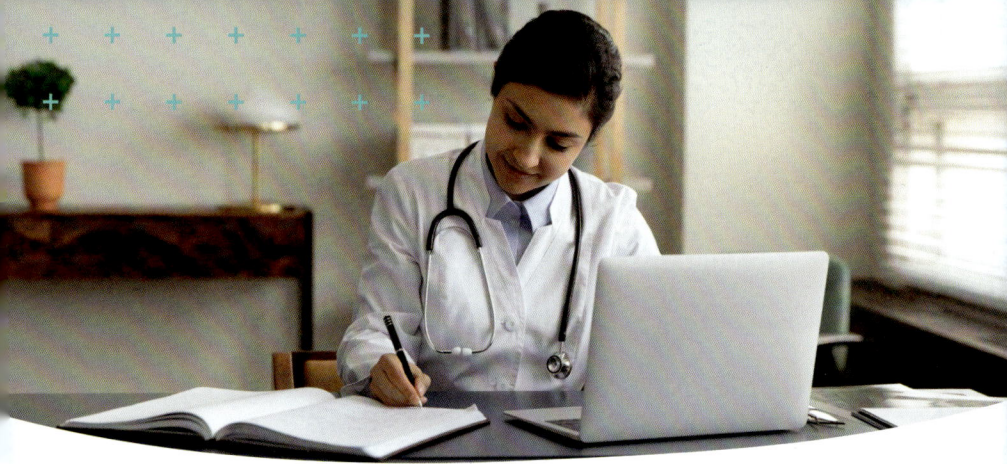

Bem-vindo à Artmed, maior hub de saúde do país.

Nosso propósito é expandir os horizontes do conhecimento E, por isso, disponibilizamos uma série de soluções para a sua jornada de aprendizado. Acesse o QR Code ao lado para conhecer outros produtos.

artmed+ 360

Cursos digitais de atualização e aperfeiçoamento desenvolvidos por autores de renome nacional e chancelados pelas principais Instituições de Ensino e Atendimento do país e Sociedades Científicas de cada especialidade.

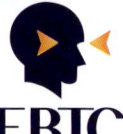 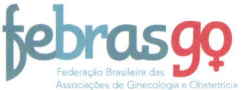 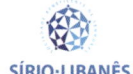 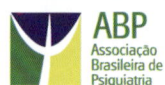

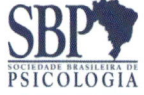 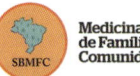 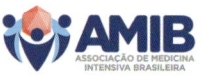

Pós-Graduação Digital em saúde

Estude os temas mais relevantes, com os principais autores nacionais e estrangeiros, certificação de uma das melhores instituições de ensino do país (PUCPR).

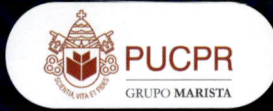

Acesse

secad+ artmed

Programas de atualização de mais de 30 especialidades médicas, além de Psicologia, Enfermagem, Fisioterapia, Veterinária, Farmácia, Odontologia e Nutrição, desenvolvidos pelas principais Sociedades Científicas do país.

Acesse

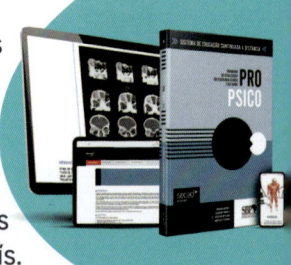

Utilize o cupom **ARTMED35** e garanta um desconto exclusivo em todo o catálogo da Editora Artmed

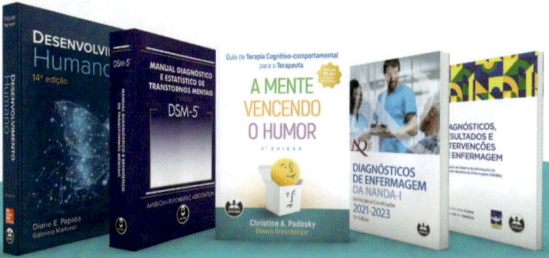

Acesse

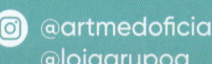

loja.grupoa.com.br
@artmedoficial
@lojagrupoa

Alessandra Menezes **Morelle**
Carlos Eurico **Pereira**
Cristiano **Englert**
David Ponciano de **Sena**
Luciano Silveira **Eifler**
Pedro **Schestatsky**
Salvador **Gullo Neto**

O NOVO MIND7 MÉDICO

Empreendedorismo e transformação digital na saúde

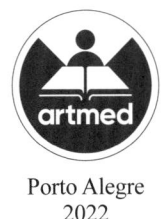

Porto Alegre
2022

© Grupo A Educação S.A., 2022.

Gerente editorial: *Letícia Bispo de Lima*

Colaboraram nesta edição:

Coordenador editorial: *Alberto Schwanke*

Preparação de originais: *Mirela Favaretto*

Leitura final: *Leonardo Foschiera de Mesquita* e *Pedro Perini Surreaux*

Capa: *Paola Manica | Brand&Book*

Editoração: *Clic Editoração Eletrônica Ltda.*

Nota

A medicina é uma ciência em constante evolução. À medida que novas pesquisas e a experiência clínica ampliam o nosso conhecimento, são necessárias modificações no tratamento e na farmacoterapia. Os autores desta obra consultaram as fontes consideradas confiáveis, em um esforço para oferecer informações completas e, geralmente, de acordo com os padrões aceitos à época da publicação. Entretanto, tendo em vista a possibilidade de falha humana ou de alterações nas ciências médicas, os leitores devem confirmar essas informações com outras fontes. Por exemplo, e em particular, os leitores são aconselhados a conferir a bula de qualquer medicamento que pretendam administrar, para se certificar de que a informação contida neste livro está correta e de que não houve alteração na dose recomendada nem nas contraindicações para o seu uso. Essa recomendação é particularmente importante em relação a medicamentos novos ou raramente usados.

Reservados todos os direitos de publicação ao
GRUPO A EDUCAÇÃO S.A.
(Artmed é um selo editorial do GRUPO A EDUCAÇÃO S.A.)
Rua Ernesto Alves, 150 – Bairro Floresta
90220-190 – Porto Alegre – RS
Fone: (51) 3027-7000

SAC 0800 703 3444 – www.grupoa.com.br

É proibida a duplicação ou reprodução deste volume, no todo ou em parte, sob quaisquer formas ou por quaisquer meios (eletrônico, mecânico, gravação, fotocópia, distribuição na Web e outros), sem permissão expressa da Editora.

IMPRESSO NO BRASIL
PRINTED IN BRAZIL

AUTORES

Alessandra Menezes Morelle
Médica oncologista. Doutora em Clínica Médica pela Pontifícia Universidade Católica do Rio Grande do Sul (PUCRS). Co-fundadora e CEO da Thummi.

Carlos Eurico Pereira
Médico pneumologista. Mestre em Ciências Médicas pela Universidade Federal de Ciências da Saúde de Porto Alegre (UFCSPA). MBA em Marketing, Empreendedorismo e Negócios pela PUCRS. CIO da *startup* Thummi. Empreendedor, mentor, palestrante e autor do livro *Muito além dos plantões e convênios*.

Cristiano Englert
Médico anestesiologista na SANE. MBA executivo em Gestão em Saúde pela Fundação Getúlio Vargas (FGV). Investidor anjo e *advisor* de fundos e *startups*. Foi cofundador da aceleradora Grow+ e HealthPlus, atualmente fundador da plataforma Connext Health.

David Ponciano de Sena
Médico cirurgião plástico. Mestre e Doutor em Healthtech pela PUCRS. Co-fundador da GestãoDS, Medic Business e NaDúvidaCresça. Investidor anjo e *business speaker*.

Luciano Silveira Eifler
Médico cirurgião geral e do trauma. Mestre em Ciências da Saúde pela Universidade Federal do Rio Grande do Sul (UFRGS). MBA em Gestão e Inovação na Saúde pelo IBCMED. Professor universitário, investidor anjo, fundador e CEO da ConceptMed.

Pedro Schestatsky
Médico neurologista. Pós-doutorado pela Harvard University. Fundador da Nemo (Neuromodulação) e da Lifelab (Medicina de Precisão). Autor do livro *Medicina do amanhã* e TEDx *speaker*.

Salvador Gullo Neto
Médico cirurgião geral e do aparelho digestivo. Doutor em Ciências da Saúde pela PUCRS. Fundador e CEO da SAFETY4ME.

APRESENTAÇÃO

Após minha primeira viagem ao Vale do Silício, quando participei de uma imersão em saúde, voltei com a recomendação de me conectar com dois colegas médicos gaúchos como eu, que já tinham passado por lá e que já estavam caminhando há algum tempo nesta estrada da inovação: a Dra. Alessandra Morelle e o Dr. Cristiano Englert.

Logo depois do meu retorno, fiquei sabendo de um evento de inovação em saúde que iria ocorrer na sede da Associação Médica do Rio Grande do Sul (AMRIGS), onde esses colegas estariam palestrando. Suas apresentações foram excelentes, mas havia lá outras pessoas cujas palestras e histórias também me impactaram, como o Dr. Luciano Eifler, o Dr. Pedro Schestatsky e o Dr. David Sena. Já no *coffee break* daquele evento, fiz questão de me apresentar para esses colegas e contar sobre meu interesse na área, pois voltei do Vale do Silício com a certeza da importância de cultivar o *netweaving**, e com a disposição de transformar esta tarefa em uma filosofia de vida.

Pouco tempo depois, comecei a frequentar junto com esses colegas o palco de alguns eventos sobre inovação e tecnologia, como o Health Tech POA, o Médicos SA, o Simpósio de Neurotecnologia, o Warmup Global Summit Telemedicine & Digital Health e o Health Tech Conference da Startse, reforçando os nossos laços.

Um evento em especial marcou a origem do primeiramente denominado Clube dos 7, que vem a ser a reunião dos sete autores deste livro: o Robot Care Brasil realizado em Porto Alegre no Tecnopuc (Parque

---

Netweaving é o ato de "... criar conexões sem interesse envolvido, por querer ajudar mesmo, para conectar-se de forma honesta às pessoas, pelo puro prazer de fazer isso...". Segundo o autor Robert Littell, o termo significa rede de tecelões e ele "...o usou para descrever algo como tecer uma rede de relacionamentos, sem intenção ou expectativa..." de obter ganho ou contrapartida. Saiba mais em: https://www.linkedin.com/pulse/o-poder-dos-relacionamentos-netweaving-como-filosofia-pereira/ .

Científico e Tecnológico da Pontifícia Universidade Católica do Rio Grande do Sul [PUCRS]), em junho de 2019, organizado pelo colega Dr. Luciano Eifler. Além dos já citados, também estava lá palestrando o Dr. Salvador Gullo Neto. A empolgação era grande entre nós e saímos dali com essa ideia plantada na cabeça pelo Luciano. Nas palavras do próprio Luciano, todos tinham em comum "mentes inquietas" e muita vontade de inovar, e talvez tenha sido isso um dos pontos que nos aproximou: cada um no seu momento, desenvolvendo soluções em saúde, envolvidos, empolgados e se atirando de cabeça!

Já existiam laços entre o grupo, alguns de longa data, e a partir daquele momento mantivemos contato mais próximo, estreitamos ainda mais nossas amizades. Fazíamos parte da "mesma tribo", dos poucos médicos com *mindset* inovador, e quando nos encontrávamos sempre comentávamos sobre o Clube dos 7. O Luciano, sempre com muito entusiasmo, dizia que deveríamos criar eventos ou negócios juntos.

Após a experiência bem-sucedida de escrever meu primeiro livro, *Muito além dos plantões e convênios**, sugeri que nós 7 escrevêssemos um livro que selasse nossa parceria e nos aproximasse ainda mais, e que fosse o marco inicial de diversas oportunidades que poderíamos ter somando nossos *expertises* para levar informação e conhecimento, além de ajudar na mudança de *mindset* dos colegas da área da saúde. E foi a esposa do Luciano, a Sabine Marroni, que sugeriu trocarmos o nome do Clube dos 7 e do livro, para *O Novo Mind7 Médico*. Adoramos a ideia, e aí está a explicação de como surgiu o nome do livro que agora se encontra em suas mãos.

Para mim, a atitude mental, ou o *mindset*, é sem dúvida o maior determinante de sucesso ou de limitação em qualquer carreira ou mesmo na vida de alguém. Por isso decidimos fazer menção a este tema já na capa do livro. Acreditamos, nós 7, que precisamos atualizar nosso *hardware*, mudar nossa maneira de pensar, para estarmos não só mais alinhados aos novos tempos, à nova era de mudanças constantes, como também para

---

*PEREIRA, Carlos E. *Muito além dos plantões e convênios: um guia para empreender, inovar e prosperar na carreira médica*. Rio de Janeiro: Alta Books, 2021.

continuarmos sendo significativos como seres humanos e como profissionais. É mudando a nossa cabeça que poderemos nos desenvolver a partir do exemplo e das experiências de quem já abriu os olhos para os novos *mindsets* de crescimento, de aprendizado, de compartilhamento e de inovação e teremos condições de aproveitar as novas oportunidades que o novo mundo tecnológico e conectado nos oferece.

Bom, aqui está o resultado prático desta parceria e determinação em execução, pois não é fácil juntar 7 pessoas super atarefadas e com grande volume de trabalho médico (pois sim, todos nós ainda atuamos como médicos no dia a dia), com o objetivo de escrever um livro prático, de leitura agradável, de quem está com a mão na massa seja na medicina, seja na inovação e na tecnologia.

Que a leitura seja para você, amigo leitor, tão prazerosa e tão instrutiva quanto foi para nós, autores, escrever, estreitar nossos laços de amizade e aprender muito, uns com os outros. Fica aqui o convite para que você nos acompanhe, pois em breve os desdobramentos desta parceria serão lançados na forma de podcast, eventos *online* e eventos presenciais sobre inovação, tecnologia e empreendedorismo em saúde para levar adiante o nosso propósito em comum: mudar o *mindset* dos profissionais de saúde do Brasil e do mundo.

Carlos Eurico Pereira

PREFÁCIO DE MAURÍCIO BENVENUTTI

Mind the gap!

O que é inovação? Resposta rápida: uma invenção que pode ser comercializada!

Esta é a definição clássica de inovação. Ou seja, inovação é tudo aquilo que é novo, algo que foi inventado. É um produto ou serviço que se mostra tão adequado para resolver a necessidade ou a dor de alguém, que este alguém está disposto a pagar para ter acesso a esse bem.

Eu vou além desse consagrado conceito. Divido a inovação em duas categorias: na primeira estão aquelas que eu chamo de "inovações inimagináveis". São as novidades que expandem a nossa consciência e que fazem a nossa mente ir além. Elas se situam na fronteira que divide o possível do impossível.

Alguns exemplos de inovações inimagináveis são os foguetes que levarão os homens até Marte; ou os carros voadores. São, ainda, as carnes a serem produzidas em laboratórios, sem que seja necessário criar, engordar ou matar animais. Enfim, nessa categoria estão todas as novidades que para a grande maioria das pessoas estão tão distantes do seu quotidiano, e talvez da sua compreensão, que parecem ser impossíveis, coisas de cientistas ou assunto de escritores de ficção científica.

Existe uma segunda categoria de inovação. E esta eu chamo de "inovação do dia a dia". São aquelas novidades que melhoram em algum aspecto a nossa rotina. Dito de outra maneira, são inovações produzidas por pessoas ou empresas que, após analisarem a jornada de um certo tipo de cliente ou de uma determinada indústria, identificam as dores que os afligem e as resolvem. Essas são as inovações que, nos últimos anos, simplificaram e melhoraram a sua vida, leitor. Você possivelmente carrega boa parte dessas soluções no seu *smartphone*.

Dito isso, afirmo que o que faz a liga, unifica, dá o *match* a esse grupo de médicos, que são os autores deste livro, é algo muito, mas muito especial. Por quê? Porque esses sete autores trabalham tanto essas inovações inimagináveis, que expandem a nossa mente, como também produzem inovações do dia a dia. E estas têm a capacidade de transformar, de maneira profunda, a nossa sociedade.

Eles são um grupo ímpar, raro e único de profissionais da saúde que se movimentam à vontade na fronteira da medicina e são capazes de levar os avanços da área médica como um *improvement*, uma melhora, um grande salto no bem-estar de milhões de pessoas.

Acompanho a trajetória dos autores há anos. Boa parte deles, eu conheci no Vale do Silício, na Califórnia. É nesse *Vale* que boa parte das inovações que vem impulsionando a evolução da humanidade é criada.

Ao seguir de perto a jornada destes médicos, testemunhei sua evolução desde o momento em que o que possuíam era apenas a hipótese de uma possível criação que turbinasse algum aspecto da medicina; passando pela validação dessa hipótese e, finalmente, concretizando essa validação em um produto ou serviço a ser consumido por milhares de pessoas.

O que senti, e sempre sinto, ao testemunhar movimentos como esse vai além do orgulho. Tenho uma enorme satisfação com a confirmação de que profissionais brasileiros e brasileiras da área da saúde estão fazendo uma significativa diferença não só no nosso país, Brasil, mas no mundo, com soluções incríveis e que tanto impacto podem trazer para a vida das pessoas.

Sempre que conhecidos meus vão ao Vale do Silício, eu tenho o costume de lhes propor um pequeno exercício de imaginação. Uma reflexão sobre a importância da decisão que eles acabaram de tomar. Digo a eles para que, naquele momento em que estão prestes a entrar no avião, um pé no *finger* e o outro já quase dentro da aeronave, que olhem para baixo. Ali, entre o tubo de embarque e a porta há um pequeno espaço, através do qual é até possível ver o asfalto, do pátio de manobras do aeroporto.

É como aquele aviso, já folclórico, que se ouve nos metrôs de Londres, quando as portas do trem se abrem: *Mind the gap!* Cuidado com o vão! Eu os alerto não para o possível perigo de tropeçarem, mas para que entendam aquela pequena distância como uma metáfora. Se você está embarcando para o Vale do Silício, deixe os seus paradigmas, deixe as suas verdades, deixe as suas crenças do lado de cá, no aeroporto, no Brasil, na sua zona de conforto. Eu digo a eles que entrem no avião com a convicção de que serão levados para outra dimensão do conhecimento. E que desembarquem no seu destino com a cabeça aberta, dispostos a expandir a mente. Lá estarão à sua espera novas ideias, desafios, novidades, disrupções.

Faço aqui a mesma recomendação para você, leitor. Aproveite todo o potencial que essa obra possui e irá oferecer a você. Abra a sua mente, deixe as suas crenças e as suas verdades um pouquinho de lado. Mergulhe neste texto para evoluir na sua compreensão e no seu conhecimento em relação ao futuro e aos próximos passos da área da saúde. Não receie o pequeno vão que talvez você veja à sua frente. Salte-o. Há muito o que ver do outro lado!

Maurício Benvenutti
Empreendedor, escritor, palestrante e sócio da StartSe,
que oferece cursos, eventos e imersões internacionais
voltadas para o empreendedorismo e a inovação.

PREFÁCIO DE TIAGO MATTOS

Era novembro de 2016. Lembro como se fosse hoje do exato momento em que atravessamos os portões imponentes de Moffett Field, base militar que fica no coração do Vale do Silício – mais precisamente, no ínterim entre Sunnyvalle e Mountain View, no Condado de Santa Clara, Califórnia.

Eu estava com os sentidos tão em alerta que era capaz de sentir o cheiro da espessa tinta preta que cobria as grades de metal do complexo. Densas. Pesadas. Intimidadoras. E que contrastavam com o sol ameno daquela manhã aparentemente mundana na Costa Oeste norte-americana.

Dentro de Moffett Field ficava o NASA Ames Research Center, um dos muitos braços de pesquisa da agência espacial estadunidense. No local, estavam reunidas algumas das mentes de engenharia mais argutas do planeta, que orquestravam, dia após dia, estudos em tecnologia aeronáutica de ponta.

Ainda dentro de Moffett Field, havia também o NASA Ames Research Park. Um parque incomum, pacato, quase deserto. Pintado em cores pastéis como o não-cachimbo de Magritte. Típico da austeridade de uma construção inaugurada logo após a Primeira Guerra Mundial.

E, como uma *matryoshka,* dentro de Moffett Field, dentro de NASA Ames, tínhamos a Singularity University. Um projeto educacional ambicioso que, por muitos anos, fora a grande referência mundial em termos Futures Studies.

Eu já havia atravessado este portão preto dezenas de oportunidades, uma vez que fora residente do local. Em 2012, recebi uma bolsa para passar dez semanas em NASA Ames, como participante do *Graduate Studies Program*, e tendo a chance de capturar tudo o que o ecossistema local era capaz de prover.

Contudo, a partir daquela quarta-feira, depois de um e-mail um tanto quanto insólito, fui convidado a atravessar o portão preto numa nova condição. Agora, como membro do corpo docente da Singularity – me tornando, assim, o primeiro e único brasileiro com tal distinção.

A partir desse convite, tudo mudou. Era como se eu tivesse recebido a senha definitiva para adentrar à sala da Maçonaria da inovação mundial.

Todos os dias, literalmente todos os dias, eu esbarrava em algum conteúdo que flertava com o fora-de-série. Fosse nos encontros virtuais que a escola promovia, fosse nos fóruns *online* (exclusivos para os docentes), fosse nos bastidores dos *summits* ao redor do mundo – ou mesmo no diminuto prédio 583c (local em que se reunia o time de *experts* da instituição em encontros presenciais de tempos em tempos).

Eu até tentava fingir normalidade, mas nem sempre era possível. Sentia-me como o jogador da base, recém subido aos profissionais, vendo os seus ídolos batendo bola no vestiário.

Aquilo era mágico e intimidador ao mesmo tempo.

Em meio a tantas celebridades, em meio a tantas figuras que nem sabiam o meu nome, uma pessoa despertou a minha máxima admiração: Raymond McCauley. Ele, então *head* de *digital biology* da Singularity, me acolheu como pupilo e me abriu as portas para um novo universo de conhecimentos: velocidade de escape, *xenobots*, *nanomachines e nanomedicines*, biologia sintética, *biomanufacturing* – sem falar, obviamente, da própria biologia digital.

Ray me fez ver que tudo isso não apenas era o inevitável futuro da saúde, mas que tinha potencial para ser, também, *the next big thing* no mundo da inovação e tecnologia.

Ray também me fez perceber que esse era um campo ainda pouco explorado no Brasil. E que precisava de maior visibilidade. Segui sua recomendação e tratei de trazer, mesmo que timidamente, um pouco dessa temática nas minhas falas públicas. O intuito nunca foi me colocar como autoridade no tema – não sou e nunca serei. A ideia era, só e somente só, inspirar e abrir espaço para mudança naqueles que se sentissem provocados.

Pois Ray tinha razão. Quanto mais eu falava do tema, mais convites eu recebia para discursar em novos fóruns. E quanto maiores os novos fóruns, mais eu percebia que havia um *gap*, uma lacuna, uma linha pontilhada entre o que o Brasil considerava inovação em saúde – e o que a minha realidade privilegiada considerava inovação em saúde.

Veja: por aqui, a medicina foi sinônimo de estabilidade profissional por muitas e muitas décadas. O que tornou a nossa produção de conhecimento menos ambiciosa do que poderia ser.

Mas toda regra tem suas exceções. Toda cultura sempre gera a sua contracultura. E este livro é a prova viva disso.

O Novo Mind7 Médico reúne alguns dos nomes que não se deram por satisfeitos com o mais-do-mesmo. Pessoas do Brasil que propuseram novas abordagens em meio à aridez de senso comum. Profissionais nacionais que se propuseram a conversar de igual para igual com as maiores autoridades do planeta.

Gente que sabe que há uma nova saúde nascendo. Mais personalizada, mais ágil, mais digital, mais empreendedora.

Há um movimento nítido e cristalino em curso. E este livro é um dos seus manifestos mais claros.

Boa leitura. Boa saúde.

Tiago Mattos
Futurista, palestrante, escritor e multiempreendedor: fundador da Aerolito e de outras quinze iniciativas empreendedoras.

SUMÁRIO

INTRODUÇÃO 1

BLOCO 1   DA MEDICINA TRADICIONAL À MEDICINA BASEADA NO EMPREENDEDORISMO, NA TECNOLOGIA E NA INOVAÇÃO: SETE HISTÓRIAS DE TRANSFORMAÇÃO PROFISSIONAL   **3**

1. A oncologista que desenvolveu uma plataforma pioneira capaz de monitorar pacientes com câncer e diminuir a solidão e a insegurança neste tratamento desafiador 5
Alessandra Menezes Morelle

2. O pneumologista que está simplificando o empreendedorismo, as inovações e a aplicação das novas tecnologias para a comunidade médica brasileira 18
Carlos Eurico Pereira

3. O médico anestesiologista, empreendedor, investidor anjo e cofundador de uma aceleradora que fomenta o ecossistema de *health techs* no Brasil 32
Cristiano Englert

4. O cirurgião plástico que está contribuindo para a digitalização do atendimento e a melhora da produtividade nas clínicas e nos consultórios no país 47
David Ponciano de Sena

5. O cirurgião do trauma e emergencista pioneiro na aplicação de robôs de telepresença na saúde 56
Luciano Silveira Eifler

6. O neurologista que usa a medicina de precisão e a realidade virtual associada à eletricidade para melhorar a saúde dos pacientes 68
Pedro Schestatsky

7. O cirurgião que criou uma plataforma que ensina os pacientes a se protegerem contra os eventos adversos nos hospitais, uma das principais causas de morte no mundo 84
Salvador Gullo Neto

BLOCO 2 O FUTURO QUE JÁ É PRESENTE: MUDANÇAS NA CARREIRA MÉDICA, PRÁTICAS, TECNOLOGIAS E INOVAÇÕES QUE ESTÃO TRANSFORMANDO DE VEZ A SAÚDE   101

8   A carreira médica não pode ser separada do empreendedorismo e das novas tecnologias 103
Alessandra Menezes Morelle, Carlos Eurico Pereira, Luciano Silveira Eifler e Pedro Schestatsky

9   A inovação e a tecnologia na saúde: um movimento que não pode mais ser negado. 114
Carlos Eurico Pereira, Cristiano Englert e Luciano Silveira Eifler

10 Transformação digital: um avanço inevitável e ao alcance de pacientes e médicos 127
Cristiano Englert e David Ponciano de Sena

11 Como encantar e fidelizar clientes, antigamente chamados de pacientes? 138
Carlos Eurico Pereira, David Ponciano de Sena e Pedro Schestatsky

12 Como lidar com pacientes que desejam ser protagonistas de sua saúde?. 152
Alessandra Menezes Morelle, Pedro Schestatsky e Salvador Gullo Neto

13 Quem estiver fora das mídias sociais vai desaparecer!. 161
Carlos Eurico Pereira e Pedro Schestatsky

14 As tecnologias exponenciais empurram a medicina para a Quarta Revolução Industrial. Como assim? 175
Carlos Eurico Pereira, David Ponciano de Sena e Luciano Silveira Eifler

15 *Big data*, *small data*, inteligência artificial, *machine learning*, *deep learning* e suas aplicações na saúde. 187
Alessandra Menezes Morelle, Cristiano Englert, David Ponciano de Sena e Salvador Gullo Neto

16 O que é *blockchain* e como usá-la na saúde? 199
Cristiano Englert, David Ponciano de Sena e Luciano Silveira Eifler

17 O uso da robótica nas cirurgias e na telemedicina 208
Luciano Silveira Eifler e Salvador Gullo Neto

18 Tecnologias imersivas: da realidade virtual, que traz segurança e precisão para a medicina, às aplicações da realidade estendida . . . 218
Cristiano Englert, Carlos Eurico Pereira, Luciano Silveira Eifler e Pedro Schestatsky

19 As *health techs* voarão cada vez mais alto no Brasil? 229
Alessandra Menezes Morelle, Carlos Eurico Pereira e Salvador Gullo Neto

BLOCO 3   O FUTURO DA MEDICINA E SUAS PRINCIPAIS TENDÊNCIAS   239

20 Praticar a medicina já não é mais apenas tratar doenças, mas promover a saúde e o bem-estar das pessoas 241
    Carlos Eurico Pereira, Luciano Silveira Eifler,
    Pedro Schestatsky e Salvador Gullo Neto

21 O avanço da tecnologia está mudando radicalmente a relação entre médicos e clientes 251
    Alessandra Menezes Morelle, Carlos Eurico Pereira,
    Luciano Silveira Eifler, Pedro Schestatsky e Salvador Gullo Neto

22 A telemedicina desbancou os limites geográficos de atendimento: seus clientes podem estar em diferentes lugares do planeta 262
    Luciano Silveira Eifler, Pedro Schestatsky e Salvador Gullo Neto

23 A revolução dos vestíveis (*wearables*) 272
    Carlos Eurico Pereira, Cristiano Englert,
    Luciano Silveira Eifler e Salvador Gullo Neto

24 Os "ômics" e suas fantásticas possibilidades 282
    Carlos Eurico Pereira, David Ponciano de Sena,
    Luciano Silveira Eifler, Pedro Schestatsky e Salvador Gullo Neto

25 A medicina de precisão terá um impacto inédito sobre a longevidade humana 294
    Alessandra Menezes Morelle, Carlos Eurico Pereira,
    David Ponciano de Sena, Luciano Silveira Eifler,
    Pedro Schestatsky e Salvador Gullo Neto

26 O futuro dos hospitais, das clínicas e dos planos de saúde diante dos avanços tecnológicos 302
    Carlos Eurico Pereira, Cristiano Englert, David Ponciano de Sena,
    Luciano Silveira Eifler e Salvador Gullo Neto

Conclusão 311

Referências 315

Índice 327

INTRODUÇÃO

Com as novas tecnologias e inovações que estão transformando a saúde, torna-se necessário o desenvolvimento de um novo *mindset** (ou mentalidade) médico. Os profissionais que não abraçarem essas transformações ficarão para trás, pois não estarão em condições de oferecer as melhores soluções para a preservação da saúde e os tratamentos de afecções e enfermidades de seus clientes. É importante dizer que essas tecnologias e inovações surgiram não para substituir os médicos, mas para humanizar a sua relação com os pacientes, possibilitando que ambos os lados sejam parceiros e tomem decisões compartilhadas sobre as melhores opções para a manutenção ou recuperação de seu bem-estar.

Assim, este livro foi concebido para você, médico, que deseja entender esse novo mundo e se abrir ao universo de possibilidades e oportunidades trazidas pelo empreendedorismo, pelas novas tecnologias e inovações na área da saúde. Ao longo dos capítulos, há algumas perguntas que serão abordadas pelos autores: Quais são as novas tecnologias e inovações que não são modismos e vieram para ficar? Qual é o impacto de cada uma delas e como elas já estão contribuindo para melhorar a saúde dos pacientes? O que é essencial saber sobre cada uma delas? Qual será o futuro da carreira médica? Quais são os primeiros passos para sair da mesmice e empreender? Quais são as principais contribuições da medicina de precisão para a longevidade? Qual será o futuro dos hospitais e planos de saúde? O que está acontecendo na relação médico-paciente e como será essa relação no futuro?

---

*Mindset, que pode ser traduzido por programação mental, é o conjunto de pensamentos e crenças que existe dentro de nossa mente e que determina como nos sentimos e nos comportamos. O *mindset* é como sua mente está programada para pensar sobre determinado assunto (METRING, 2016).

O livro foi escrito por sete médicos empreendedores e inovadores. Todos fizeram uma transição de uma carreira tradicional para uma vida profissional baseada em inovação, tecnologia e empreendedorismo.

O livro está dividido em três blocos de capítulos. O primeiro bloco conta o *case* de mudança de *mindset* de cada um dos autores, ou seja, como eles fizeram a transição de uma prática médica tradicional para uma carreira baseada em empreendedorismo, inovação e tecnologia na saúde. Os autores contam suas trajetórias profissionais, desde o início de suas carreiras até os dias de hoje, trazendo sugestões e recomendações aos leitores para mudarem os rumos de suas vidas profissionais. No segundo bloco, os textos analisam as principais tecnologias e inovações que já estão mudando a saúde, suas aplicações, seus benefícios e suas limitações. Por fim, os capítulos do terceiro bloco discutem o futuro da medicina a partir de tendências já presentes.

Se você quer empreender e aproveitar os tantos benefícios das novas tecnologias e inovações para oferecer uma experiência positiva para a qualidade de vida de seus pacientes, este será o seu livro de cabeceira. Bem-vindo à revolução na saúde no século XXI!

Da medicina tradicional à medicina baseada no empreendedorismo, na tecnologia e na inovação: sete histórias de transformação profissional

CAPÍTULO 1

A ONCOLOGISTA QUE DESENVOLVEU UMA PLATAFORMA PIONEIRA CAPAZ DE MONITORAR PACIENTES COM CÂNCER E DIMINUIR A SOLIDÃO E A INSEGURANÇA NESTE TRATAMENTO DESAFIADOR

Alessandra Menezes Morelle

A minha trajetória pessoal e profissional sempre avançou por caminhos que me surpreenderam. Nela, como acontece na de todos nós, fatos positivos e negativos se intercalaram. Mas tenho a impressão de que, no meu roteiro, o inusitado sempre esteve presente. Quem diria que uma dieta feita à base de abacaxi e um baile de adolescentes me conduziriam até a medicina? Ou que uma fita de vídeo de uma reunião ocorrida na década de 1980, uma sociedade em uma loja de roupas para grávidas e uma viagem a Machu Picchu me influenciariam a me tornar investidora e empreendedora de *health techs*?

    Desde criança convivi próxima à tecnologia. Nasci em Quaraí, no Rio Grande do Sul, cidade a 600 quilômetros de Porto Alegre e localizada junto à fronteira com o Uruguai. Basta cruzar uma ponte sobre o rio Quaraí e já se está em Artigas, uma cidadezinha uruguaia. Meu pai sempre trabalhou na área do comércio. Era proprietário de uma loja de material de escritório na cidade quando foi convidado, em 1980, para trabalhar em uma empresa, também de material de escritório, em Bento Gonçalves, na Serra Gaúcha.

Meu pai aceitou o desafio. Fomos todos: ele, minha mãe, minha irmã, de 2 anos, e eu, aos 4 anos de idade. Bento Gonçalves tem uma forte presença da cultura italiana, e lá se desenvolvem pessoas muito empreendedoras, persistentes e intensas. Absorvi bastante essa cultura, mas foi de dentro de casa que veio outro forte estímulo que faria nascer o meu interesse pela tecnologia.

Na década de 1980, começaram a chegar ao trabalho do meu pai os primeiros eletroeletrônicos para escritórios, calculadoras e os produtos da Apple. Ele começou a vender os primeiros computadores e sempre levava para casa novidades tecnológicas. Devido ao seu trabalho, viajava bastante para São Paulo e, um dia, trouxe de lá um vídeo que dizia como seria o futuro da humanidade dali a 20 anos.

As previsões eram espetaculares. Lembro-me de escutar, entre outras maravilhas, que iríamos nos comunicar pela televisão. Eu assisti àquilo não sei quantas vezes, absolutamente encantada. Sentia uma grande ansiedade ao pensar se tudo aquilo de fato aconteceria. A palavra *nerd* ainda não havia entrado no nosso vocabulário, mas acho que eu mereceria ser classificada como uma já naquela época. Estava com 10 anos naquele momento e brincava com computadores. Me sentia de tal maneira enfeitiçada que fiz um curso de DOS*.

TUBERCULOSE NO BALÉ

Apesar da minha pouca idade, eu pensava que o meu destino era trabalhar com computação. Entretanto, quando estava com 13 anos de idade, um fato traria uma reviravolta para a minha vida e empurraria o sonho com os computadores para o futuro. Naquela época, eu fazia balé e era uma dançarina superdedicada. Um dia, quando teria uma apresentação, a professora falou que eu precisava perder peso.

---

*Sigla em inglês para *disk operating system* (sistema operacional de disco). É um sistema operacional de computadores criado em 1980. Sua licença de uso foi comprada pela Microsoft em 1981, que o usou no Windows. Nos anos 1980, os usuários de computadores eram obrigados a operar com este sistema, pouco amigável e complexo, comparando com os sistemas operacionais atuais. (UOL NOTÍCIAS, 2017).

Eu sempre fui magra, mas o que se esperava era que eu fosse muito mais magra, que ensaiasse diariamente, o que se transformou em algo sério para mim. No início da década de 1980, ninguém fazia ideia do que era nutrição ou de como seguir uma dieta adequada. Passei a comer só abacaxi para perder peso. De fato emagreci, mas adoeci com tuberculose.

Na minha família, não havia médicos ou alguém que pudesse me aconselhar. Eu tossia e tinha febre. Foi diagnosticado um derrame pleural*, e foi preciso realizar uma biópsia da pleura. Foi um choque. Comecei a fazer o tratamento. Eu tomava as medicações e vomitava.

Lembro-me de uma cena dramática para uma adolescente. Eu já ia ao colégio muito constrangida. Sentia muito medo de que os meus colegas soubessem que eu estava com tuberculose. Não havia, no entanto, aquelas manifestações de secreção e a possibilidade de contaminar alguém. Por isso tinham me liberado para assistir às aulas. No entanto, um dia, por reação aos medicamentos, vomitei na sala de aula. Me senti a última dos seres humanos.

Aquilo alarmou a minha família. Me levaram a outro médico, e fui diagnosticada com uma hepatite provocada pelos remédios. Fui levada a Porto Alegre e logo estava internada no hospital da Pontifícia Universidade Católica do Rio Grande do Sul (PUCRS). Os médicos me examinaram para verificar se os meus gânglios estavam inchados. Hoje, eu sei que estavam procurando saber se eu tinha algum linfoma (VEJA SAÚDE, 2020). Eu via a minha mãe conversando em separado com eles. Anos depois, ela me contaria que eu corria risco de morte caso continuasse a usar aquele remédio para hepatite. Foram dias tensos aqueles.

Um médico referência no tratamento de tuberculose, doutor Chaieb, com quem perdi contato, foi uma pessoa sensacional. Finalmente, chegou-se a um tratamento adequado. Mesmo assim, fiquei dois meses internada até receber alta. Mas o que mudaria a minha vida naquele tempo

---

*Derrame pleural é o acúmulo anormal de líquido no espaço pleural (o espaço entre as duas camadas da membrana fina que reveste os pulmões) (LIGHT, 2021).

Ele era um profissional extremamente humano. Ele não falava sobre o tratamento com os meus pais, mas comigo. Me explicava os procedimentos, os testes que ia fazer.

em que fiquei internada foi a minha relação com o doutor Chaieb. Ele era um profissional extremamente humano. Ele não falava sobre o tratamento com os meus pais, mas comigo. Me explicava os procedimentos, os testes que ia fazer. Aquilo me marcou de tal maneira que passei a pensar em cursar medicina.

No entanto, quando finalmente deixei o hospital, outros interesses vieram. O mais urgente era garantir que eu não seria reprovada na escola. Eu recebia, na época, cópias xerocadas do caderno de uma colega, com as quais estudava, e fiz algumas aulas particulares. No final do ano, consegui ser aprovada. Mas o tempo passou, e, quando eu estava prestes a completar 16 anos, a medicina voltou à minha vida. E de uma maneira inusitada, dançando comigo.

BAILE NO CLUBE

Na cidade de Bento Gonçalves, no final da década de 1980 e no início dos anos 1990, ainda aconteciam eventos como a escolha da Rainha do Clube. Eu fui uma delas. Havia bailes em que as "rainhas" eram uma atração. Em um desses, o doutor Chaieb apareceu no salão. Ele tinha amigos na cidade, estava de visita e foi ao clube naquela noite. Uma coincidência.

Ele me tirou para dançar e ficamos conversando. Ele comentou que a minha mãe havia contado que eu queria fazer medicina. Não era uma vida profissional fácil, ele me disse. Era preciso dedicar-se muito. Lembro-me bem de ter respondido, sem titubear, que era aquilo que eu queria para a minha vida. Eu tinha toda certeza. Sabia que seria difícil, mas era o que eu desejava: ser médica.

Me inscrevi para o vestibular, mas talvez tenha sido otimista demais sobre as minhas chances. Não estudei quase nada e, claro, não consegui ser aprovada. Mais concentrada, decidi tentar no ano seguinte e me mudei para Porto Alegre. Me entusiasmei com a ideia de fazer cursinho e morar sozinha na capital. Mas, pela vontade dos meus pais, acabei ficando em um pensionato de freiras.

Mesmo assim, consegui me divertir. Fiz amizades com três meninas de quem até hoje sou próxima. Em 1990, quando estava com 17 anos, prestei vestibular na PUCRS e, dessa vez, fui aprovada. Mais mudanças aconteceram. Meus pais e minha irmã, algum tempo depois, também se mudaram para a capital. A família, mais uma vez, estava unida sob o mesmo teto.

Nunca tive dúvidas de que havia feito a escolha correta da minha profissão. Desde que comecei o curso, as oportunidades começaram e continuaram a surgir. Quando estava no quarto ano, um professor, doutor Gilberto Schwartsmann, oncologista bastante conhecido aqui no Sul, me perguntou se eu me interessaria em fazer um estágio fora do país. Isso foi em 1994, época em que havia grande diferença entre o que fazíamos no Brasil e o que se praticava no exterior em oncologia.

No ano seguinte, fiz um estágio em Oncologia Clínica na Universidade de Sheffield, na Grã-Bretanha, e morei, durante esse período, com um casal brasileiro de amigos que estava desenvolvendo estudos lá, os doutores Jefferson Vinholes, oncologista, e Ana Paula Vinholes, radiologista. Lá, no hospital, faziam-se pesquisas de base e atendimento clínicos. Eram estudos avançados com novas drogas contra o câncer. Nos dois meses que passei lá, fiquei maravilhada com as possibilidades de novos tratamentos. Voltei para o Brasil decidida a seguir a oncologia.

Eu me formei e não tive dificuldade para ingressar no programa de residência no Hospital São Lucas da PUCRS. Na verdade, à época, isso era muito mais fácil do que atualmente. Fazíamos a prova para a residência já direcionada para a especialidade que queríamos seguir. Fiz um ano como interna e dois na oncologia.

Outro ponto positivo foi que, já na residência, comecei a trabalhar, pois o serviço de pesquisa na oncologia havia acabado de ser montado, por iniciativa do professor Carlos Barrios. Remunerada com uma bolsa da CAPES, trabalhei por um ano como pesquisadora. Em seguida, fui aprovada em um concurso público e admitida no Hospital Fêmina – Grupo Hospitalar Conceição, também em Porto Alegre, que atende exclusivamente a mulheres.

Já nessa época comecei a me direcionar profissionalmente para o tratamento de tumores ginecológicos e câncer de mama, o que faço hoje. A minha formação acadêmica seria ampliada com uma pós-graduação em Clínica Médica, com ênfase em Biologia Tumoral, e, em 2005, defendi minha tese de doutorado, tudo isso na PUCRS.

SEGURANÇA NO MERCADO

Os acontecimentos estavam se sucedendo rapidamente. Tive a sorte de poder contar, no período em que ainda era residente, com a oportunidade de acompanhar vários pacientes particulares, que eram atendidos pelos meus professores. Isso me deu segurança para entrar no mercado de trabalho, assim que o período acadêmico chegou ao fim.

Um desses professores, Antônio Frasson, um mastologista bastante conhecido, me convidou para trabalhar no seu consultório. Essa experiência se revelaria maravilhosa para mim. O fato de ele, um médico de renome, reconhecer o meu trabalho e indicar-me seus pacientes proporcionou um salto na minha trajetória profissional. Doutor Frasson foi muito altruísta nesse sentido.

Ali foi um primeiro despertar para o empreendedorismo. Éramos sócios. A nossa sociedade estava, inclusive, registrada no papel. Dividíamos as despesas. Ele me ensinou muita coisa. A nossa sociedade foi inovadora para a época: ter uma oncologista trabalhando ao lado de um cirurgião era uma novidade.

Houve um segundo passo decisivo, e este mais dolorido, que me permitiria lapidar com maior precisão o meu lado empreendedor. Mas disso eu vou falar depois de contar outro fato, de grande relevância, que mudaria profundamente a minha vida: nessa mesma época, eu conheci aquele que seria o meu futuro marido.

O encontro se deu quando eu estava terminando a minha residência. Um dos colegas se mudaria para outro estado e uma festa de despedida foi organizada. Quando cheguei à festa, na companhia de amigas, vi de longe o Jair – Jair Kolling, este é o seu nome. Eu não o conhecia, mas surgiu, na hora, para a minha surpresa, uma curiosa intuição: "Vou me casar com este rapaz". Essa foi a primeira coisa que pensei; a segunda foi advertir uma das amigas, com fama de namoradeira, para ficar bem longe dele.

Começamos a namorar. Jair havia feito faculdade em Pelotas e terminado a residência em urologia, na Santa Casa de Misericórdia, em Porto Alegre, e já começava a sua vida profissional. Namoramos por três anos. Quando eu completei 30 anos de idade, nos casamos. O casamento foi em janeiro, e, já em fevereiro, fiquei grávida da minha filha Rafaella.

Foi um susto! Eu estava no começo da minha carreira, já no doutorado. Era muito forte para mim a convicção de que eu deveria ser uma mãe participativa, curtir a minha maternidade. Com a carga de atividades que eu tinha, isso não seria possível. Era preciso, portanto, fazer modificações profundas na minha vida.

Uma delas foi a minha decisão de sair do consultório no qual eu era sócia do doutor Antônio Frasson. Além do aperto na agenda, por passar boa parte do tempo cuidando da minha filha, eu queria voar com as minhas próprias asas. Ele entendeu e aceitou os meus argumentos. Saí do consultório, consegui conviver bastante com a minha filha e terminei o doutorado quando ela estava com um ano e oito meses de idade.

Mas a tristeza de deixar o consultório seria compensada por uma boa novidade. Exatamente nessa época, quando já estava com o título de doutora, o hospital Moinhos de Vento, em Porto Alegre, estava formando o seu serviço de oncologia. O Moinhos de Vento é um hospital privado e um dos principais centros de referência do país. Eu queria muito trabalhar ali. Em janeiro de 2005, fui convidada para integrar o seu corpo clínico, no qual estou até hoje. Melhor ainda, me foi oferecida a chance de montar o meu consultório dentro do hospital e ter acesso a toda estrutura e suporte de excelência dessa instituição. Mas o trabalho continuava, ainda, a se mostrar pesado. Trabalhava no Fêmina, o número de pacientes no Moinhos de Vento crescia. A Rafaella estava com 3 anos de idade quando nasceu meu segundo filho, Augusto. Esse foi um período da minha vida em que eu tive um *burnout*. Duas crianças ainda pequenas em casa, sendo um bebê, e uma demanda de trabalho muito alta.

Decidi que não seria mais possível continuar o meu trabalho no Fêmina. Me lembro exatamente da tarde em que tomei essa decisão. Havia

20 pacientes para serem atendidos. Eu estava amamentando. Lembro-me do meu peito explodindo e eu conversando com uma paciente jovem com câncer de ovário. Estávamos decidindo se ela morreria em casa ou no hospital.

Foi muito difícil. Recordo da minha tristeza em ter de conversar com ela sobre aquilo. Foi uma conversa longa. No final, quando abri a porta, vi aquela multidão de pacientes me esperando, furiosas, porque eu havia me atrasado bastante. Terminei o atendimento, desci até a sala do diretor e comuniquei a ele que estava no meu limite e saindo do hospital naquele momento. Ele ficou surpreso. Perguntou se eu não queria conversar, mas eu estava decidida. Não foi apenas uma atitude de momento, eu já estava percebendo que a minha carreira no Moinhos decolaria e havia escolhido investir nisso.

ROUPAS PARA GESTANTES

No entanto, no meio de todo o caos, surgiu um inesperado *insight* que teria uma grande contribuição para dar continuidade à minha formação como empreendedora. E este não guardava nenhuma relação com a prática da medicina. O que ocorreu é que, enquanto estava grávida do Augusto, me dei conta de como era difícil encontrar roupas adequadas para gestantes.

Um dia, comentei sobre essa dificuldade com a minha irmã, que é publicitária e mora em São Paulo. Nós duas decidimos, então, que abriríamos um negócio de venda de roupas para gestantes aqui, em Porto Alegre. Penso que a ideia surgiu como uma consequência daquele *burnout* que eu sofri. Talvez eu não quisesse ficar dependente só da medicina, apesar de a minha carreira estar se desenvolvendo de uma maneira completamente satisfatória.

Mas talvez fosse, também, algo mais profundo e emocional. A oncologia é uma área da medicina com a qual não é fácil lidar. Mesmo que os tratamentos atuais sejam cada vez melhores e um número crescente de pacientes seja curado, vamos acumulando, com o passar dos anos, um peso difícil de sustentar. Estou falando da tristeza de perder pacientes e assistir a mulheres jovens com câncer.

Podem ter sido essas as motivações, ou quem sabe eu apenas vislumbrava um nicho inexplorado de mercado? Abri a empresa com a minha irmã e colocamos nossa mãe, à época aposentada da carreira de professora, como sócia e administradora da loja. As roupas vinham de uma empresa em São Paulo. No início, o negócio vendeu bem. Investimos bastante na marca – *Nana Barriga*. Fiz tudo por instinto, não houve exatamente um planejamento.

Mas os custos no Brasil são muito altos e, talvez, nossos produtos tenham ficado muito caros para o mercado de Porto Alegre. Além disso, logo surgiram concorrentes, e a cidade não comportava muitos empreendimentos em um nicho de mercado como aquele. Colocamos muito dinheiro no empreendimento, minha irmã e eu. Depois de oito anos de funcionamento, fechamos o negócio. Foi um período dificílimo do ponto de vista emocional. Mas, por outro lado, foi um aprendizado de gestão intenso. Eu tinha vontade de empreender, mas não sabia como fazer isso. No final, aprendi na marra, com os altos e baixos do dia a dia.

MATERIALIZAÇÃO DE UM *INSIGHT*

Acredito ter sido esse conhecimento empírico sobre gestão de um negócio, associado àquela afinidade que, desde criança, eu sentia pela tecnologia, que me levaram a perceber uma possibilidade surgida absolutamente por acaso em meio a uma consulta com uma paciente e o seu marido. Ali, começou a se materializar um *insight* que já estava presente em minha mente.

Conto, primeiro, o *insight*. Sempre percebi, entre as minhas pacientes, a partir do momento em que recebem o diagnóstico de câncer e iniciam o tratamento, uma angústia que se manifestava entre uma aplicação de quimioterapia e outra. Entendi, também, que depois do surgimento do WhatsApp, elas passaram a se sentir mais seguras. Criei, então, um grupo fechado no Facebook, no qual eu postava artigos, dicas e informações para elas.

Um dia, conversando com o meu professor de ioga, comentei que gostaria de criar mais alguma facilidade para as pacientes. Ele, que nem é da área médica, me olhou e perguntou: "Por que você não faz um aplicativo?". "Sim, por que não?", pensei. Começamos a desenvolver essa ideia. De início, imaginamos algo mais voltado para o bem-estar, com dicas de nutrição e cuidados gerais. Criei uma apresentação no PowerPoint, levei a sugestão até colegas e fizemos algumas reuniões. Entre outras pessoas, falei com o meu mentor da época da residência, Carlos Barrios, que, depois de tantos anos, permanece como amigo. No entanto, o conceito não deslanchou, e a ideia foi deixada temporariamente de lado.

De uma forma inesperada, surgiu a possibilidade de materialização. Um dia, em meu consultório, entrou uma paciente, Márcia, para uma primeira consulta. Vinha com o marido, Evandro, e uma bebezinha. Márcia estava com diagnóstico de câncer de mama, identificado durante a amamentação. Eu tenho por hábito conhecer com o que as pessoas trabalham, para entender o impacto do tratamento na vida da família. Ela era da área da informática, e o marido, proprietário de uma empresa que trabalha com aplicativos.

A conversa se estendeu e contei sobre o projeto do aplicativo para pacientes com câncer. Eles ouviram com muita atenção. Evandro, o marido, se interessou. Começamos a nos reunir. Eu o apresentei para o Barrios e fizemos um protótipo. Em algum momento, surgiu a necessidade de nomear o aplicativo. Lembrei-me de uma viagem que havia feito um ano antes, com meu marido, a Machu Picchu. Quando estávamos lá, se aproximou uma senhora com uma máscara na mão e perguntou o que eu fazia. "Sou médica", respondi. Ela mostrou a máscara e disse "Este é o *Tumi*, deus da medicina Inca." Eu fiquei impressionada e comprei a máscara.

Lembrei-me desse acontecimento e, ao voltar para a reunião, afirmei: "Tumi! Este será o nome do aplicativo!" Coincidência ou outra coisa maior, o Barrios também tinha em casa uma máscara do deus Tumi. Colocamos o nome com dois "m": Thummi. As aulas de DOS, a antiga fita de vídeo futurista e as divindades incas se uniam, finalmente, diante de mim.

Barrios, Evandro e eu continuávamos em busca de informações sobre *startups*, quando eu soube de um *workshop* da Startse (STARTSE, c2022), uma empresa voltada para incentivar o empreendedorismo e a criação de *startups*, que estava propondo uma imersão de oito dias no Vale do Silício.

A iniciativa tinha como objetivo apresentar o ambiente de inovação existente naquela região próxima à cidade de São Francisco. Fiz a viagem, que expandiu minha mente. Entendi como tratar a questão do investidor, qual é a importância dos testes, enfim, como fazer uma *startup* nascer. Tudo se tornou mais profissional.

APLICATIVO PREVENTIVO

Finalmente tínhamos o nosso produto testado com pacientes. Ele já estava pronto para ir ao mercado, o que aconteceu em 2018. Mas o que o aplicativo traz para os pacientes e seus médicos? Sua principal funcionalidade é listar um grande número de eventos possíveis de ocorrer com um paciente em tratamento oncológico. Por exemplo, se o paciente tem um episódio de diarreia, o aplicativo lhe oferece a possibilidade de selecionar a intensidade desse desconforto. São níveis cientificamente validados. Ele escolherá o grau um, dois ou três, de acordo com a gravidade. Uma diarreia de grau três seria um quadro em que ela ocorre sete vezes por dia, algo que deve ser avisado ao médico com urgência.

Há vários outros parâmetros. O aplicativo é totalmente preventivo e incentiva o usuário a informar seu estado a seu médico, ou recomenda que ele se dirija à emergência do hospital. O Thummi também tem uma importância econômica. Há estudos que informam que cerca de 56% dos pacientes com câncer e em tratamento visitam a emergência hospitalar pelo menos uma vez ao ano, por conta de algum evento adverso do tratamento. Destes, 60% acabam sendo internados. Um estudo realizado pela Associação da Indústria Farmacêutica de Pesquisa (Interfarma) indica que os pacientes com câncer têm um custo anual de R$ 1,3 bilhão para o Sistema Único de Saúde (SUS) e de R$ 5,6 bilhões para a saúde suplementar, somente com a quimioterapia (INTERFARMA, 2022).

Por outro lado, pesquisas mostraram que o acompanhamento remoto de pacientes que responderam a questionários pela internet foi capaz de reduzir a ida à emergência em até 7% e melhorar a qualidade de vida em 30%. Isso tem um grande impacto financeiro. Outro dado animador é que, se acompanharmos os pacientes a distância, conseguiremos identificar precocemente eventos que têm um potencial letal. Isso aumenta sua sobrevida. O aplicativo pode, perfeitamente, ser uma ferramenta que permite isso ao conectar o paciente aos hospitais e até mesmo ao celular do médico. Isso viabiliza um acompanhamento remoto inédito.

Essas evidências mostram a oportunidade de um aplicativo como o Thummi, que, diga-se de passagem, já desperta um interesse crescente de *players* importantes no mercado médico, inclusive hospitais de renome, por proporcionar grandes benefícios ao negócio da saúde e, principalmente, uma vida mais confortável e longeva aos pacientes com câncer.

FOCO NO HUMANISMO

Há quem me pergunte como outros profissionais da área da saúde poderiam seguir um caminho profissional alinhado com a inovação. Hoje, diferente do meu tempo de jovem universitária e médica residente, a informação sobre os mais variados assuntos é imediata. É só querer se informar sobre o que há de novo para ter acesso ao que se quiser. Manter-se a par do que há de novidade é um dos comportamentos que deve ser incorporado. Mas não basta isso. É preciso não perder o foco da dedicação, do humanismo. As pessoas que nos procuram querem ser ouvidas, precisam contar a sua história, não querem falar com um computador.

As pessoas que nos procuram querem ser ouvidas, precisam contar a sua história, não querem falar com um computador.

É de grande importância, também para aqueles médicos que já estão na estrada há algum tempo, sair dos consultórios e começar a conviver com colegas que já tenham esse *mindset* de inovação instalado. Conviver com pessoas com quem temos algo a aprender é a melhor forma de abrir nossa mente e nossos olhos para enxergarmos este novo lado da medicina.

Não é mais possível permanecermos estacionados em nossa rotina diária. Há grandes novidades vindo pela frente. A tecnologia vem para nos auxiliar e tornar as coisas mais rápidas. Ela está aí também para que sejamos capazes de fazer melhores diagnósticos. Acredito que haverá menos internações, pois as pessoas serão tão bem cuidadas e vigiadas pelos médicos remotamente que não haverá necessidade de ir tanto aos hospitais.

Podemos imaginar, em um cenário futurista, que uma pessoa, em casa, tire uma gota de sangue, coloque-a em um pequeno aparelho de exame, já faça a análise por meio de inteligência artificial e envie os resultados ao médico. Esses resultados são incorporados a uma plataforma de dados que reúne um histórico de informações personalizadas dessa pessoa, desde o seu nascimento. Como ela se desenvolveu, seu peso desde a infância, a história de saúde familiar, problemas de saúde que enfrentou e muito mais. Com essas informações à mão, o aplicativo realiza um diagnóstico, propõe possíveis tratamentos e sugere um ou mais medicamentos. Caberá ao médico validar as propostas de tratamento ou prevenção feitas por essa plataforma.

A telemedicina, o monitoramento remoto e a nanotecnologia mudarão de maneira profunda a medicina. A genômica nos permitirá aprender muito sobre o metabolismo de cada um. Teremos um acompanhamento dos pacientes completamente personalizado. A robótica é um avanço que estará presente em todas as áreas e, na cirurgia, será um ponto sem retorno. A inteligência artificial (IA) trará avanços, como prever a sobrevida de um paciente e indicar o tratamento que o deixará mais confortável.

MUITO ALÉM DA INTELIGÊNCIA ARTIFICIAL

Mas acima de todas as inovações, avançando além da IA, sempre estará a nossa humanidade. Um acontecimento recente deixou isso muito claro. Uma paciente minha, com um câncer avançado de útero, sofria com uma oclusão intestinal severa. Não conseguia se alimentar, a não ser por soro. Ela me disse que gostaria de voltar para casa no final de semana. Eu sabia que ela não teria como ficar longe do hospital, mas entendi que queria se despedir do próprio lar.

Autorizei a saída, algo que contraria algumas regras e regulamentos, e deixei sua internação já preparada, pois sabia que ela teria de voltar. Passaram-se dois dias, e ela piorou, sendo trazida de volta para o hospital e para o soro. Quando voltei a vê-la, deu um sorriso e me agradeceu: "Fiquei muito feliz!", ela me disse. "Muito obrigada por ter entendido que eu queria passar o final de semana em casa". Isso nenhuma inteligência artificial é capaz de entender.

CAPÍTULO 2
O PNEUMOLOGISTA QUE ESTÁ SIMPLIFICANDO O EMPREENDEDORISMO, AS INOVAÇÕES E A APLICAÇÃO DAS NOVAS TECNOLOGIAS PARA A COMUNIDADE MÉDICA BRASILEIRA

Carlos Eurico Pereira

Eu me divirto com a surpresa que desperto nas pessoas quando respondo de que maneira começou a minha carreira como médico pneumologista. "A responsável por essa escolha foi a minha rinite". Depois das risadas que a afirmação pode causar, eu conto esta história.

No início da minha graduação, na Faculdade de Medicina da Universidade Federal de Santa Maria (UFSM), para a qual fui aprovado em 1989, aos 16 anos, eu costumava perambular pela UTI do Hospital Universitário fazendo perguntas e mais perguntas aos colegas mais velhos, que estavam ali cumprindo o seu plantão, e checando os prontuários dos doentes internados. Em uma dessas visitas, chegou o professor da disciplina de pneumologia.

Embora eu não percebesse, costumava fungar e espirrar o tempo todo, como consequência de uma rinite, condição que provoca a inflamação das cavidades nasais. O professor estranhou minha presença, em um final de semana, ali na UTI. "Você é doutorando (aluno de último ano)?", ele perguntou. Expliquei que estava ainda no terceiro semestre. "O que você quer aqui?", insistiu o professor. "Quero aprender", respondi. "E essa rinite? Você não tem vergonha dessa rinite? Tem que tratar."

Devo esclarecer que eu acabava de ser apresentado à minha rinite, condição que até então eu ignorava. O professor me convidou para ir ao setor de pneumologia na segunda-feira seguinte. Ali, eu pude participar do ambulatório e, de quebra, tratar minha rinite e uma asma, que me acompanhava desde a infância e já tinha feito meus pais e eu passarmos noites em claro fazendo nebulização (o recurso da época) no pronto-socorro.

Após entrar na especialidade por essa inesperada porta, eu construí, nos anos seguintes, uma diversificada carreira acadêmica, dividida entre cursos extracurriculares dos mais diversos, monitorias, auxílio de cirurgias, grupos de pesquisa científica e estágios em grandes instituições, como o Hospital Emílio Ribas, em São Paulo. Sempre um frequentador assíduo do ambulatório de pneumologia, após ter cumprido meu internato do último ano de faculdade na Santa Casa de Misericórdia em Porto Alegre, privilégio para poucos estudantes da Federal de Santa Maria, aqueles com melhores notas e currículos, concluí a graduação em 1995. No mesmo ano, ingressei no programa de residência médica, também na Universidade Federal de Santa Maria, tornando-me especialista em Pneumologia e Tisiologia em 1998, quando também fui aprovado na prova de título da Associação Médica Brasileira da especialidade.

Também na minha vida pessoal eu tive um enorme progresso. Formei uma família. Me casei com Luciane, que também é médica, e tivemos dois filhos, Enzo e Caio. Me estabeleci em Santa Cruz do Sul, cidade localizada na região central do Rio Grande do Sul, a 150 quilômetros da capital do estado, Porto Alegre.

Nos anos seguintes, me mantive em permanente aprendizado. Em paralelo à residência, especializei-me em Medicina do Trabalho pela Faculdade São Camilo, curso de um ano, entre 1996 e 1997. Tornei-me mestre em Ciências Médicas (de 2008 a 2010), com foco em Farmacologia, na Fundação Faculdade Federal de Ciências Médicas de Porto Alegre. E, mais recentemente, em 2018, cursei um MBA em Administração, Negócios e Marketing na Pontifícia Universidade Católica do Rio Grande do Sul (PUCRS).

UM CURSO DE PALESTRAS

Um MBA em negócios? Sim, esse passo foi decorrente da minha entrada por outra porta, também inusitada para a maioria dos profissionais da medicina, que igualmente se abriria por uma combinação do acaso e da generosidade alheia.

Tudo começou como um dia comum. Eu estava atendendo aos meus pacientes quando recebi um telefonema de um amigo, Daniel, fisioterapeuta e voluntário em um projeto social ligado ao esporte que desenvolvíamos na cidade. Daniel havia se inscrito em um curso – Negócios de Palestras – conduzido pelo conhecido médico e palestrante Roberto Shinyashiki. A boa notícia era que Shinyashiki estava oferecendo o curso gratuitamente para pessoas envolvidas em trabalhos sociais, e o Daniel sugeriu que eu me inscrevesse.

Para concorrer, bastava descrever o projeto em uma página e gravar um vídeo explicando a iniciativa. Fiz isso mais em deferência ao meu amigo do que pelo interesse real – ou por não acreditar que conseguiria ser escolhido em um concurso que envolvia pessoas do país inteiro. Cheguei em casa cansado após um dia de trabalho, escrevi o texto e gravei o vídeo em dois minutos. Enviei o material. Foi grande a minha surpresa quando recebi a resposta de que, entre uma centena de concorrentes, eu havia sido um dos três contemplados por Shinyashiki para frequentar o curso.

Foi grande a minha surpresa quando recebi a resposta de que, entre uma centena de concorrentes, eu havia sido um dos três contemplados para frequentar o curso.

Esse foi, sem dúvida, um ponto de inflexão na minha trajetória profissional e pessoal. Surgiriam outras esquinas que eu dobraria de maneira resoluta até tornar-me o que sou hoje, um pneumologista bem estabelecido, palestrante e evangelizador entusiasmado pelas imensas possibilidades que o empreendedorismo e a inovação tecnológica são capazes de proporcionar à medicina, aos seus profissionais e aos clientes.

TODO CONHECIMENTO EM POUCOS LIVROS

É provável que essa percepção de que é preciso inovar e ir além do que convencionalmente se costuma esperar da atuação do médico já estivesse latente em mim nos meus primeiros anos. Eu me recordo vivamente de uma visita que fiz, logo após ter sido aceito na Faculdade de Medicina da UFSM, ao meu tio-avô, Romeu Tarouco Machado da Luz, a maior referência na família como profissional médico.

Ele era um *cirujano*, pois estudou medicina em Montevidéu, capital do Uruguai, e por lá ficou. Era comum essa "migração", pois no Brasil havia poucas vagas nos vestibulares de medicina, e algumas cidades gaúchas do interior estão mais próximas de Montevidéu do que de Porto Alegre.

O que mais me lembro daquela visita é da imagem do "tio" Romeu mostrando os livros nos quais estudara. Eram três ou quatro volumes que tratavam de apenas três temas: anatomia, fisiologia e patologia. Neles estava basicamente quase tudo que se conhecia de medicina nas décadas de 1950 e 1960. Esse conhecimento viria a crescer exponencialmente. Alguns autores afirmam que, há algumas décadas, o saber médico dobrava a cada 100 anos, e, hoje, isso acontece em um prazo de apenas 18 meses!

A percepção da velocidade com que a medicina vinha se expandindo, a partir da visão daqueles modestos livros, se transformaria, mais tarde, na minha forte motivação em querer agregar inovações e práticas ao meu exercício médico.

Gosto de pensar que os meus primeiros sinais de empreendedorismo e de espírito de liderança se revelaram quando eu ainda era bem jovem. Eles pareciam já estar em mim na época da minha pré-adolescência em São Gabriel, cidade gaúcha próxima à fronteira do Uruguai, na qual eu nasci. Eu costumava ouvir com frequência um "não" dos meus pais todas as vezes em que pedia dinheiro para comprar fichas para jogar fliperama. Eu era fascinado por jogos eletrônicos.

Junto com o "não", vinha o conselho de que eu "me virasse" para conseguir o dinheiro das fichas. Mas eu possuía um plano B: convocava os meus dois irmãos mais novos – José Loutar e João Guilherme –, colocávamos as revistas já lidas na garagem da nossa casa e as oferecíamos aos passantes. Isso sempre gerava alguns trocados, que imediatamente eu transferia para o bolso do dono do fliperama.

Os pais costumam dar bons conselhos, mesmo que por linhas tortas. O problema é que, algumas vezes, levamos décadas para entender o que eles estavam nos dizendo. Aquele empurrão para que eu encontrasse alternativas para alcançar minhas metas viria a ser, acredito, o grande impulso para construir, anos mais tarde, a Clínica Respirare, em Santa Cruz do Sul, para onde me mudei logo depois de formado. Eu seria um dos principais proprietários daquele prédio de três andares, nos quais trabalham mais de 40 médicos de diferentes especialidades.

CONSULTÓRIO VAZIO

Desde o início da minha carreira, eu desejava ter um consultório, mesmo que ainda não houvesse formado uma clientela. Conversas com colegas mais experientes me convenceram de que isso possibilitaria uma grande liberdade para fazer minhas escolhas profissionais. O primeiro movimento nesse sentido foi comprar um conjunto de três salas – duas para o atendimento propriamente dito e uma para a recepção –, que levei anos e anos pagando em suaves prestações à custa de muitos plantões. No início, como era de se esperar, vinham pouquíssimos pacientes.

Nessa época, eu costumava passar dois, três turnos sozinho sentado na minha sala. Não era um tempo desperdiçado. Ali, no silêncio do consultório, eu lia, estudava e desenhava os formulários que utilizaria na minha futura clínica. Aliás, foi exatamente desenhando em folhas de papel que comecei a planejar, dez anos antes, como seria a organização interna da Respirare de hoje.

Esses dois movimentos, entendi mais tarde, seriam fundamentais para o futuro progresso dos negócios. Ao perseverar sozinho na sala, sem ter a quem atender, mantive vivo o projeto de ter o meu consultório. Muitos colegas médicos também montaram os seus, mas se dedicavam aos plantões e ao atendimento em hospitais, negligenciando seu próprio negócio. Abandonados, esses consultórios definharam.

O segundo movimento que fiz, os rabiscos no papel com os quais eu registrava a planta da minha clínica, com a sala, o corredor, o aposento dos equipamentos, por onde circulariam os pacientes, tornou o negócio algo concreto. Colocar sonhos no papel, confirmei, é fundamental para que a construção imaginária se transforme em cimento, tijolos, carpetes e mesas.

> *Colocar sonhos no papel, confirmei, é fundamental para que a construção imaginária se transforme em cimento, tijolos, carpetes e mesas.*

Os primeiros pacientes viriam do trabalho de *networking* que passei a desenvolver de maneira contínua e disciplinada. Desde que me mudei para Santa Cruz, eu praticava esportes, sobretudo o futebol. Rapidamente integrado com outros médicos que também gostavam da bola, passei a receber os primeiros clientes indicados por esses colegas. Mas trabalhei em outras frentes, entre elas o pronto-socorro da cidade, no qual entregava os meus cartões de visita aos pacientes que atendia – além de anunciar no jornal local, toda semana, ininterruptamente, há 22 anos.

Os negócios começavam a melhorar com o passar do tempo, mas me incomodava o fato de estar direcionando minha veia empreendedora apenas para uma prática médica convencional. Um curso rápido, de poucos dias, de Marketing e Gestão de Consultórios na Fundação Getúlio Vargas me fez refletir de maneira profunda sobre o que eu, de fato, queria para a minha carreira e minha vida. E, nesse momento, o meu consultório começou a parecer pequeno. Era preciso espaço para incorporar as novas tecnologias que eu queria oferecer à clientela. Meus esforços passaram a se concentrar na construção da minha clínica.

VALE DO SILÍCIO

A Respirare foi um enorme salto à frente. Mas o motor mais poderoso que me lançaria ao centro do universo da inovação e do empreendedorismo seria acionado longe do Rio Grande do Sul. A base de lançamento estava a 10,5 mil quilômetros ao norte de Santa Cruz do Sul, precisamente no Vale do Silício, a região que circunda a baía e a cidade de São Francisco (EUA). Ali estão as mais avançadas empresas de alta tecnologia do planeta. Passei algumas semanas visitando empresas, conversando e ouvindo palestras de empreendedores, executivos e professores intensamente imersos no ecossistema de empreendedorismo, inovação e *startups* da região. Esse, seguramente, foi o maior impacto sobre a minha mente e transformou de maneira definitiva a maneira com que passei a olhar para mim mesmo e para a minha trajetória profissional.

A minha caminhada para o Vale do Silício já havia começado, no entanto, havia algum tempo. O ponto de partida se deu em um auditório, em São Paulo, no qual acompanhei aquele treinamento de Roberto Shinyashiki, no curso que eu havia ganhado. Ali estavam vários empreendedores, jovens entre 20 e 30 anos, falando em *startups* e negócios impactantes. Todos os participantes falavam da importância de se fazer *networking*, e vários outros temas típicos daqueles que se propõem a atitudes fora da caixa estavam em pauta.

Voltei com a cabeça girando e me perguntava que mundo era aquele que eu ainda não havia enxergado de dentro do meu consultório. Convencido de que eu deveria realizar mudanças na minha forma de atuação profissional e ampliar a minha rede de contatos, passei a procurar, nas redes sociais, por alguém que pudesse me prestar assessoria na reformulação de meu posicionamento profissional e aumentar a minha capacidade de comunicação. Encontrei uma parceira de negócios, Roberta Souza, com a qual comecei a fortalecer a minha rede de contatos. E fui mais além, matriculei-me no MBA da PUCRS para estudar *marketing*, empreendedorismo e negócios.

Foi, portanto, quando a minha decolagem já estava em contagem regressiva, que surgiu o Vale do Silício à proa. Isso aconteceu durante um *webinário* proporcionado pela editora Gente, voltado para incentivar negócios e o empreendedorismo, com um de seus autores, o Maurício Benvenutti. Durante o encontro, o autor divulgou a empresa de que era sócio, a Startse, que organizava viagens e imersões para o Vale, e descobri que estavam organizando uma dessas idas, dessa vez voltada exclusivamente a profissionais da área da saúde. Era uma proposta rara. Não há muitos médicos presentes nas *startups* que lidam com questões de saúde, as chamadas *health techs*.

Essa constatação tem um quê de paradoxo. Afinal, nos dias de hoje, o maior número de IPOs – sigla em inglês para oferta pública inicial, ou seja, o primeiro lançamento por uma empresa de ações na bolsa de valores – é feito exatamente por essas *health techs*. É um volume que responde por quase 40% de todos os IPOs realizados nos Estados Unidos. No entanto, a maior parte dessas empresas não tem médicos envolvidos; algo a se lamentar, mas que abre igualmente uma excelente janela de oportunidades para nós, profissionais da área de saúde, que temos o desejo de empreender.

BARRINHAS DE CEREAIS

A programação de viagem incluiu visitas a *startups* e palestras e relatos de empresários e gestores que trabalhavam nas boas empresas que funcionavam no Vale. O ritmo era puxado; as atividades começavam às oito da manhã e iam até as oito da noite. Muitas vezes, o almoço se restringia a algumas barrinhas de cereais. A experiência durou uma semana, e, mesmo mais magro, voltei entusiasmado e determinado a replicar na Respirare tudo o que eu havia aprendido. Também estava empolgado com a ideia de divulgar, nas palestras que eu daria, as imensas oportunidades que as *health techs*, a inovação e o empreendedorismo na saúde oferecem aos médicos. Mais uma reviravolta se produzia e um novo *mindset* se instalava em mim.

O que vi no Vale do Silício somou-se a uma inquietação que vinha ganhando corpo lentamente em minha mente. Essa experiência me impulsionou a fazer escolhas que mudaram minhas expectativas em relação ao meu futuro profissional, me encorajou a lançar-me de corpo e alma como palestrante, despertou meu interesse pela tecnologia e permitiu que eu desenvolvesse uma rede de *networking* com pessoas de relevância no Brasil e no exterior.

Embora muitos dos momentos decisivos para a minha evolução profissional pareçam ter surgido de causas fortuitas, eles não foram mera obra do acaso. Cultivar uma mente de *lifelong learner*, aberta e disposta a evoluir continuamente, é algo que pode ser feito por qualquer pessoa que esteja disposta a tirar o máximo proveito das possibilidades que estão diante de todos nós. Somente o fato de desenvolver esse *mindset* já é capaz de atrair as novidades para que surjam à nossa frente.

Acredito que profissionais da área de saúde podem se considerar pessoas de sucesso caso desenvolvam dois tipos de confiança. A primeira é a confiança na própria capacidade técnica, algo que exigirá dedicação à própria formação, tanto na academia quanto no estudo e no esforço de atualização constantes, por meio, por exemplo, de especializações e participação em congressos e simpósios – e, é claro, a autoaprendizagem. O segundo tipo de confiança é na habilidade de transformar tais conhecimentos técnicos em algo útil para as pessoas. Nessa relação com os clientes, deverá constar algo que era comum aos médicos no passado, como o meu tio-avô, Romeu, e que é raro nos dias de hoje – a busca pela excelência no relacionamento com os clientes. Ou seja, olhar para as pessoas de uma maneira verdadeiramente interessada.

MINDSET DE APRENDIZAGEM

Em uma realidade como a atual, em que o conhecimento se expande a um ritmo quase impossível de ser acompanhado, profissionais que almejem o sucesso têm, obrigatoriamente, de desenvolver o *mindset* de aprendizagem. Isso significa estarmos sempre dispostos e buscarmos ativamente, nos inteirarmos dos novos conhecimentos e das tecnologias que surgem em nossa área de atuação. Não existe mais a opção de deixarmos de investir em nossa própria formação, sob pena de nós, médicos, nos tornarmos obsoletos e vermos nossa clientela e nosso prestígio desaparecerem.

Imaginar-se como alguém em constante construção não é algo penoso. Não há nada mais satisfatório do que nos sentirmos sempre em processo de renovação.

Imaginar-se como alguém em constante construção não é algo penoso. Não há nada mais satisfatório do que nos sentirmos sempre em processo de renovação. As informações que conseguiremos reunir serão o material com o qual construiremos a nós mesmos como médicos e seres humanos melhores. Dessa maneira, estaremos habilitados a tornar mais satisfatórias as condições de vida de outras pessoas, dando-lhes meios para usufruírem de uma existência mais significativa e mais feliz.

Este é o sucesso que importa para um médico. Construir uma carreira vitoriosa não significa ter bens materiais, poder usufruir de luxos. Sucesso é desenvolver uma proximidade calorosa entre profissionais da saúde e seus clientes e aproveitar o vasto conhecimento da medicina baseada em evidências e da medicina personalizada hoje disponível para proporcionar cada vez mais saúde e bem-estar às pessoas.

Meus horizontes tornaram-se, portanto, mais amplos. Decidi dividir meu aprendizado em empreendedorismo e inovação na saúde com a comunidade médica brasileira. A resposta veio de maneira rápida. Passei a receber várias propostas e oportunidades de negócios. Fui convidado para ser conselheiro em tecnologia e inovação médica de um hospital especializado em pulmão e de forte presença no Estado de Santa Catarina. Uma indústria farmacêutica solicitou a minha colaboração para organizar um *site* dedicado a discutir questões de carreira, negócios e *marketing* voltadas para médicos.

Outro empresário me procurou para desenvolver um novo produto que ajudasse profissionais da saúde a organizarem seus consultórios e clínicas. Tornei-me, também, sócio em uma *startup* focada em auxiliar os pacientes com um tratamento a distância por meio de um aplicativo. Os convites para palestras se multiplicaram. Faço pessoalmente a mentoria de colegas médicos em início de carreira, orientando-os para que comecem de forma planejada suas trajetórias, bem como para colegas com carreira já estabelecida, a ressignificarem sua vida profissional, com organização e em busca de qualidade de vida e de mais realização profissional. Deixei de lado a timidez, se é que algum dia fui tímido, e com isso tornei-me uma referência seguida e reconhecida nas mídias sociais, nas quais faço *lives* de maneira constante.

Todas essas oportunidades surgiram porque eu me abri para o mundo e divulguei essa minha disponibilidade. Neste caminho, passei por diferentes fases. Houve o momento em que me sentei à minha mesa e concluí que não estava satisfeito com os rumos da minha vida profissional – esse foi o instante da autoconsciência. Em seguida, me esforcei para criar coragem e fazer algo que mudasse essa situação. Depois passei a balancear o tempo que dedicava ao consultório e ao atendimento em hospitais com aquele dedicado às palestras e parcerias ligadas à inovação na saúde.

Sinto-me feliz com a trajetória que percorri. Se acredito que um dos responsáveis por ela tenha sido, em certa medida, o gosto pelo empreendedorismo, aquele que já se manifestava na minha infância, quando vendia revistas na garagem, também reconheço que tenho a sorte de viver em um tempo de profundas mudanças na profissão médica.

Assistimos a muitas transformações. Uma delas é o relacionamento entre médicos e seus pacientes. Não somos mais vistos, como nos tempos de meu avô, como detentores de um conhecimento quase mágico, que era capaz de dar a vida e afastar a morte dos pacientes que nos procuravam. Hoje, as pessoas chegam até nós munidas de informações, mais donas de si e conscientes de seus direitos e desejos.

Temos de nos adaptar a essa nova realidade, nos reinventar. Nosso papel já não é mais o de apenas receitar medicamentos que livrem as pessoas da dor ou proporcionem a elas uma vida mais saudável. Devemos entendê-las como clientes, com os mesmos direitos e necessidades que os consumidores de outros tipos de serviços têm, ou seja, eles buscam os nossos serviços porque querem melhorar suas vidas.

MINDSET DE CRESCIMENTO

Enxergar os pacientes dessa maneira é o primeiro passo de um processo de transformação da prática da medicina que está sendo impulsionado pelos avanços da ciência e tecnologia. Só ficaremos à frente desse irresistível movimento caso sejamos capazes de desenvolver um *mindset* de crescimento. Trata-se da forma de pensar e agir essencial para que nos tornemos empreendedores capazes de lidar com a nossa atividade profissional como um negócio gerador de benefícios para as pessoas e para nós, profissionais da área da saúde.

Eu vivenciei essa mudança. Esse novo *mindset* triunfou sobre os preconceitos que eu poderia ter em relação às inovações e me permitiu enxergar e entender o alcance das novidades que vêm chegando sem cessar à medicina. Tenho a convicção de que qualquer colega médico é capaz de também desenvolver uma postura empreendedora e inovadora, como eu venho fazendo. É quase inevitável que tenhamos dúvidas e receios quando iniciamos um processo de mudança. Isso aconteceu comigo nos passos que dei na direção de me tornar um palestrante; quando passei a investir em equipamentos modernos; no momento em que me aproximei de *startups;* e ao decidir realizar mudanças na minha relação com os clientes e em sua experiência de atendimento em minha clínica. Decidi que eu precisava levar minha carreira para outro patamar e segui em frente. Enfrentei os medos e a insegurança e fui recompensado por isso.

Quando penso sobre os caminhos que me trouxeram até a minha atual posição, lembro-me de que, no início da minha trajetória, o que me ajudou foi estabelecer uma rotina diária de estudos. Considero de grande importância separar um tempo em sua agenda para isso, com o seguinte pensamento: "Eu preciso ler e estudar um pouco todos os dias! Que sejam, pelo menos, 30 minutos". Estudar é um aprendizado. Se pegarmos nos livros apenas de vez em quando, nunca vamos adquirir a disciplina e a concentração necessárias. Ao contrário, se desenvolvermos essa rotina, passaremos a nos sentir confortáveis com os estudos. Comecei a perceber o que estava acontecendo e a sair do meu estado de cegueira, fechado em meu consultório, quando passei a frequentar novos ambientes tecnológicos, fazer cursos, assistir às palestras sobre inovações e ler os meus primeiros livros sobre empreendedorismo, *startups*, gestão de negócios e novas tecnologias aplicadas à saúde.

O espaço entre o patamar que estamos hoje e aonde queremos chegar deve ser preenchido com conhecimento. Um passo fundamental para desenvolver um *mindset* digital é buscar ativamente o conhecimento que nos falta. Isso será feito estudando e lendo assuntos relacionados às novidades disponíveis para a prática médica. Não precisamos obrigatoriamente fazer um MBA, embora isso possa dar um grande impulso à frente, mas buscar livros, vídeos, *podcasts* e cursos *on-line* para sabermos sobre o que as pessoas estão falando.

O espaço entre o patamar que estamos hoje e aonde queremos chegar deve ser preenchido com conhecimento

Por sermos médicos, estamos habituados a lidar com o medo. Para enfrentá-lo, nesse caso, o primeiro movimento é refletir sobre qual é o seu propósito de vida e fazer perguntas a si mesmo, como: "O que de fato me mobiliza?" "O que quero fazer e o que nunca vou querer fazer?" "Como posso beneficiar o maior número possível de pessoas?" Para aqueles que estão começando a sua vida profissional, essa reflexão levará em conta, também, suas aspirações pessoais em relação à família que vai constituir, bem como a decisão de quanto tempo pretende dedicar a ela e o estilo de vida pretendido. "Quanto tempo será investido em cuidados pessoais, convívio familiar e carreira?" "Nos primeiros anos profissionais, vou trabalhar de maneira mais intensa para criar um colchão financeiro?" "Especializações e cursos de aperfeiçoamento estarão na minha lista de desejos?" "Uma clínica será aberta?"

MAPA PROFISSIONAL

Nenhuma conquista virá facilmente sem um bom planejamento. E isso também vale para aqueles que já estão na estrada há anos, mas se sentem infelizes com a rotina de trabalho atual ou ansiosos em ampliar seus horizontes. Se pretendemos trilhar novos caminhos profissionais, temos de criar um mapa que nos mostre para onde ir e que decisões tomar. Refletir e responder às perguntas a seguir pode ser um bom começo: "Quanto tempo vou dedicar a cursos de atualização?" "O que eu devo fazer para entender mais de gestão e negócios?" Como posso melhorar a experiência de atendimento aos meus clientes em meu consultório?" "Como reorganizarei a minha agenda de modo a separar tempo para pensar e executar essas mudanças em minha carreira?" "Que investimentos em novas tecnologias eu tenho fôlego para fazer?" "Quais, dentre essas tecnologias, são mais adequadas aos meus clientes?".

Devemos fazer nosso planejamento por escrito. Termos planos no papel organiza nossas ações, nos encoraja e nos familiariza com os movimentos que devemos realizar. Também é de grande utilidade praticarmos o *benchmarking* – ou seja, observar a trajetória de profissionais que se aproximam daquilo que queremos ser ou alcançar. Como essas pessoas chegaram até ali? Se sentem realizadas? Elas estão satisfeitas com o dinheiro que recebem? Todas as demais esferas da sua vida estão integradas de maneira satisfatória?

Parar o que estamos fazendo e que não nos traz satisfação, assim como planejar cuidadosamente os caminhos que queremos seguir, são atitudes que podem significar a diferença entre ter uma vida saudável e próspera e uma marcada por frustrações. Temos a tendência a fazer as coisas no automático e precisamos mudar essa atitude. Em um mundo que se transforma tão rapidamente como acontece hoje, no qual a imprevisibilidade é cada vez maior, é fundamental que estejamos sempre dispostos a redesenhar nossos caminhos e termos novos olhares para nosso trabalho e nossa vida.

CAPÍTULO 3

O MÉDICO ANESTESIOLOGISTA, EMPREENDEDOR, INVESTIDOR ANJO E COFUNDADOR DE UMA ACELERADORA QUE FOMENTA O ECOSSISTEMA DE *HEALTH TECHS* NO BRASIL

Cristiano Englert

A medicina e a arte sempre dividiram espaço, lado a lado, na minha vida. Não tenho dúvidas de que isso veio do berço: meu pai é médico, e minha mãe, artista plástica. Mas acredito, também, que a alquimia entre esses dois ingredientes tenha gerado um terceiro elemento: a grande curiosidade que sempre tive pela ciência e pela tecnologia. O exemplo do meu pai prevaleceu no momento do vestibular. Cursei medicina na Universidade Federal do Rio Grande do Sul (UFRGS), em Porto Alegre, na qual me formei em 2001. Foi também em Porto Alegre que me especializei como médico anestesiologista pela Sociedade de Anestesiologia (Sane) (SANE, 2022). E, antes disso, fiz residência em Emergência no Hospital de Pronto Socorro de Porto Alegre (HPS). Já a inspiração vinda da minha mãe se manifestou no gosto que tenho pela música e pelas artes em geral. Frequentei cursos de desenho e, desde os 8 anos de idade, toco violão, hábito que atravessou toda a minha adolescência e se mantém até os dias atuais, onde sempre procuro um tempo para praticar e tocar guitarra e violão.

Esse conjunto de influências também me tornou atento às reflexões pessoais e aos temas humanos e de filosofia, o que, com certeza, contribuiu para a escolha da faculdade de medicina, na qual pude entender e conhecer mais do trabalho com e para as pessoas. Estive também muito inclinado pela faculdade de direito; no entanto, o interesse maior pela ciência prevaleceu.

Quando chegou o momento de decisão, acredito que o que mais pesou foram as idas, ainda quando criança, ao consultório do meu pai, ao qual ele me levava, sobretudo aos sábados, e, mais raramente, em alguns dias da semana. Se essa influência acabou por mostrar-se forte o suficiente para fazer de mim um médico, em nada diminuiu o meu interesse pela tecnologia que, anos mais tarde, se tornaria uma das mais poderosas molas propulsoras da minha trajetória e satisfação profissionais.

Todas essas influências, no entanto, nunca me tiraram a satisfação com a minha escolha pela área médica. No início da faculdade, o hospital parecia um "ser diferente": era um ambiente que me trouxe diversas emoções e sentimentos, desde a tristeza pela dor da doença até a alegria por descobrir o novo, as futuras possibilidades de lidar com e tratar as pessoas. Diria que os andares da enfermaria, nos primeiros anos da faculdade de medicina na UFRGS, considerada uma das melhores do país, no Hospital de Clínicas de Porto Alegre (HCPA), foram locais de muito aprendizado e vivência, nos quais pude sentir a profundidade do ser humano nos seus momentos mais críticos.

Dentre todas as possibilidades médicas, o trabalho do anestesiologista, acredito, é um dos mais intensos. Isso porque lidamos com momentos extremos da cirurgia, nos quais paradas cardíacas, intubações difíceis e choques podem levar o paciente a momentos cruciais de sua vida, e estamos em equipe, sempre em busca de reverter tais situações adversas e obter o suporte intensivo para manter a vida dos pacientes. A anestesia também é dar conforto e tirar a dor e requer muita técnica médica para buscar os melhores tratamentos e o manejo com as cirurgias. No entanto, antes de tudo, o que mais aprendi como médico anestesiologista foi o trabalho em cooperação com outras pessoas, o famoso trabalho em equipe, a formação de um time. No bloco cirúrgico, a interação entre cirurgião, anestesiologista, auxiliares e equipe

Antes de tudo, o que mais aprendi como médico anestesiologista foi o trabalho em cooperação com outras pessoas.

da enfermagem é essencial para o resultado final de uma cirurgia. Tudo isso foi valioso, tempos depois, na minha vida empreendedora.

Sempre busquei inspiração, como ao conhecer novos lugares e pessoas e viver experiências diferentes. Durante a faculdade, visitei hospitais fora do país em cidades como Joliet, Illinois (no setor de emergência), Universidade de Columbia, em Nova York, e no último ano de residência no Sane fiz um estágio em Paris, na área de emergência e anestesiologia. Na França, a especialidade engloba essas duas áreas. Foi uma excelente experiência em um hospital público com uma enorme estrutura. Isso sem falar do charme de o estágio ter sido em um dos mais antigos hospitais do mundo, o Hospital da Pitié-Salpêtrière (COBRA, 2003), construído há mais de 400 anos. Vivenciar distintas culturas e novos ambientes foi também o início da percepção de que o mundo está todo conectado – e, na saúde, as semelhanças, diferenças e aprendizados em distintos sistemas de saúde internacionais foram, sem dúvidas, fatores impulsionadores para a aquisição de novas habilidades, conceitos e vivências que me levariam a descobrir caminhos para minha vida profissional.

SÓCIO NA SANE

Ao voltar para o Brasil, fui convidado a permanecer na equipe da Sane, na qual fazia minha residência, e, após um ano probatório, tornei-me sócio dessa empresa. Diferentemente do que ocorre em outras especialidades médicas, na anestesiologia você, desde os primeiros anos de atuação, já desenvolve uma forma de trabalho em equipe – que vai perdurar por toda a sua carreira profissional.

Como uma empresa prestadora de serviços, prestamos atendimento tanto para hospitais como para colegas cirurgiões e de outras especialidades, como cardiologistas, por exemplo. Assim, trabalhamos para hospitais reconhecidos em Porto Alegre, como o Instituto de Cardiologia, a Santa Casa de Misericórdia, o Hospital Moinhos de Vento, o Mãe de Deus e o Hospital Ernesto Dorneles, que são hospitais de referência em diversas áreas e cirurgias de alta complexidade. Fundado há mais de 50 anos, atendemos atualmente cerca de 1.500 cirurgias por mês. Somos mais de

30 médicos anestesiologistas na Sane, além dos médicos residentes, que buscam sua especialização.

Antes mesmo de começar a atuar de maneira mais sistemática nesses grandes hospitais de Porto Alegre, a minha curiosidade me levava a outros lugares, em busca de conhecimentos diversos. É o caso de um estágio na área de neuropsiquiatria que frequentei, em 2001, na Columbia University, em Nova York, quando terminei o último ano de graduação.

Foi uma experiência que mudou bastante a minha maneira de ver o mundo da saúde. Não exatamente pelo conteúdo das aulas de neuropsiquiatria, mas por eu ter tido contato com os então revolucionários PalmPilots*, aparelhos considerados os avôs dos atuais *smartphones* – lembrando que isso foi em 2001, bem antes do lançamento do revolucionário iPhone. O curso da Columbia University tinha uma forte ligação com pesquisas e uso de novas tecnologias na medicina, e fiquei fascinado em ver a equipe do hospital usando os PalmPilots para verificar exames, ler e escrever informações sobre os pacientes e outras aplicações.

Hoje, aos 45 anos e pai do Thomás, de 5 – que é o que tenho de mais precioso na vida –, vejo esse contato com aqueles aparelhos de telas monocromáticas e difíceis de carregar como o primeiro impacto causado em mim pela tecnologia eletrônica que estava começando a mudar a vida das pessoas. Imagino que alguém com menos de 30 anos tenha dificuldade em entender como aquele modesto "assistente pessoal digital", como era então chamado, poderia fascinar alguém. Na verdade, lembrava as também ultrapassadas calculadoras de bolso, mas era mais pesado e difícil de manusear do que elas.

O gosto pela tecnologia, me recordo agora, vinha, no entanto, de muitos anos antes. Quando eu era criança, usávamos aqueles computadores

---

*Os PalmPilots eram assistentes pessoais digitais (PDAs) produzidos pela empresa americana Palm Computing Inc. Funcionavam como agendas eletrônicas e possuíam uma tela interativa, na qual era possível escrever mensagens e lembretes curtos utilizando uma espécie de caneta de plástico, uma enorme novidade à época. Os Palms não funcionavam como celulares. A empresa foi criada em 1992 e fechou as portas em 2011, superada tecnologicamente pelas funcionalidades oferecidas pelos *smartphones* (SOUZA, 2017).

antigos, gravávamos dados naqueles disquetes enormes, de 5 ¼. Também tinhámos no colégio algumas aulas básicas de programação, como por exemplo do sistema operacional DOS, nos antigos computadores pessoais. Um mundo muito distante se compararmos ao nível tecnológico que temos atualmente, mas uma semente que me inspirou a ter esse interesse no futuro.

MELHORAS NO DIA A DIA

Foi, no entanto, na época da faculdade que comecei a perceber o quanto essas inovações poderiam melhorar o dia a dia do médico e dos pacientes. Em 1998, quando estava no quarto semestre da minha graduação, fiz um curso na área de emergência médica em Chicago. Naquela época, já era usado o reconhecimento de voz por um computador de mesa para que os profissionais descrevessem o exame físico dos pacientes. O computador transformava o que era falado em um relatório escrito.

Eu voltava para o Brasil e me afligia por não haver, ainda, nada disso por aqui. Algum tempo depois, já finalizada a residência em anestesiologia, quando eu estava bastante interessado no uso de aplicativos, foi lançado o iPad, da Apple. Comprei um e mostrei para a equipe. Tivemos a ideia de desenvolver um sistema que poderia atender a uma necessidade que os anestesiologistas têm quando participam de cirurgias: o preenchimento de fichas.

Como parte de nosso trabalho, temos de preencher uma ficha na qual anotamos os dados vitais dos pacientes e as medicações utilizadas. É um prontuário que contém todas as informações relacionadas ao paciente durante a anestesia. No entanto, todas essas informações eram escritas à mão. Essa mesma ficha era utilizada para entregar os dados ao departamento administrativo da nossa empresa, para que fossem feitas as cobranças devidas e a gestão da conta médica.

Além de todos os riscos que os papéis costumam trazer, como perda das informações e até mesmo acidentes, como serem manchados ou perdidos, é preciso que eles sejam arquivados de uma maneira fácil de ser encontrada, quando necessitamos pesquisar os dados de algum paciente. Se tivéssemos uma ferramenta que permitisse digitalizar e armazenar esses dados, tornaríamos tudo mais simples e seguro.

À época, em 2012, quando pensávamos sobre esse aplicativo, um consultor que também trabalhava na Sane nos apresentou a uma equipe de *software*. Foi uma virada. Começamos a desenvolver um aplicativo médico para inserir aqueles dados. O programa, ao qual demos o nome de "Ficha de Anestesia Eletrônica", consumiu grande parte do meu tempo e, ao final, se tornou o meu trabalho de conclusão do MBA que fiz na Fundação Getúlio Vargas.

Nós queríamos transformar aquele aplicativo em um negócio e vendê--lo para outros anestesistas. Estávamos bastante entusiasmados. Para nós, aquela era uma ferramenta incrível, e não tínhamos dúvida de que os hospitais teriam interesse em comprá-la. Já planejávamos, então, o próximo passo de desenvolvimento para aprimorar ainda mais o produto.

Mas naquele 2013, a ideia de valer-se da tecnologia digital para o dia a dia ainda soava como uma desnecessária excentricidade. Os médicos e os hospitais que procuramos ou não se interessaram ou acharam o aplicativo caro demais. Apesar de aquela ferramenta atender às necessidades profissionais, nós não conseguimos criar um modelo que sensibilizasse a clientela. Acredito que o *timing*, a falta de capacidade comercial e até mesmo a ausência de estrutura de gestão do projeto tenham contribuído para a estagnação e a não expansão como produto, mas principalmente o mercado ainda não estava pronto para a chamada transformação digital que hoje observamos com maior frequência na saúde. No entanto, até hoje utilizamos o sistema, que é muito útil para pesquisas de residentes, gestão de várias informações e agilidade no atendimento e na segurança dos pacientes, por conta de oferecer informações atualizadas e registros de consultas pré-anestésicas. Hoje em dia outras empresas já desenvolveram produtos com esse propósito e o mercado, felizmente, está mais aberto a essas inovações.

VEIA EMPREENDEDORA

Esta foi a minha primeira experiência com um ambiente médico empreendedor. Para explicar melhor como isso se deu, vou, mais uma vez, voltar um pouco no tempo. Já nos meus primeiros três anos como anestesista, eu havia detectado uma veia empreendedora que até então eu não conhecia. Me interessava pela administração da empresa, e tinha interesse em adquirir mais conhecimentos nessa área. Foi aí que decidi cursar, na Fundação Getúlio Vargas, uma referência no ensino de gestão e negócios, um MBA focado em saúde, criado em parceria com o Hospital Moinhos de Vento.

No início a reação de alguns colegas médicos foi de uma certa resistência, pois não era muito comum a realização de cursos e, principalmente, de um MBA executivo em gestão de saúde. No entanto, estava convencido do benefício e resolvi me matricular no MBA.

As aulas eram às sextas-feiras à noite e no sábado pela manhã. Durante algum tempo, precisei contar com a boa vontade dos colegas para trocar a escala de trabalho do sábado de manhã. Me entusiasmei pelo curso, mas nem todos o viram como algo útil. As pessoas me perguntavam por que eu havia me interessado por um MBA. "Você quer se tornar um burocrata? Quer trabalhar em convênio médico?", elas perguntavam. "Nosso dia a dia é a anestesia, tratar de pacientes, que utilidade pode ter esse MBA?".

Me entusiasmei pelo curso, mas nem todos o viram como algo útil. As pessoas me perguntavam por que eu havia me interessado por um MBA.

Atualmente as mentes mudaram bastante, mas, na época, 2011, não era tão comum médicos procurarem um MBA de gestão. Mas eu estava entusiasmado e me senti desafiado a aprender novas áreas e adquirir novas capacidades em gestão da qualidade, liderança, finanças, além de ser muito bom ter a oportunidade de sair da zona de conforto. Esse curso abriu a minha mente. Nele, fui apresentado aos conceitos de qualidade, de negócios e de gestão. Conheci várias pessoas com ideias diferentes da minha. As aulas eram dadas por professores de outras áreas do conhecimento, vindos do Rio de Janeiro e de São Paulo. Eles me influenciaram bastante e, principalmente, mostraram que saúde não era só tratar de pacientes.

Foi nesse momento que a minha inclinação pela tecnologia se encontrou com o meu nascente impulso de empreender. Dois anos mais tarde, já havia avançado mais no propósito de trazer inovações tecnológicas para a medicina. Passei a frequentar o ambiente de *startups*, que ainda era muito incipiente em Porto Alegre. Mas andava com os olhos abertos para investidores que pudessem, de fato, nos ajudar a desenvolver nosso negócio na Sane. Foi quando amigos em comum nos apresentaram a uma pessoa que já havia desenvolvido uma trajetória em tecnologia e administração de empresas, Paulo Beck.

Ele já havia passado por uma experiência na área de tecnologia da informação e entrou como sócio no novo negócio que havíamos criado, a SANE MOB ("mob", de *mobile*, celular em inglês). Trabalhando juntos, fomos capazes de criar um plano comercial e precificar o nosso "Ficha de Anestesia Eletrônica".

Foi ali, portanto, que teve início a minha trajetória como empreendedor. Mas por mais que o nosso produto fosse muito bom e inovador, ele não encontrava adesão no mercado. Os hospitais ainda não viam valor naquilo. Achavam tudo muito complexo. "Como os dados ficariam armazenados na nuvem?" "Como pagariam para uma terceira empresa que não era do próprio hospital?" Eram perguntas que ouvia frequentemente. Os anestesistas, por seu lado, achavam que nosso aplicativo acabaria burocratizando seus procedimentos. Não viam grande valor no produto.

WOW, UMA ACELERADORA

Felizmente, as mudanças no meio das *startups* ocorrem rapidamente. Por convite, comecei a participar como investidor da WOW, uma aceleradora que avaliava uma série de negócios que nos eram apresentados para escolhermos em qual investir. Entre outras descobertas, fiquei feliz de ver que várias outras *startups*, que lidavam com os mais diversos setores, enfrentavam os mesmos problemas que nós vivíamos, na jornada e no desafio de vender o nosso aplicativo para médicos e hospitais.

Minha experiência na WOW me convenceu de que era naquele ambiente que eu tinha novas oportunidades e a possibilidade de conhecer pessoas que pensavam diferente daquelas que conhecia no mercado da saúde. Comecei a participar cada vez mais dessas reuniões e a construir uma rede de relacionamentos muito forte. Eu saía de um bloco cirúrgico, como médico, e me conectava com pessoas que trabalham com tecnologia, em áreas completamente diferentes da minha. Era como uma porta se abrindo para um mundo inteiramente novo.

Ter contato com profissionais de outros setores é algo inusitado para um profissional da área da saúde. Costumamos conversar apenas com colegas médicos, sobre assuntos médicos, sobre anestesia, pacientes, consultórios, tudo isso ao longo de muitas horas de trabalho. Nesse microcosmo é muito pouco provável que você encontre um empresário de outra área, alguém que tenha desafios diferentes do seu. A experiência naquela aceleradora me expôs a uma grande quantidade de conhecimentos e novidades e me mostrou mercados muito mais amplos. Mais uma vez eu fiquei fascinado por tudo isso.

Como eu era o único médico com participação ativa nessa aceleradora, passei a ser referenciado para outros negócios da saúde. Com isso, me transformei quase em um avaliador de negócios voltados para a saúde na WOW. Fui mergulhando cada vez mais profundamente nessa área. Acabei viajando para o Vale do Silício, em uma época em que pouco se falava dele aqui no Brasil. Em São Francisco, conheci os fundadores de uma aceleradora, a Rock Health, que se dedicava a *startups* na área de saúde digital, as *health techs*.

Lá, as *startups* recebiam o patrocínio de hospitais, empresas farmacêuticas e outros investidores, algo que não existia no Brasil. De volta, decidimos então, criar uma *venture builder*, uma empresa dedicada a construir negócios com as suas próprias ideias e recursos (KEPLER, 2015). O objetivo era trazer médicos, empresários de tecnologia na área da saúde, donos de hospitais e outros *players* para criar as *health techs*.

200 CAFEZINHOS

Mas o empreendedorismo me lançou ainda mais longe, e, nessa época, fundamos outra empresa, a Grow+ (2022) que, de início, tinha o seu foco na captação de investidores e na prospecção de *startups* para investimento na área da saúde. O meu trabalho era buscar investidores, pessoas dispostas a colocar o seu dinheiro e esforço na causa. Nós não queríamos só o apoio financeiro, queríamos trazer mentores, pessoas capazes de gerar uma rede nacional que pudesse ajudar as *startups* incipientes a crescer e, em algum momento, entregar retorno financeiro. Nesse momento nasceu o HealthPlus, vertical para investir e apoiar as chamadas *healthtechs*.

Eu brinco que tomei mais de 200 cafezinhos e fiz 200 reuniões com colegas médicos, com pessoas da área de tecnologia e saúde. Eu buscava convencê-los a adquirir uma cota – na época de R$ 50 mil – para investir em *startups*. Deu muito trabalho, e o resultado não veio do dia para a noite. Foi um ano e meio de esforço que tivemos para captar os investidores..

Eu buscava convencê-las a adquirir uma cota – na época de R$ 50 mil – para investir em startups.

Os frutos do nosso esforço chegaram a nos surpreender pelos seus desdobramentos e alcance. Em outubro de 2019, um pouco antes da pandemia do coronavírus, fomos convidados, em função da *expertise* que havíamos acumulado na área da saúde e com a nossa atuação junto a *startups*, a desenvolver, dentro do Tecnopuc*, o HealthPlus Innovation Center**.

O HealthPlus, que começou com uma captação, virou um grande projeto. "Conectamos empresas e *startups* para desenvolvermos, juntos, a cultura da inovação, melhorando e reinventando processos e produtos e criando impacto positivo na saúde e no mercado." (HEALTHPLUS, 2022). Ao longo da jornada apoiamos diversas *startups* – tanto no espaço, como também com outros programas corporativos. Rodamos programas de aceleração, na primeira turma 6 *startups* e, na segunda, dez, trabalhando também com mantenedores, como indústrias farmacêuticas, operadoras de saúde, hospitais, redes de farmácias e, de fato, colaborando para criar um ecossistema focado em saúde.

---

*Trata-se de um ecossistema de inovação tecnológica, uma incubadora de *startups*, criado pela PUCRS, instalado fisicamente nos campi da universidade em Porto Alegre e em Viamão, ambos no Rio Grande do Sul, o qual envolve empresas públicas e privadas, centros de pesquisa, *startups* e entidades profissionais e empresariais que colaboram para o desenvolvimento de negócios inovadores. Em 2021, cerca de 6.200 pessoas estavam envolvidas em projetos relacionados a 178 organizações e mais de 300 *startups* (TECNOPUC, 2020).
**O HealthPlus é um Cluster para Inovar a Saúde (HEALTHPLUS, 2022).

O nosso trabalho para fomentar o empreendedorismo, a inovação e investimentos de capital de risco cresceu de forma consistente. Contamos com dezenas de mentores e investidores que realmente potencializam em muito as *startups* nas quais investimos inicialmente e participam também aquelas em que investimos hoje. No início do programa, quando não éramos conhecidos, criamos 4 *workshops* nas principais capitais brasileiras. Colocamos no mercado um edital procurando *startups* para investir, na época, até R$ 300 mil. Captamos 329 *startups*. Ninguém imaginava que teríamos essa quantidade.

Destas, depois de inúmeras análises e filtragem, com toda a equipe e auxílio enorme dos investidores, chegamos ao DemoDay, dia em que as finalistas são escolhidas. Das dez selecionadas, investimos na MedRoom, Webmed, Rapidoc e, alguns dias depois, na ZenKlub, uma plataforma de tecnologia que oferece apoio psicológico, consultas por telemedicina e telepresença, fundada por dois empreendedores portugueses, um deles médico. Também tivemos dois *exits* (ponto de saída), um com a venda de nossa participação à propria Zenklub que, logo após, com a pandemia, se tornou uma das maiores *startups* de saúde mental, recebendo mais de R$ 40 milhões em investimentos. A MedRoom, empresa de realidade virtual para ensino médico que também traz simulações para treinar médicos e estudantes de medicina em novos procedimentos, teve um crescimento fantástico desde que investimos. Foi também apoiada e investida pelo Hospital Albert Einstein, e no ano de 2020, foi vendida para um dos maiores grupos de educação do mundo – o que representou um grande *exit* para nossa captação e provou que o trabalho de apoio às *startups*, apesar dos altos e baixos inerentes ao empreendedorismo, gerou muito sucesso. A WebMed, de Porto Alegre, cresceu seis vezes no último ano, "pivotou" durante a pandemia e se tornou uma *startup* que realiza, por meio de algoritmos de inteligência artificial (IA), triagens de doenças, de diversas áreas, desde câncer de mama a síndrome de *burnout* para a população, auxiliando os médicos e encaminhando pacientes de maneira mais rápida aos especialistas.

Toda essa movimentação à qual me entreguei mudou de maneira significativa minha forma de enxergar a minha trajetória profissional e pessoal. Gosto muito de trabalhar como médico, mas troquei alguns dias de dedicação à medicina para me envolver com os assuntos de empreendedorismo, inovação e do ecossistema, além de dar mentoria às *startups* e a projetos de inovação para as empresas mais tradicionais.

Além da minha formação e experiência médica, contribuo para o universo empreendedor e corporativo com conhecimentos e habilidades nas áreas de gestão, negócios e inovação. Tenho ministrado também palestras na indústria farmacêutica, em operadoras de saúde e em congressos médicos, onde posso compartilhar o conhecimento adquirido nesses últimos anos, o que também me traz muito entusiasmo. Atuo, ainda, como professor convidado do MBA em Gestão, Inovação e Serviços em Saúde da PUCRS*. Essas atividades exigem de mim a administração de um tempo que ficou mais curto, mas não prejudicam o convívio com o meu filho e a minha família. Poder inspirar, apresentar exemplos de *startups* de sucesso e ajudar novos empreendedores é uma fonte de prazer e inspiração para seguir nesse caminho.

No entanto, administrar o próprio tempo é algo que exige constante atenção, porque empreender não tem hora marcada – podemos passar 24 horas por dia pensando em nosso negócio, responder a um *email* a 1 hora da manhã, estar ainda conectado às 9 da noite. Podemos ser tragados por tudo isso, e as coisas tornarem-se estressantes. O equilíbrio como empreendedor e médico é uma fórmula que precisa ser individualizada, e muitos me perguntam como consigo manejar as duas funções. A verdade é que tudo isso pode impactar a vida pessoal se você não fizer uma boa integração entre ela e o trabalho. Como tudo na vida, é importante prestar atenção aos excessos, pois a vida de médico por si só – atender pacientes, lidar com minutos críticos da vida de uma pessoa, além de ter uma carga elevada de trabalho – pode levar à síndrome de *burnout*. Empreender não é fácil, por isso cada vez mais temos que montar um time e se aliar a pessoas que possam, dentro do seu potencial, complementar e levar a empresa para o lugar que cada um objetiva. Diversas pessoas

---

*Para mais informações, visite: https://online.pucrs.br/pos-graduacao/gestao-inovacao-e-servicos-em-saude#.

me ajudaram nessa jornada, e com certeza muito do que aprendi veio de pessoas que conheci em minhas viagens, congressos, feiras de inovação, eventos e, obviamente, quando montamos um time procuramos nos cercar de pessoas que possam ser complementares e melhores do que nós em muitos aspectos. Ao longo da jornada empreendedora, saber se relacionar e manter esses elos é de extrema importância para o sucesso de uma empresa. Uma das pessoas que conheci nesse caminho foi Andréia Dullius, que começou na Grow+ desde os primeiros meses. Atualmente sócia, é responsável por diversos programas de inovação junto a outras empresas e projetos ligados a diversas áreas. São as interações diárias que nos fazem conectar com pessoas incríveis que, sem sombra de dúvidas, facilitam em muito nossa caminhada.

SEM MEDO DA MUDANÇA

Espero que o parágrafo anterior não desanime aqueles médicos que sentem o desejo de fazer a transição da prática tradicional da medicina para ambientes mais tecnológicos. Esse desejo é exequível, traz realizações e pode ser feito sem que tenhamos de temer colocar nada do que conquistamos em risco. Aliás, a primeira coisa a fazer é exatamente não temer a mudança.

Pela minha experiência, recomendo que os médicos procurem juntar-se a outras pessoas que, talvez, também possam assumir esse novo *mindset*. Ir a eventos voltados para o empreendedorismo pode ser uma das portas de entrada. Há várias maneiras de se conectar. Você pode investir financeiramente em uma *startup*, separar parte de seu tempo para fazer cursos e estudar novas áreas correlacionadas com inovação e tecnologia na saúde, e direcionar tempo para aprender com a experiência dos outros.

Eu vejo a nós, médicos, como se fôssemos uma empresa. Mesmo que sejamos uma empresa de um homem só. Nós precisamos nos "vender" como uma marca, prestar serviços de qualidade cada vez maior para os nossos pacientes. Esse esforço nos fará, à medida que nos adaptamos às novas tecnologias e a esse novo *mindset*, profissionais cada vez melhores e mais satisfeitos, pois produziremos com cada vez mais qualidade e proporcionaremos mais satisfação aos nossos clientes.

Construir esse novo *mindset* é estar aberto ao risco. E "estar aberto ao risco" é uma postura oposta ao que é ser médico. Nós não queremos saber de riscos quando lidamos com nossos pacientes. Somos conservadores, repletos de protocolos, afinal, quanto mais segurança para o paciente, melhor. E isso está completamente certo. Mas enquanto empreendedor, o médico deve estar disposto a investir, estar aberto a possibilidades e oportunidades que podem dar errado. É, portanto, uma mudança de pensamento bem significativa.

Para aqueles em início de carreira, eu digo que devem procurar abrir as suas conexões, ir a congressos não médicos, realizar leituras não médicas, se conectarem com pessoas de outras áreas. Se você tem uma ideia para um negócio, coloque-a no papel. Procure e traga pessoas melhores do que você, que vão ajudá-lo a transformar seus *insights* em coisas práticas. Você não conseguirá fazer nada sozinho. Nesse momento também tenho me envolvido com novos projetos pessoais, procurando desenvolver novas capacidades, estudar conceitos e aprimorar minhas *soft skills* e também metodologias mais técnicas nas áreas de saúde digital, inovação e *venture capital*. No ano passado participei de um curso em liderança da inovação do MIT, onde pude aprender como podemos focar e procurar, através do olhar dos outros, nossas melhores habilidades. Saber reconhecer aquilo que fazemos bem também é essencial para seguirmos com êxito nessa jornada.

O QUE ESTÁ POR VIR

São muitas as tendências tecnológicas que se colocam diante daqueles que buscam empreender em novos negócios. A IA é a maior delas. A robótica é outra área que está em um desenvolvimento surpreendente. A telemedicina, mesmo não sendo uma tecnologia nova, está apresentando processos novos que oferecem plataformas muito mais rápidas e melhores. A genética, a análise de genoma, a medicina personalizada são áreas talvez ainda incipientes, mas muito promissoras. Com a pandemia, o mercado, e não apenas o de saúde, se deu conta de que a tão falada transformação digital é essencial para o crescimento e a melhoria dos serviços em geral. Realmente, a pandemia acelerou todos esses conceitos e forçou operadoras, hospitais, laboratórios e médicos a interagirem com seus pacientes de uma forma digital.

Outra tecnologia de que gosto muito é o desenvolvimento de *blockchain*, que crescerá muito com a rastreabilidade de dados. A realidade virtual estimula novos cenários, com possíveis simulações médicas fantásticas. A própria realidade aumentada, ainda incipiente, é algo que poderá trazer grandes avanços, com tecnologias e com os óculos de realidade aumentada virtual. Temos, também, o lançamento do Metaverso, uma realidade alternativa, mas que possivelmente deve ter um crescimento forte na saúde, trazendo novos cenários de atuação profissional e propiciando treinamento, interações e a possibilidade de ser a mais nova tecnologia que mudará o mundo, depois da internet.

Acredito que o mais relevante não seja tanto as novas tecnologias, mas a transformação de processos tradicionais da medicina em procedimentos mais rápidos e seguros, e principalmente, que tenham sempre o paciente no centro. Facilitar a jornada do paciente e que possam tornar a relação médico-paciente mais humana e empática, é o caminho a trilhar. Esse é o verdadeiro avanço tecnológico que queremos e que beneficiará a muitos.

CAPÍTULO 4

O CIRURGIÃO PLÁSTICO QUE ESTÁ CONTRIBUINDO PARA A DIGITALIZAÇÃO DO ATENDIMENTO E A MELHORA DA PRODUTIVIDADE NAS CLÍNICAS E NOS CONSULTÓRIOS NO PAÍS

David Ponciano de Sena

Quando comento com alguém sobre a minha trajetória pessoal e profissional, muitas vezes me surpreendo com a variedade de assuntos com os quais me ocupei. Sou faixa preta de jiu-jitsu; faixa roxa de *kung fu* e praticante de *full contact*. Servi no Exército Brasileiro no posto de tenente. Do lado oposto dessa energia, digamos, marcial, sempre considerei relevante nossa dimensão transcendental, o que me inspirou a percorrer o Caminho de Santiago de Compostela*, uma peregrinação feita, em geral, por pessoas interessadas em se autoconhecer ou desenvolver a própria espiritualidade. No meu caso, foi um misto de curiosidade e aventura.

Além dessa caminhada, que teve início na França e terminou na Espanha, percorri rotas ainda mais extensas como mochileiro em outras

---

*O Caminho de Santiago é uma peregrinação católica praticada desde a Idade Média, cujo objetivo é fazer, em geral a pé, um dos caminhos que leva a Santiago de Compostela, no norte da Espanha, onde estaria a sepultura do apóstolo Santiago Maior. Grande parte dos peregrinos atuais percorre esse caminho por motivos espirituais. Em 2012, cerca de 200 mil peregrinos percorreram o Caminho de Santiago (INFORME..., 2012).

viagens de aventura, seja sozinho, com amigos, para surfar ou para me especializar profissionalmente. Também já me embrenhei em cavernas, como espeleólogo amador, entre outras aventuras. Hoje, aos 42 anos, casado e pai de dois filhos – uma menina de 7 e um menino de 6 anos –, minhas viagens são mais "comportadas". Em meio às minhas atividades, ainda encontro tempo para tocar violão, mas só para a minha família e por satisfação pessoal. Ficam apenas na lembrança os tempos da faculdade, quando participava de rodas de violão e ainda encontrava tempo para participar de alguns concursos musicais.

A minha formação acadêmica também se deu de uma maneira movimentada. Graduei-me como médico em Natal (RN), cidade em que vivi os melhores anos da minha vida, fiz cirurgia-geral em Recife (PE) e me especializei como cirurgião plástico em Porto Alegre, me tornando especialista em cirurgia plástica pela Sociedade Brasileira de Cirurgia Plástica (SBCP) e pela International Society of Aesthetic Plastic Surgery (ISAPS).

Fui preceptor do serviço de formação de residentes em Cirurgia Plástica da Pontifícia Universidade Católica do Rio Grande do Sul (PUCRS) por sete anos. Ainda no mundo acadêmico, me desenvolvi como palestrante da empresa Galderma Brasil e sou autor do livro *O que Você Precisa Saber sobre Cirurgia Plástica* (SENA, 2014). Já trabalhei como ilustrador, o que me permitiu produzir *papers* médicos, os quais eu ilustrava de próprio punho. Me formei, ainda, no curso técnico em programação de computadores, o que me tornou capaz também de atuar como desenvolvedor de *softwares*.

EMPREENDEDORISMO DIGITAL

Foi também na PUCRS que realizei o mestrado e o doutorado em tecnologia voltada para a área de saúde. Aprofundei-me no mercado digital com uma pós-graduação em negócios digitais na Draper University, em San Mateo, Califórnia (EUA). Em janeiro de 2017, apostei ainda mais fortemente no empreendedorismo digital ao criar, com mais três sócios, a GestãoDS, uma empresa desenvolvedora de *softwares* com soluções médicas, cujas operações são em Porto Alegre e Santa Maria (RS). O sucesso do negócio pode ser atestado pelos números da GestãoDS. A empresa gera uma receita média de R$ 3,5 milhões por ano e tem um valor de mercado de R$ 20 milhões, desde nossa última *valuation* auditada.

Uma *startup* da área de saúde, a GestãoDS oferece produtos como prontuário médico eletrônico (EMR, do inglês *electronic medical record*), associado a uma plataforma de gestão e fidelização para clínicas e consultórios médicos, e gerenciamento de relacionamento com o cliente (CRM, do inglês *customer relationship management*); análise de *small data* e *marketing* digital médico. Fui CEO da empresa nos seus primeiros anos, gerenciando diretamente as áreas de planejamento de expansão e novos negócios, e hoje me dedico ao braço de educação continuada, uma *spin off* do negócio principal.

Além do foco na medicina e na tecnologia, também atuo na área dos negócios. Minha *expertise* como empreendedor foi testada na prática com algumas incursões como investidor anjo, o que me habilitou a dar aulas e palestras que tratam das possibilidades de os negócios médicos escalarem exponencialmente. Além disso, nas aulas que ministro, abordo as adaptações operacionais necessárias para impactar os resultados financeiros das clínicas.

Meu interesse pela medicina surgiu de maneira quase convencional, já que meus pais eram médicos. Embora tenha sido impulsionado pela influência dos meus pais, cheguei ao vestibular com ideias próprias. Além da medicina, decidi tentar uma vaga para o curso de tecnologia da informação.

Tentei, então, o vestibular para as duas carreiras. Para medicina, em Natal (RN). Já na área de tecnologia da informação, me inscrevi no concorridíssimo Instituto Tecnológico da Aeronáutica (ITA), em São José dos Campos (SP). Fui aprovado em medicina, mas para o ITA não consegui a pontuação necessária. Fui prejudicado por uma má *performance* na prova de química.

PLANTÕES MÉDICOS

Nos anos de graduação, no Rio Grande do Norte, passei por uma experiência que, muitos anos mais tarde, se mostraria decisiva em minha vida profissional. Na ocasião, faltavam médicos em diversas cidades menores do estado. Para contornar essa carência, era comum que os estudantes de graduação, ainda em formação, dessem plantões como médicos. Eu considerava aquilo perigoso e não me sentia preparado para tanto. Eu era um estudante ainda, como poderia atender como médico e receber pagamento como tal?

O dinheiro era curto. Meus pais, mesmo trabalhando como médicos, tinham seus compromissos. Acredito que isso me fez tomar a rápida decisão de experimentar o mundo do empreendedorismo pela primeira vez. Mas eu me perguntava o que poderia ser feito. A resposta estava na minha velha paixão pela informática, que já vinha praticamente desde a adolescência. Pareceu-me, então, promissor estudar um pouco mais de tecnologia e começar a vender programas para colegas e médicos.

E foi isso que eu fiz. Não queria receber dinheiro pelos plantões, como expliquei; passei, então, a ser remunerado de outra maneira. Enquanto atendia aos plantões obrigatórios, comecei a desenvolver programas que facilitavam o acompanhamento da evolução dos pacientes e de planejamento de tratamento nessas unidades de tratamento intensivo. Era algo similar a um prontuário eletrônico, algo que eu desenvolveria, anos mais tarde, na GestãoDS.

Além de criar *softwares*, frequentei um curso técnico de desenho gráfico, melhorando meu trabalho como ilustrador. Comecei a fazer desenhos gráficos para pessoas no Canadá, na Inglaterra... elas me pagavam um dólar por ilustração, o que foi ótimo.

Colegas passaram a me pedir que montasse, com os meus desenhos, aulas a serem apresentadas em congressos. Cheguei mesmo a editar um livro ilustrado com desenhos médicos. Em vez de prestar atendimentos em plantões, me tornei um médico tecnológico. Esse trabalho se estenderia por alguns anos após eu concluir a faculdade de medicina. Já mais desenvolto como programador, passei a fazer *websites*. Fiz 102 *sites* na internet para médicos. Era um trabalho como *freelancer*, que eu desenvolvia de forma autônoma, sem vínculo com alguma empresa. Durante seis anos ganhei dinheiro dessa maneira.

> **Em vez de prestar atendimentos em plantões, me tornei um médico tecnológico.**

Parte da minha boa *performance* nos estudos, na profissão e nos negócios pode ser atribuída ao fato de eu ter, como uma das minhas características constitutivas, o hiperfoco*. É um traço inato que já nos anos de colégio me garantiu estar no time dos "ninjas", o grupo dos 10 melhores estudantes, entre 150 alunos, que sempre alcançava as melhores notas. Admitir que sou portador dessa condição é uma conquista relativamente recente para mim. Eu enfrentava muita dificuldade em reconhecer isso, porque, socialmente falando, não é algo muito bom. Sou muito objetivo e tenho de me policiar a todo momento para não atropelar as pessoas, por considerá-las muito lentas.

Tal movimento de autoconhecimento trouxe em sua esteira uma profunda transformação na maneira com que eu passei a me relacionar com as pessoas. Todos os resultados que alcancei sempre foram por meio de atividades individuais. Quando cheguei aos 34, 35 anos de idade, percebi que deveria desenvolver outros líderes, com base nos meus pontos fortes – o exemplo e a capacidade de resolver problemas e de fechar ciclos. Fico imaginando se isso não seria um efeito das passadas que dei pelo Caminho de Santiago.

Essa decisão de voltar o olhar para os que estavam à minha volta me trouxe um *insight* – o de que eu deveria desenvolver a mim mesmo como um líder. Passei, então, a interessar-me pela estruturação de *mindset*, o que contribuiu para que aprofundasse meu autoconhecimento. O que me motivava até então era o desafio pelo desafio, sem pensar se isso geraria resultado ou não. Isso era ruim, porque eu era mais focado no desafio do que no resultado em si. Hoje, aos 42 anos, consigo balancear bem as duas coisas. Se me envolvo em algum projeto, a primeira coisa que analiso é qual resultado isso poderá gerar. O segundo ponto é me

---

*Hiperfoco é um estado de concentração ou visualização mental intensa que algumas vezes é associado ao transtorno de déficit de atenção e hiperatividade (TDAH). O hiperfoco, no entanto, não é uma doença, mas um estado que em muitos casos é vantajoso, tendo em vista a possibilidade de permitir à pessoa se concentrar potencialmente em uma tarefa (PALESTRA PARA PROFESSORES, c2022).

perguntar: "Por que estou me envolvendo com isso?" Em terceiro lugar, passei a fazer o levantamento de quais eram os recursos – financeiros, de tempo, emocionais e de conhecimento – necessários para um projeto se materializar.

Além de passar a entender com precisão qual seria a minha motivação para iniciar futuros projetos e as minhas expectativas em relação aos eventuais resultados que estes trariam, passei a me utilizar também de outros dois filtros mentais. Estes eram duas perguntas: "O projeto que será feito beneficiará mais pessoas do que aconteceria normalmente?" A outra questão: "Alguém será prejudicado quando essa ideia for colocada efetivamente em prática?" Apenas se a primeira questão for respondida de maneira positiva, e a segunda, de maneira negativa, é que se acenderá para mim a luz verde que me autorizará a seguir em frente.

BOLSO VAZIO

Mas vamos voltar um pouco atrás para entendermos melhor o contexto em que se deu essa guinada na direção que a minha vida profissional e a pessoal seguiam. Tudo começou um ano antes de nascer a minha primeira filha. Aos 34 anos, eu me orgulhava do meu mestrado, do meu doutorado e de sempre ter sido um dos melhores alunos em diferentes momentos de minha formação. Mas passado o orgulho, me incomodava o bolso vazio.

O nascimento de um filho é sempre um ponto de inflexão na vida de qualquer pessoa. Com ele, surgem mais responsabilidades, mais gastos e o desejo de se ter estabilidade. Naquela época, eu receava abrir um consultório sozinho e, portanto, alugava as instalações de terceiros. A principal intervenção cirúrgica que eu praticava era reconstrução facial e corporal, cirurgias estas que são pagas por convênios e pelo Sistema Único de Saúde (SUS). Eram ganhos modestos, que se mostraram completamente insuficientes quando a minha esposa precisou abandonar o trabalho para se dedicar inteiramente à nossa filha recém-nascida.

Tenso diante da perspectiva de ter de enfrentar um período de sérias dificuldades financeiras, recordei-me da experiência vivida em Natal, quando criava *softwares* e desenvolvia *sites* médicos. Então me perguntei: "Por que não usar aquela experiência que tive para criar um negócio voltado ao público médico?" Para tomar essa decisão, era preciso, no entanto, que eu superasse um velho paradigma que me fora incutido ao longo de anos, inclusive pelos meus pais, médicos: a visão de que a atividade médica é um sacerdócio, portanto não se podia ganhar dinheiro "às custas" das pessoas.

Desviei-me dessa visão, voltando os olhos para outros médicos que harmonizavam seu trabalho como profissionais da área de saúde com a atuação em outros segmentos no mercado. Um desses modelos foi o oncologista Drauzio Varella, que, juntamente com a prática clínica, dedica-se a tornar a informação médica mais compreensível ao grande público por meio de diferentes mídias (DRAUZIO, [202-?]). É possível fazer as duas coisas. Ou seja, ser uma pessoa honesta e fazer o bem, mas evitando trabalhar de graça para quem pode pagar ou proporcionando condições mais acessíveis para aqueles com dificuldade financeira.

EMPURRÃO PARA O EMPREENDEDORISMO

Para reforçar a minha decisão, elaborei uma "lista dos desejos" intitulada "Quando eu fizer 60 anos, do que quero me orgulhar?" Entre os itens ali constantes estavam: ter um corpo saudável; uma mente igualmente sadia; uma família que me amasse; ser bem remunerado; e inspirar pessoas pelo exemplo. Havia, também, entre os tópicos que escrevi, coisas que não eram exatamente desejos e que não queria para mim. Por exemplo, uma existência que roubasse de mim o tempo que dedicaria para o que de fato importava. Eu não queria ter a vida que meus pais tiveram; nunca os via em casa.

Essas reflexões fizeram surgir uma determinação que me empurrou para o empreendedorismo. Passei a repetir para mim mesmo que eu deveria ser um melhor empresário; entender mais dos negócios digitais; concentrar-me, inclusive valendo-me das vantagens que o hiperfoco me dava, em ser, ao mesmo tempo, um melhor empresário, uma boa pessoa e um médico competente.

Minha jornada diária é intensa. A carga tripla de médico, empresário e professor exige uma agenda bem-organizada e espaços mentais e emocionais que me permitam delegar funções e tratar algumas atividades como inegociáveis, como a de almoçar todos os dias com os meus filhos. O meu dia começa às 5h30 da manhã. Das 6h às 6h50, pratico uma atividade física, quase sempre musculação ou *jiu-jitsu*, que faço sozinho ou com professor particular. Se houver cirurgias programadas para o dia, me ocuparei delas das 7h10 até o meio-dia.

Às 14h, chego ao consultório, no qual permanecerei até às 19 horas. Eu venho compartilhando e delegando, de maneira crescente, as tarefas relacionadas à jornada médica para outros profissionais. Minha atuação está mais concentrada nas atividades de cirurgião propriamente ditas como médico e de diretor ou mentor nos outros segmentos. Em algum momento, em geral à tarde, gravo um vídeo, quase sempre de curta duração, que será postado no YouTube ou em outras redes sociais. Nesses vídeos, falo de temas como o *mindset* empreendedor, negócios e finanças, conteúdos que fazem parte do meu mais novo projeto educacional, chamado de NaDuvidaCresça (@naduvidacresca, no Instagram).

Em casa, depois que as crianças vão dormir, tenho uma rotina noturna. Faço a mim mesmo três perguntas: "O que eu quero do meu dia?" "Por que quero isso?" "Como vou conseguir realizar isso que eu desejo?" Nesse acompanhamento, faço um retrospecto dos acontecimentos das últimas 24 horas para verificar se aquele dia que está se encerrando contribuiu para responder a essas três questões. Caso os eventos não tenham acrescentado nada àquela agenda, ou algo tenha ocorrido de maneira não satisfatória, buscarei corrigir o desvio de rumo no dia seguinte.

Às segundas-feiras pela manhã, não vou ao consultório e evito grandes compromissos à tarde. É o meu dia temático de construir o meu futuro. Nesse dia, dedico-me inteiramente às empresas das quais faço parte como um dos fundadores, a GestãoDS e a NaDuvidaCresça. Ali também há rotinas a serem percorridas. Uma delas é a de rever meu papel estratégico em ambas – me limito a tomar uma grande decisão por semana e três decisões menores relacionadas a essa estratégia prévia.

Embora segunda-feira seja o dia de dedicação total, emergências ocorridas em outros dias da semana são vistas e enfrentadas nos intervalos das consultas na clínica da qual sou proprietário. A GestãoDS pratica como sistema de direção e de administração o protocolo da holocracia*, no qual as equipes formam um núcleo independente com grande autonomia de decisão. Há o núcleo financeiro, o do *marketing*, de finanças e vendas e o núcleo de expansão.

As equipes têm, no entanto, limites orçamentários para a tomada de decisões. O *marketing*, por exemplo, tem autonomia para fazer suas próprias escolhas na condução de campanhas, com valores pré-definidos, desde que elas tenham sido estabelecidas no planejamento mensal. Aqui temos a liberdade para errar. Essa autonomia de ação, que descentraliza as decisões operacionais, é o que me permite, entre outras coisas, almoçar com os meus filhos todos os dias em que estão em casa.

Quando me perguntam que conselho daria para outros médicos dispostos a fazer uma transição das carreiras tradicionais para uma trajetória na qual a inovação e a tecnologia tenham espaço, eu respondo que o primeiro movimento é o do planejamento de carreira e financeiro. Nada vai acontecer de hoje para amanhã. É essencial que o profissional que pretende se reinventar não deixe de lado o negócio do qual ele tira o seu sustento atual. Esse médico sempre terá de se apoiar na sua carreira do momento para criar o negócio de amanhã, ou seja, todos os movimentos devem ser planejados, principalmente no que está relacionado à sua reserva financeira. Essa segurança financeira traz a segurança emocional necessária para ser mais ousado em outros campos.

> *Nada vai acontecer de hoje para amanhã. É essencial que o profissional que pretende se reinventar não deixe de lado o negócio do qual ele tira o seu sustento atual.*

E o que fazer para vencer o medo de mudar? O medo faz com que as pessoas trabalhem com um fluxo de energia muito baixo. Ou vamos fugir, ou vamos lutar. Em nenhuma das situações estaremos raciocinando, porque não planejamos nossas ações. É necessário ser um guerreiro, mas sempre caminhando com calma, conforme aprendi no Caminho de Santiago.

---

*Em uma holocracia, a autoridade e tomadas de decisão são distribuídas por equipes auto-organizadas, ao invés de estarem no topo de uma hierarquia (ENDEAVOR, 2021).

CAPÍTULO 5
O CIRURGIÃO DO TRAUMA E EMERGENCISTA PIONEIRO NA APLICAÇÃO DE ROBÔS DE TELEPRESENÇA NA SAÚDE

Luciano Silveira Eifler

Em um dos lugares onde trabalho, há uma enfermeira que, todas as vezes em que nos vemos, dá um sorriso e repete a mesma frase: "Olha o Doutor Google! Qual é a novidade de hoje? O que tem de novo na medicina?" Acho graça, entendo a brincadeira e sempre conto a ela o que estou fazendo. Eu fui carinhosamente apelidado de "Doutor Google" pelo fato de sempre estar envolvido com projetos inovadores na saúde. Da última vez que essa enfermeira e eu nos vimos, eu estava me divertindo ao pendurar no pescoço, no lugar do crachá, um ultrassom de bolso. Trata-se de um equipamento ultracompacto que já está no mercado há algum tempo, mas ainda desperta curiosidade por ser considerado o estetoscópio do século XXI.

A medicina e esse gosto pelo novo fazem parte da minha vida desde criança. Lembro-me de um acontecimento em particular, quando já havia me formado e concluído a residência em cirurgia geral na Pontifícia Universidade Católica do Rio Grande doSul (PUCRS). Este fato me mostrou como a tecnologia poderia mudar de maneira disruptiva a prática médica.

Isso aconteceu no início da década de 1990, quando chegou ao Brasil a cirurgia videolaparoscópica (TONETO; MOHR; LOPES, 2007). Atualmente, esse procedimento é comum, mas, quando chegou aquela novidade em Porto Alegre, houve uma mudança profunda no *mindset* dos médicos, inclusive no meu. Naquela época costumava-se dizer "grandes cirurgiões, grandes incisões". Com a videolaparoscopia, tudo mudou. Estava nascendo a cirurgia minimamente invasiva, o que era completamente disruptivo para a época. Operava-se através de pequenos orifícios, com a imagem do campo cirúrgico sendo visualizada em uma tela de alta resolução. Os profissionais mais conservadores iam do desdém à indiferença, mostrando ceticismo e descrédito pela nova técnica cirúrgica, pois, na verdade, o que os incomodava era ter que sair da sua zona de conforto e dominar aquela nova tecnologia.

PAIXÃO PATERNA

A minha curiosidade tem raízes genéticas. Meu pai, Silvio Eifler, é radiologista, formado em 1956, e sempre foi um exemplo. Uma pessoa erudita, que respirava medicina, lia muitos e muitos livros todos os anos, sempre se mantendo atualizado. Eram compêndios e tratados sobre novas técnicas em exames de imagem. Lia e estudava um capítulo por madrugada. Acordava de manhã cedinho e lia mais um pouco. Até hoje, aos 89 anos, quando entra em uma livraria, se comporta como uma criança deslumbrada. Ele está, atualmente, lendo três livros ao mesmo tempo.

Mas a paixão pela medicina tem raízes ainda mais profundas. Meu avô paterno, Edgar Eifler, também era médico. Um clínico geral do tempo antigo. Com certeza, na época em que ele clinicava, estabeleciam-se relações entre médicos e pacientes que já não existem mais. Ele fazia partos e cirurgias e viveu, ainda, na era do escambo como remuneração de consultas e procedimentos. A tradição médica da família também se espalhou na horizontal: além do meu avô e do meu pai, tenho tios e uma prima que seguiram a carreira médica. Há radiologista, clínico geral, obstetra... Várias especialidades.

Desde muito pequeno, em Porto Alegre, acompanhava meu pai, quando ele era chamado ao plantão para interpretar alguma radiografia. Eu ficava lá, com os técnicos de radiologia e os escutava dizerem aos pacientes, enquanto faziam o raio X: "Não respira, pode respirar; não respira, pode respirar".

Por essa razão, minha mãe, Glecy Eifler, dizia que as primeiras palavras que falei não foram as tradicionais "mamãe e papai", mas: "Não respira, pode respirar!". Foi assim que a medicina começou na minha vida, vendo meu pai de sobreaviso na emergência e observando meu avô tratando dos pacientes.

Sempre pensei na medicina pelo lado das ciências humanas, do relacionamento, do olho no olho, do toque físico na pessoa.

Sempre pensei na medicina pelo lado das ciências humanas, do relacionamento, do olho no olho, do toque físico na pessoa. Me atraía a medicina de emergência. Eu pensava: "Aquela pessoa está morrendo, vou lá salvá-la! Eu prefiro ver agora, imediatamente..." Gosto da urgência, da emergência.

EXPERIÊNCIA MILITAR

Essa adrenalina, que em mim é elevada, me faz gostar de situações extremas. Por exemplo, ter servido como oficial médico, no posto de tenente, no 18º Batalhão de Infantaria em Porto Alegre foi uma experiência repleta de desafios. A atividade física era levada ao limite! Quando o pelotão corria em grupo, um tenente à frente ia marcando o ritmo aos gritos: "Essa não! Essa não! Minha língua está no chão! Essa sim! Essa sim! Mas eu vou até o fim!". Testar sua capacidade física ao extremo fazia parte do treinamento.

Outra atividade da vida militar que envolvia habilidade manual era a corrida contra o relógio para montar e desmontar uma pistola. A arma tem várias partes e você deve desmontá-la inteiramente e, em seguida, montá-la com alguém cronometrando. Havia sempre uma mola dentro do carregador que, traiçoeira, costumava saltar longe caso você não fizesse o movimento correto. Quando isso acontecia, gerava um atraso grande, e você perdia o tempo.

Depois que terminei a residência em cirurgia geral no Hospital São Lucas, servi o exército como cirurgião geral no Hospital Militar de Porto Alegre. Naquela ocasião, nós, egressos de hospitais-escola com formação em cirurgia minimamente invasiva, organizamos uma equipe de cirurgia videolaparoscópica. Tínhamos à disposição os melhores equipamentos e, ao longo de um ano, nos tornamos referência na nova técnica cirúrgica no Hospital Militar.

INSPIRAÇÃO PARA A MEDICINA

Mesmo com a atividade médica intensa, sempre encontrei no esporte uma fonte de inspiração e energia. Além da corrida, praticava surfe e natação. Mais tarde, tornei-me velejador e participei de algumas competições, buscando a todo momento aprender com os mais experientes para obter os melhores resultados.

Entre todas essas atividades, no entanto, é a medicina a energia mais forte que me coloca em movimento. Ajudar, aliviar o sofrimento, salvar pessoas é o que realmente me motiva. Esse é o principal objetivo de todos os médicos. Sempre gostei do lado mais agudo e intenso que essa profissão pode oferecer. Uma pessoa foi vítima de uma facada no tórax com lesão cardíaca? Você realiza rapidamente a toracotomia, encontra o foco de sangramento, sutura o coração e salva sua vida. Tudo isso em apenas poucos minutos.

Esse gosto eu confirmaria por pelo menos duas vezes na minha trajetória acadêmica. Além da residência em cirurgia geral na PUCRS, que terminei em 1994, cursei, de 1996 a 1997, a outra residência em cirurgia do trauma, no Hospital de Pronto Socorro de Porto Alegre. Tornei-me médico socorrista do Serviço de Atendimento Móvel de Urgência (SAMU), do qual fui responsável técnico por cinco anos e onde tive a oportunidade de criar o núcleo de ensino e pesquisa para auxiliar no treinamento e na formação de socorristas.

Ainda na área de emergência, sou instrutor, há mais de 18 anos, do ATLS* e PHTLS,** cursos de emergência que são ministrados em todo o mundo. Na minha formação acadêmica, além das residências em cirurgia geral e cirurgia do trauma, constam a especialização em videolaparoscopia,

---

*Sigla para *Advanced Trauma Life Support* (Suporte Avançado de Vida no Trauma). Curso desenvolvido pelo Colégio Americano de Cirurgiões para atendimento de pacientes vítimas de trauma, adotado em vários países (AMERICAN COLLEGE OF SURGEONS, c2022).
**Sigla para *Prehospital Trauma Life Support* (Atendimento Pré-Hospitalar ao Traumatizado). Programa reconhecido em vários países, desenvolvido pela Associação Nacional dos Técnicos em Emergências Médicas em cooperação com o Colégio Americano de Cirurgiões (NAEMT, 2008).

o mestrado em ciências da saúde, a docência em duas faculdades de medicina e, mais recentemente, o MBA em gestão e inovação em medicina. Tive a oportunidade de morar em Miami, nos Estados Unidos, em 1991, ainda durante a graduação. Era um intercâmbio da PUCRS com a Universidade de Miami. O local de prática foi o Jackson Memorial Hospital, onde conheci várias tecnologias médicas ainda inéditas no Brasil, o que foi motivo de inspiração para entender o impacto e o papel da inovação na saúde.

A minha família também é fonte inesgotável de inspiração e motivação para seguir em frente. Minha irmã, Adriana Eifler, é uma brilhante publicitária e, com sua mente inquieta, sempre demonstrou como é possível ir além e ver o mundo com outros olhos, pois a criatividade é a principal força da transformação. A minha esposa, Sabine Marroni, neuropsicóloga com Mestrado em Neurociências e Doutorado em Gerontologia, também formada na PUCRS, onde a conheci, é um exemplo de dedicação e paixão pelo que faz. Trabalha diretamente com idosos que sofrem de Alzheimer e na reabilitação de pacientes com déficits cognitivos, sequelas neurológicas por acidente vascular cerebral ou trauma. Tanto ela quanto eu temos boa parte de nosso tempo tomado por atividades profissionais, sempre engajados com novos projetos, pesquisa e assistência na saúde. Essa é a característica de quem ama o que faz.

MUDANÇA DE *MINDSET*

Também faz parte da minha personalidade ser um ativo empreendedor, sempre trabalhando em algum projeto de inovação. O primeiro contato efetivo com tecnologia na saúde se deu no contexto da chegada da videolaparoscopia em Porto Alegre, ainda no internato como doutorando da cirurgia. Aquela mudança de *mindset* dos cirurgiões que tiveram contato com essa, então, revolucionária tecnologia, também modificou minha mente. Pouco tempo depois, durante a residência médica, passei a incorporar a videolaparoscopia na prática cirúrgica.

No entanto, talvez eu tenha sido vítima de um lapso de memória ao dizer que foi a videolaparoscopia a minha primeira experiência tecnológica significativa. Não foi. Esse encontro se deu quando eu passei um ano em

Miami, em 1991, época em que estava no quinto ano da graduação, graças ao convênio que a PUCRS mantinha com o Jackson Memorial Hospital.

Ali, fiz um curso chamado Harvey Cardiology, que usava um robô capaz de simular batimentos cardíacos alterados e patológicos (LAERDAL, 2022a). Era uma novidade sensacional para a época! Harvey era uma ferramenta fantástica para o treinamento de cardiologistas, pois simulava auscultas cardíacas que os médicos não encontram com frequência no dia a dia da profissão. Arritmias, coarctação da aorta, sopros sistólicos, sopros diastólicos... era possível simular tudo isso bastando trocar o cartucho, uma mídia que não existe mais, similar ao disquete que, ôpa! Também não existe mais. Enfim, era suficiente dar um comando para Harvey, o robô, e ele reproduzia o tipo de batimento cardíaco que queríamos ouvir.

Tal fato aconteceu há mais de 30 anos, e sempre me mantive curioso e atento às novidades tecnológicas que surgiam para a medicina. Mas foi há menos tempo, talvez dez anos, que dei um passo importante nesse meu engajamento com a tecnologia. Antes, é preciso dizer que, na atividade docente como professor, ensino o atendimento de primeiros socorros, parada cardíaca e outras situações críticas em emergência.

Foi enquanto ministrava esses cursos que conheci a Laerdal, (LAERDAL, 2022b), uma empresa norueguesa que produz manequins e robôs para treinamento em saúde. Fui um *early adopter* desses equipamentos e ainda hoje utilizo os robôs para ensinar médicos e acadêmicos a realizar procedimentos, como, por exemplo, a intubação da traquéia para ventilar os pacientes, uma técnica que necessita de horas de treinamento até que se obtenha os melhores resultados.

Em outra ocasião, em congresso de simulação no ensino médico, ocorrido em São Paulo, conheci o LapSim, simulador de cirurgia videolaparoscópica em realidade virtual. O que faz esse equipamento? Ele permite que se possa simular, por exemplo, uma apendicectomia – cirurgia para remoção do apêndice. Agindo assim, um médico residente em treinamento é capaz de realizar essa operação diversas vezes de maneira segura em ambiente controlado, *gamificando* todo processo de aprendizado. Portanto, da mesma maneira que pilotos de avião têm simuladores de voo à sua disposição para se tornarem proficientes e errarem sem causar danos, os cirurgiões também deveriam ter uma alternativa parecida. Era essa a função daquele simulador de cirurgia videolaparoscópica.

Solicitei o empréstimo de um daqueles simuladores para levá-lo a Porto Alegre. Chegando aqui, fiz um *road show* em várias universidades e hospitais-escola, demonstrando o conceito de simulação e seu potencial no ensino da cirurgia. Projetava a imagem da cirurgia no auditório para que todos acompanhassem o procedimento. Convocava os cirurgiões e residentes do serviço, para eles próprios realizarem uma operação simulada. Eu queria que aquela novidade fosse incorporada no ensino médico. Era realmente uma tecnologia inovadora que agrega conceitos como simulação, *gamificação* e treinamento em cirurgia. Alguns anos depois, publicamos um artigo na Revista do Colégio Brasileiro de Cirurgiões, descrevendo a experiência com acadêmicos no ensino de cirurgia (PORTO, 2020). Hoje os simuladores de cirurgia videolaparoscópica fazem parte da formação médica nas universidades e hospitais-escola em muitos locais no Brasil.

INOVAR NÃO É FÁCIL

O curioso é que a reação de muitos profissionais foi semelhante àquela de quase três décadas antes: quando apresentei o simulador de cirurgia, houve resistência, e muitas pessoas não entenderam o conceito de *gamificação* com realidade virtual no ensino de cirurgia. "Não se ensina cirurgia jogando videogame!" Depois de tanto tempo, esta mentalidade ainda estava presente.

A verdade é que, em alguns momentos, não é fácil inovar. O ceticismo é a regra.

A verdade é que, em alguns momentos, não é fácil inovar. O ceticismo é a regra. Aliás, aqui no Brasil, as inovações tecnológicas costumam ser recebidas com certa desconfiança e conservadorismo que não se veem mais em outros lugares. A telemedicina, por exemplo, é reconhecida há muito tempo pela Organização Mundial de Saúde como ferramenta capaz de ampliar o acesso à saúde em locais remotos, principalmente em populações excluídas e mais vulneráveis (WHO, 2010).

Já por aqui, entidades encarregadas de fiscalizar e normatizar a prática médica, como o Conselho Federal de Medicina (CFM), ainda restringem a telemedicina. Em 2018, foi feita uma tentativa de flexibilizar essa tecnologia no país, reconhecendo a prática como uma forma de prestação de serviços mediados por tecnologias (CFM, 2019). Mas um ano depois, o mesmo CFM voltou atrás e revogou a resolução. Entretanto, com a pressão imposta pelo surgimento da pandemia do coronavírus, o CFM entendeu que a telemedicina é uma ferramenta valiosa e que se mostrou fundamental para ajudar no combate à doença, motivando novo posicionamento através do ofício n° 1756/2020, que reconhece a possibilidade e eticidade na prestação de serviços médicos na forma de teleorientação, telemonitoramento e teleinterconsulta (CFM, 2020).

É difícil entender essa resistência aos avanços tecnológicos. Não foi a medicina que mudou, mas a forma como nos comunicamos. O que se quer, por exemplo, é que a *expertise* de neurologistas dos grandes centros de alta complexidade chegue a locais isolados e remotos, onde não há disponibilidade desses especialistas; que a alta complexidade esteja conectada à baixa complexidade; que o conhecimento possa alcançar os quatro cantos do planeta em regiões desprovidas de especialistas. Tudo isso é possível com a telemedicina.

VÍTIMAS NO VÍDEO

Entre as várias experiências pessoais que me permitiram confirmar a importância da telemedicina, está um programa de videomonitoramento que criei para o Samu, em Porto Alegre. O projeto foi iniciado em 2011, quando era coordenador do Núcleo de Educação em Urgências. Era um sistema de monitoramento que recebia a imagem de dezenas de câmeras de trânsito, localizadas em áreas de maior fluxo de movimento.

Caso houvesse um acidente, era possível, por meio do *zoom*, aproximar a imagem da vítima, que era examinada à distância pelo médico. As câmeras possuíam *zoom* óptico e digital, que permitiam ver com detalhes o estado do acidentado. Dessa maneira, o médico acompanhava, da central do Samu, os procedimentos de resgate e socorro, orientando todo processo em tempo real.

Para realizar esse projeto, conversei com o coordenador da Empresa Pública de Transporte e Circulação (EPTC) e com o comandante da Brigada Militar, ambos detentores do acesso às câmeras de videomonitoramento. Com isso, passamos a compartilhar as imagens e ter acesso a todas as câmeras da cidade. Foi um programa fantástico. Nós conseguíamos visualizar não só as vítimas, mas a cinemática dos acidentes, informações valiosas que permitiam estimar a gravidade de cada situação.

Outra experiência que mostrou as vantagens da telemedicina ocorreu em um contexto bem mais trágico. Isso se deu quando aconteceu o incêndio da Boate Kiss, em 2013, na cidade de Santa Maria, interior do Rio Grande do Sul*. Na época, eu era coordenador do Programa de Telemedicina do Sistema de Saúde do Hospital Mãe de Deus e participei ativamente do atendimento aos pacientes que chegavam de avião ou de helicóptero para as UTIs de diversos hospitais da cidade (SETOR SAÚDE, 2015).

Fui responsável por parte desse esforço, e nos conectamos, por videoconferência, com especialistas de San Diego e Miami, nos Estados Unidos; Toronto, no Canadá; Barash, no Iraque e diversos centros de referência em medicina de emergência do Brasil, para discutir a conduta a ser adotada com aqueles pacientes. As vítimas estavam intoxicadas com cianeto**, intubadas e respirando através de aparelhos (ventilação mecânica). Essa conectividade com grandes centros especializados em diferentes locais do mundo permitiu uma valiosa troca de experiências e a elaboração de protocolo padronizado para o manejo das vítimas do incêndio na Boate Kiss.

ROBÔS MÉDICOS

No entanto, esses inegáveis bons resultados da tecnologia aplicada à medicina nem sempre são suficientes para convencer todos os profissionais

---

*O incêndio na boate Kiss ocorreu no dia 27 de janeiro de 2013, uma madrugada de sábado para domingo, e matou 242 pessoas, deixando outras 680 feridas. A maioria das vítimas eram estudantes universitários.
**O cianeto é uma substância altamente tóxica que, entre outras fontes, é liberada pela fumaça de incêndios em ambientes fechados (BRASIL, 2016).

médicos a seguirem esse caminho. E era justamente o caminho que eu queria seguir, com o uso intenso de novas tecnologias a serviço da saúde. Sabia que precisava ir além e, no ano de 2015, fundei a ConceptMed, uma empresa de consultoria em tecnologia e inovação na saúde.

Ainda naquele ano, iniciamos uma prova de conceito com o uso de robôs de telepresença na saúde. Importamos um contêiner com 30 robôs para criar um projeto pioneiro e inédito no Brasil. A ideia era usar robôs como ferramenta de telemedicina em emergências, UTIs, unidades de pronto-atendimento, clínicas e outros estabelecimentos de saúde (Figura 5.1).

Além da consultoria por telemedicina, os robôs permitem o acompanhamento de idosos e a gestão de pacientes com doença crônica por meio da integração com *wearables* e biossensores.

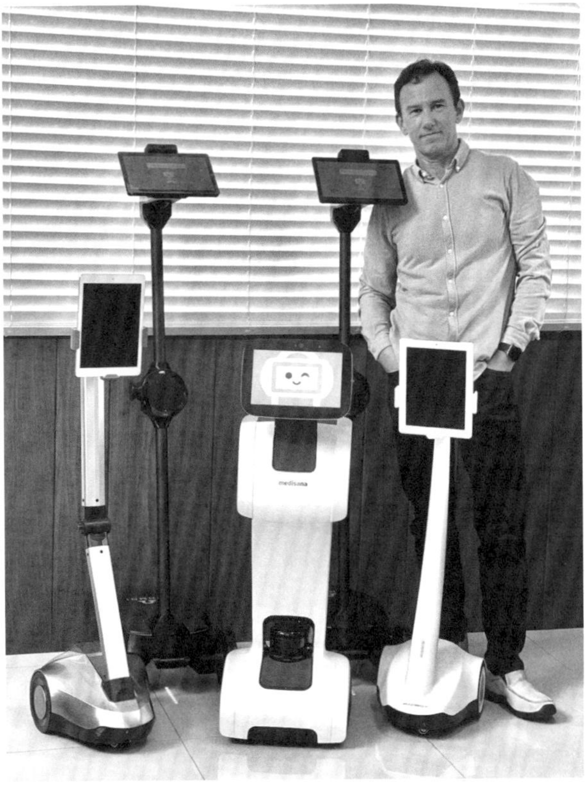

Figura 5.1 Robôs na saúde.

O que de fato importa é que os robôs de telepresença têm potencial para funções de grande relevância: acompanhamento remoto e maior atenção aos pacientes. Conheci de perto, de maneira bem pessoal, as vantagens da telepresença, antes mesmo de a ConceptMed ser fundada. Na ocasião, minha mãe estava no hospital internada para tratamento médico. Não conseguia acompanhá-la de maneira presencial com tanta frequência quanto desejava, mas, com o robô, estava lá, o tempo todo por perto, como se fosse um clone meu.

Em outra ocasião, meu pai sofreu uma queda e teve traumatismo craniano. Mais uma vez, fui capaz de acompanhá-lo por todo o período de sua recuperação e perceber como os robôs podem revolucionar os cuidados de saúde.

Após essa experiência inicial com os robôs, a ConceptMed passou a utilizar modelos cada vez mais avançados com recursos de navegação autônoma, reconhecimento facial, inteligência artificial, sensores de colisão e sistema de autocarregamento. Ainda antes da pandemia, em 2018, tive a oportunidade de apresentar o conceito dos robôs na saúde em vários congressos e eventos médicos presenciais. Imagine como era minha participação? Por telepresença! Quem viajava era apenas o robô; eu conduzia toda palestra a distância, circulando de forma remota, realizando *networking* e interação com o público.

Durante a pandemia, robôs foram usados por profissionais da área da saúde e equipes de apoio no combate ao coronavírus, evitando o contato direto e a contaminação (VARELLA, 2020). Com a necessidade de isolamento social e *lockdown*, os robôs exercem um papel importante como uma nova forma de aproximar equipes de saúde e seus familiares.

Considero o programa dos robôs de telepresença na saúde um dos mais inovadores que a ConceptMed já desenvolveu. Um conceito disruptivo que humaniza o atendimento por meio da tecnologia, aproximando profissionais de saúde, especialistas e pacientes.

PESSOAS INQUIETAS

Algumas vezes me perguntam o que me leva a atuar em tantas frentes diferentes. Talvez uma das minhas características que tenha me impulsionado por esse caminho seja a curiosidade. Recomendo às pessoas, principalmente aos jovens, que cultivem a curiosidade. Mantenham-se atualizados, sempre buscando a inovação. O mundo é dos inquietos, que se reinventam, que nunca estão satisfeitos, que não querem ficar estacionados na zona de conforto.

Steve Jobs, o fundador da Apple, durante um discurso para acadêmicos da Universidade de Stanford, tornou famoso esse conceito, com a citação *"stay hungry"**, que pode ser traduzida como "permaneça faminto". A frase indica que nunca devemos estar plenamente satisfeitos. Sempre podemos fazer de maneira diferente e melhor, bastando, para isso, que tenhamos paixão pelo nosso trabalho.

Mesmo para aqueles que estejam já em meio à sua caminhada, é possível despertar o desejo de renovação. É necessário se qualificar, ler, estudar, viajar, descobrir o que está acontecendo lá fora. Isso sempre será uma ótima escolha, mas mesmo aqui, mesmo dentro de seu trabalho atual, pode-se encontrar maneiras diferentes e melhores de se fazer as coisas. A inovação permeia todas as atividades.

Conhecer pessoas novas é outra forma de mudar seu *mindset*. Quando convivemos restritos a um ambiente ao qual estamos acostumados, não há muito o que acrescentar. Ficamos ali, estacionados na rotina. Se sou médico, e só me relaciono com médicos, o mais provável é que eu esteja sempre falando das mesmas coisas. Mas se eu me relaciono também com biomédicos, engenheiros, empreendedores, escritores... estarei sempre mudando a minha cabeça. As possibilidades estão aí, esperando por nós. O que precisamos, mesmo, é coragem para ir atrás delas.

---

*Steve Jobs citou a famosa frase em um discurso de colação de grau em Stanford, em 12 de junho de 2005 (STEVE..., 2005).

CAPÍTULO 6

O NEUROLOGISTA QUE USA A MEDICINA DE PRECISÃO E A REALIDADE VIRTUAL ASSOCIADA À ELETRICIDADE PARA MELHORAR A SAÚDE DOS PACIENTES

Pedro Schestatsky

Decidi fazer medicina por birra. Certo dia, enquanto jogava botão de mesa, meus vizinhos me perguntaram para que curso prestaria vestibular. Como meu irmão mais velho, Gustavo, já estava na medicina, respondi prontamente que queria o mesmo, enquanto me posicionava para fazer um golaço na mesa de botão. A risada foi geral! Estavam claramente convencidos de que eu não conseguiria ser aprovado, já que era considerado um "avoado". Foi então que bati o pé e reafirmei que escolheria medicina, mesmo que não estivesse muito convencido. E não foi fácil. Tentei uma, duas vezes, e não fui aprovado. Só na terceira tentativa eu finalmente consegui, em janeiro de 1993, entrar na faculdade de medicina da Universidade Federal do Rio Grande do Sul (UFRGS).

Meu pai e meu irmão são psiquiatras e, embora eu tenha me esquivado dessas influências, acabei fazendo algo não muito diferente: neurologia. Curiosamente, Freud, na verdade, era neurologista de formação*.

Vivi os anos 1980, época em que os filhos costumavam ser muito mais autodidatas e a influência dos pais não era tão marcante. Ao contrário, foi uma época em que meu irmão e eu vivíamos "soltos por aí". Hoje

---

*Sigmund Freud (1856-1939), médico neurologista e importante psicanalista austríaco. Considerado um dos fundadores dos princípios da psicanálise moderna (FRAZÃO, 2022a).

em dia poderiam dizer até que éramos filhos de pais ausentes, mas não era o caso. Eram pais carinhosos e sem neuras.

A minha mãe, na época professora de português, me matriculou aos 6 anos de idade em uma escolinha de arte, já que naquela época não existia ritalina no mercado (risos...). Eu passava boa parte do dia lá, e isso deixou grandes marcas na minha vida no quesito criatividade. Outra experiência transformadora foi ter cursado o Colégio de Aplicação, uma instituição liberal e com metodologias experimentais, que na época contava com algumas das melhores mentes, tanto de professores como de alunos, de Porto Alegre.

Outra inspiração proporcionada pela escolinha de arte foi o gosto pela música, especialmente o *jazz*. Ele me energiza. Gosto da história que existe por trás dos grandes músicos. Conheci pessoas que entendiam muito de *jazz* nos Estados Unidos, como Ken Burns. Fui ao Harlem sentir o ambiente onde esse estilo prosperou e gosto muito de estudar esse estilo de música, que havia sido minha trilha sonora desde cedo. Tive algumas bandas, entre elas a Revolver, que tocava sucessos dos anos 1950 e 1960, e a Ritz 80, que, como já está no nome, resgatava sucessos musicais dos anos 1980, em versão acústica. Meus instrumentos são a guitarra e o violão. Nos apresentamos em aniversários, eventos, formaturas. Me divirto.

Hoje estou com 48 anos, sou casado com a Tati, que é analista de negócios, e sou "pai velho" (meu primeiro filho veio quando eu tinha 44 anos) do Lucas e do Felipe. Este último já estará caminhando na publicação deste livro.

Durante a faculdade, entre os anos de 1993 e 1999, acabei decidindo me especializar em neurologia. Devo confessar que a minha escolha não foi muito romântica. Foi prática. Naquela época, ninguém estava querendo saber de neurologia e, como não sou muito bom de provas, escolhi a neuro, por não ser tão difícil ser aprovado.

Dentro da neurologia, também fui pragmático e optei por um caminho que não era muito trilhado. A maioria dos colegas só queria saber de acidente vascular cerebral (AVC), Parkinson, esclerose múltipla, etc. Ninguém queria estudar nervos periféricos – que, por sinal, estão sempre no último capítulo dos livros de neurologia. Aí eu disse para mim mesmo: "Quero fazer esse troço". E até que eu possuía um certo dom para essa área. Foi, afinal, a escolha certa: um neurologista que trabalhava longe do cérebro!

Depois da residência, fui servir ao Exército como médico. Pela manhã, era plantonista no Hospital do Exército, e à tarde tocava meu mestrado em neurologia, na área de Parkinson (SCHESTATSKY *et al.*, 2006). Depois disso, entre os anos de 2005 e 2007, completei meu doutorado em neurofisiologia no Hospital Clinic y Provincial de Barcelona, onde aprendi a realizar um exame chamado eletroneuromiografia (MARQUES; MARQUES, 2019) com o meu maior mestre, em todos sentidos, Josep Valls-Solé, de quem falarei em breve.

A decisão de ir para Barcelona foi tomada no susto. Havia acabado meu período de dois anos no Exército, peguei um avião e fui para o hospital da Universidade de Barcelona, supervisionado pelo meu eterno mestre, Josep Valls-Solé. Lá, inicialmente, foquei na doença de Parkinson, mas comecei a ficar maravilhado pela eletricidade e pelo estudo das estruturas nervosas. Mais tarde, em 2012 e 2013, no meu pós-doutorado na Universidade de Harvard, nos EUA, sob a orientação do ilustre brasileiro naturalizado americano Felipe Fregni, eu expandiria meus interesses para neuromodulação (estimulação elétrica e magnética do cérebro para tratamento de doenças como depressão e dor crônica e reabilitação pós-AVC).

Me formei em 2001, mas só fui atender pacientes para valer a partir de 2009. Até então, era uma espécie de Prof. Pardal, com uma rápida passagem de médico na ocasião do exército. Trabalhei também como perito na Secretaria da Saúde do Rio Grande do Sul (SES), onde analisava indicações de medicamentos de alto custo em neurologia, o que me causou certa dor de cabeça – imagine ter que negar medicamentos para colegas de profissão. Era complicado. Mas era jovem, e tudo o que me importava naquela época era ter um salário. Agradeço ao meu professor Dr. Paulo Dornelles Picon pela confiança no meu trabalho junto à SES e, algumas vezes, ao Ministério da Saúde. Além disso, fui pesquisador durante muito tempo na UFRGS, desenvolvendo projetos em neurofisiologia com outras especialidades, razão pela qual posterguei meu foco no atendimento a pacientes por um bom tempo.

APRENDER A COMUNICAR

Só fui aprender verdadeiramente a tratar os pacientes muitos anos depois da residência de neurologia, quando aprendi a me comunicar. Foi um renascimento. Antes disso eu não era um médico, mas um "técnico em medicina", cheio de discursos científicos complicados, artigos na ponta da língua e uma atenção muito focada na pesquisa e na doença em detrimento da assistência e da saúde. Era comum meus colegas me perguntarem: "Pedro, você atende pacientes?" Eu ficava um pouco abalado com aquilo. "Como assim?" Por que achavam que eu não atenderia pacientes? No entanto, analisando hoje, vejo que meus colegas tinham razão. De fato, a imagem que eu passava para eles era de alguém que não lidava com pessoas, mas com máquinas e *softwares* de dados científicos. Era muito difícil para mim aceitar isso, pois achava

> *De fato, a imagem que eu passava para eles era de alguém que não lidava com pessoas, mas com máquinas e softwares de dados científicos.*

que estudar o tempo todo e estar atualizado era suficiente para ajudar pessoas – pura ilusão. Muitos pesquisadores ainda não se deram conta – e nunca se darão – de que não têm dom para serem médicos. Está tudo bem, "cada um no seu quadrado", como diria um grande filósofo do *funk* nacional. Fui, então, humildemente, estudar comunicação. Fiz cursos de oratória, de expressão corporal, comunicação não violenta, teatro, até *stand-up comedy*. Mergulhei no mundo da comunicação, e isso mudou a minha relação comigo, com os pacientes e, claro, com meus leitores e seguidores. Em 2019, dois alunos da faculdade e eu criamos a liga de "Medicina fora da Caixa da UFRGS" na qual, uma vez por semana, falávamos sobre tudo, menos medicina. Convidamos pessoas para falarem sobre como abrir uma *startup*, investir na bolsa, dançar, degustar vinhos ou contar histórias, entre outros 50 temas. Foi muito divertido e inspirador. A ideia central era simplesmente admitir que vivemos em um mundo flexível (sobretudo depois da pandemia) que precisa de profissionais flexíveis, que sejam abertos à diversidade humana, para entender e beneficiar seus pacientes.

Por considerar que precisava de mais tempo e consultas para entender meus pacientes, me desliguei dos convênios, algo que gerou muitas críticas de colegas e familiares. "Não faça isso, você está louco!" Foi um passo doloroso, uma vez que, do dia para a noite, perdi 70% dos meus pacientes. A faculdade prepara você para muitas coisas, mas não ensina habilidades para a conexão com e o encantamento das pessoas que você vai atender. Hoje, nas minhas aulas de como entrevistar e examinar os pacientes (Semiologia) (CONHEÇA..., 2018), oriento meus alunos a como quebrar a formalidade e a distância com os indivíduos. Para isso, eu os levo para meditar, para dançar (na Faculdade de Dança da UFRGS, não na balada), para se infiltrar como se fossem pacientes nas salas de espera do Sistema Único de Saúde (SUS) do Hospital de Clínicas. Também utilizo técnicas de descontração e de autoconhecimento, como ficar olhando nos olhos do colega por três minutos, tirar *selfies* com diferentes expressões para evitar a dissonância cognitiva, etc. Inspirado no professor Merlí (aquele do seriado da Netflix), tento, de várias formas, dar a eles o que eu não tive. Claro, o mundo era outro, está tudo bem.

Depois de quase uma década lecionando na Faculdade de Medicina da UFRGS, decidi encerrar um ciclo importante na minha vida e começar outro, que, até o momento em que estou aqui escrevendo, não tenho muita ideia de qual será. O que tenho certeza é que existem outros "Pedros da vida", loucos para lecionar na faculdade, como eu estava em 2013. Ainda sou louco para ensinar, mas em outros campos, já que hoje existem dezenas de veículos que gostaria de explorar além dos umbrais da faculdade.

No meu consultório, atendo neurologia geral. Trato pacientes com doenças neurológicas como Alzheimer, pós-derrame, Parkinson, enxaqueca, epilepsia, neuropatias, miopatias, mas tenho o foco voltado para o uso de outras ferramentas, além dos remédios, como, por exemplo, estilo de vida. Para tangibilizar o estilo de vida – uma das coisas mais difíceis de se colocar em prática nos dias de hoje –, criei um método chamado MAP (movimento, alimento e pensamento) com o objetivo de desinflamar e aumentar a *performance* cerebral dos pacientes Para isso, utilizo questionários que são respondidos antes da consulta para eu estudar o paciente, ver suas especificidades e trabalhar de forma personalizada. Acredito muito na "infoterapia" como ferramenta criadora de saúde, transmitida de forma pseudossutil, mas persuasiva. Muitos dos pacientes vêm buscar novidades no meu consultório e saem de lá com uma verdadeira apostila debaixo do braço. É outro ritmo, diferente da correria que os convênios me obrigavam a ter. Por esse motivo, não é possível atender muita gente; tenho dois ou três pacientes por turno de trabalho.

TÉCNICAS DE HOLLYWOOD

Além do consultório, que inclui atendimentos neurológicos, e também de pessoas que querem conhecer novas tecnologias e aprender como colocar o estilo de vida na prática (LIFELAB, 2022), também me dedico à clínica, a Nemo (NEMO, 2022). A Nemo foi criada em 2013, depois que concluí meu pós-doutorado na área de neuromodulação na Universidade Harvard. Um dos instrumentos-chave dessa prática são os óculos de realidade virtual*, que eu trouxe de Hollywood, associados à estimulação elétrica do cérebro, técnica que vi pela primeira vez na época do meu doutorado em Barcelona. A realidade virtual isolada tem poucos benefícios sobre a função cerebral, porém, quando associada à estimulação cerebral elétrica transcraniana, triplica o efeito na plasticidade cerebral**. Ou seja, o paciente acompanha imagens, ou um filme, por meio dos óculos virtuais e recebe, ao mesmo tempo, pequenos choques sobre algumas regiões específicas do cérebro, sendo estimulado duplamente (Figura 6.1). Por isso, lá na Nemo, meu time e eu temos um mantra, que está grafitado nas paredes: "A emoção e a eletricidade transformam o cérebro".

Para que você entenda melhor, é importante explicar que a neuromodulação se divide em estimulação magnética e elétrica. Ambas são

---

*Óculos virtuais são *displays* estereoscópicos, ou seja, permitem a observação simultânea de duas imagens de um objeto, obtidas com ângulos diferentes criando assim a percepção de uma imagem tridimensional. Os óculos virtuais permitem a conexão com o mundo virtual criado por computadores (VELASCO, 2019).
**Realidade virtual é uma tecnologia capaz de enganar os sentidos de um usuário por meio de um ambiente virtual criado a partir de um sistema computacional. Ao induzir efeitos visuais, sonoros e até táteis, a realidade virtual permite a imersão completa em um ambiente simulado (COUTINHO, 2015).

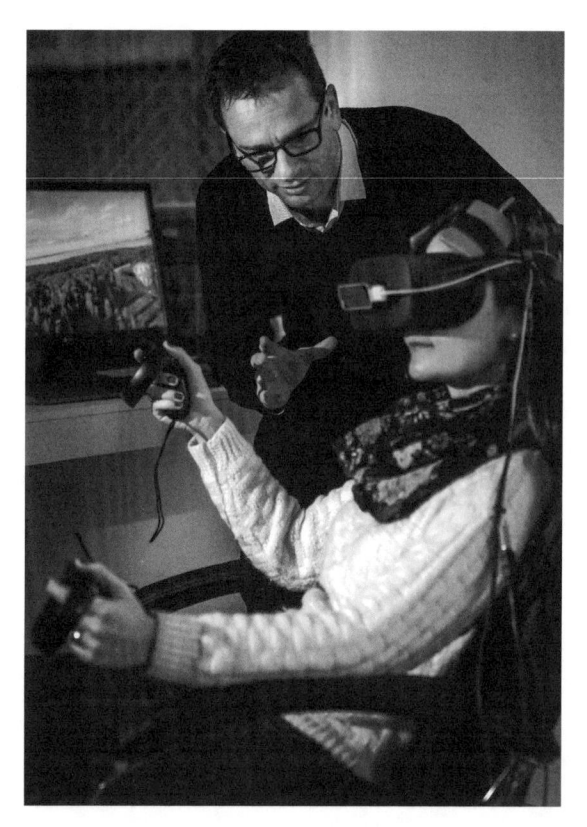

Figura 6.1 Realidade virtual associada a estimulação cerebral elétrica.

capazes de alterar a plasticidade cerebral e melhorar o cérebro, especialmente naqueles pacientes com depressão, reabilitação pós-derrame e dor crônica, mas a cada ano surge uma nova e empolgante indicação do uso de seus métodos.

Em geral, os pacientes que nos procuram são aqueles refratários aos tratamentos tradicionais. Ou seja, já usaram todos os medicamentos do mercado sem resultados ou não toleram os efeitos colaterais dos fármacos (que são muitos!). Já tratamos quase três mil pacientes de várias partes da América Latina.

Outro empreendimento elaborado por mim e meus inquietos colegas radiologistas, Marcelo Rodrigues de Abreu e Jurandi Bettio, é o LifeLab. Na verdade, é mais um conceito do que um empreendimento. Ele se baseia muito na medicina de precisão* e nas evidências dos efeitos do estilo de vida na criação da saúde. Nele, combinamos exames específicos com inteligência artificial, o que nos permite definir protocolos personalizados de prevenção e tratamento das pessoas que buscam a criação de saúde. Acredito que, enquanto a medicina tradicional tem foco na doença, a medicina de precisão visa à criação da saúde e do bem-estar, reduzindo, dessa maneira, a chance de a doença acontecer e "empurrando-a" mais para frente na vida. Afinal de contas, quem inventou que é normal infartar aos 50 ou ter o primeiro câncer aos 60 anos de idade? O pesquisador americano James Fries, autor da teoria da compressão das doenças, que o diga (FRIES, 1980).

O LifeLab foi, também, uma experiência bastante significativa para a minha trajetória como empreendedor. Tudo teve início quando um grupo de amigos médicos e empresários brasileiros me convidou para participar de uma *startup* de saúde. A ideia era dar início a uma *health tech* voltada para o mercado do bem-estar, que utilizasse análise do genoma, ressonância de corpo inteiro e outras técnicas pouco conhecidas por aqui em 2017.

Assim, esses médicos-empreendedores, que incluíam o Marcelo e o Jurandi, e um grande empresário, fundador da rede de estacionamentos Indigo, Fernando Stein, me levaram até a Califórnia para participar de um congresso da Singularity University (SINGULARITY GROUP, 2022a), uma "universidade" da qual nunca tinha ouvido falar – e que mudou totalmente a visão da medicina. Logo depois, criamos a LifeLab, que utilizava tecnologia e uma abordagem integrativa para tornar o paciente mais protagonista de sua saúde. Abrimos um consultório, onde eu atendia com uma nutricionista e uma *coach* de saúde, utilizando uma série de ferramentas para conhecer melhor o paciente e engajá-lo no seu problema de saúde ou sua prevenção. Aprendemos muito com aquele ano de experiência, tentativa e erro. Utilizávamos um questionário de inteligência artificial chamado Living Matrix, que transformava os dados do paciente em impressionantes

---

*A medicina de precisão alia os dados já convencionalmente utilizados para diagnóstico e tratamento – sinais, sintomas, história pessoal/familiar e exames complementares amplamente utilizados – ao perfil genético do indivíduo. Isso permite que se escolham drogas que minimizem efeitos colaterais e que se consigam melhores resultados (UZIEL, 2020).

gráficos e linhas do tempo dos acontecimentos de sua saúde. No entanto, com o andar da carruagem, vimos que esse tipo de abordagem era muito artesanal e não conseguia cobrir os custos de toda a operação, ou seja, tinha poucas chances de um real crescimento. Sendo assim, os investidores saíram do projeto e eu continuei acreditando e investindo recursos próprios nessa empresa, até que acabei incorporando os princípios da LifeLab no meu consultório, e paramos de atender naquele espaço físico específico. Hoje sigo os princípios da LifeLab, que resumi na medicina dos cinco "Ps" (preditiva, preventiva, proativa, personalizada e parceira), e impactam de verdade a vida dos pacientes. Nesse sentido, recomendo muito a leitura do meu livro *Medicina do Amanhã* ou o curso *online* "Reinvenção da Saúde", para um maior entendimento deste conceito que já está mudando a medicina, de somente tratadora de doenças para também criadora de saúde. Cada paciente é um ser único e demanda cuidados específicos, seja por meio dos questionários pré-consulta, seja pelos painéis genéticos ou mesmo pelo perfil do paciente nas redes sociais, que reviso sempre antes do atendimento, independentemente de este ser presencial ou *online*.

NÃO FALE APENAS COM MÉDICOS

O relacionamento com empresários foi muito além de me fazer pensar em uma nova forma de medicina e me proporcionou uma experiência riquíssima, que não cabe em palavras, dados os aprendizados que obtive. É por isso que recomendo a todos os colegas médicos que pretendem tornar-se empreendedores a interação com pessoas de outras áreas. Nós, médicos, se quisermos empreender, devemos parar de conviver apenas com médicos. Essa é uma das poucas certezas da vida! O ideal seria almoçar com um programador em um dia, com um advogado em outro, mas também com *designers*, jornalistas, um padre ou um pintor – qualquer pessoa que não seja um médico.

É preciso estar atento às dores e às necessidades das pessoas para tentar resolvê-las. Esta é a verdadeira mola propulsora do empreendedorismo e da inovação.

É preciso estar atento às dores e às necessidades das pessoas para tentar resolvê-las. Essa é a verdadeira mola propulsora do empreendedorismo e da inovação. Criar um produto para depois achar um consumidor é o caminho mais rápido e certeiro para o fracasso. Por sinal, creio que esse seja o motivo pelo qual 95% das empresas de saúde declaram falência em menos de cinco anos. Tudo isso eu aprendi com aqueles amigos que me levaram para a Califórnia.

O mais curioso é que nunca fui muito próximo de novidades disruptivas quando era jovem. Em casa, era o meu irmão quem montava e fazia funcionar o videocassete e, anos mais tarde, o CD *player*. Eu tinha zero interesse por tecnologias e, consequentemente, tinha muita preguiça para tentar entendê-las. Minha proximidade com a tecnologia surgiu muitos anos depois, quando já havia me formado.

Acredito que isso aconteceu quando estudava em Barcelona. Ali, me vi obrigado a conectar aparelhos elétricos para fazer experimentos em humanos. Um estimulador a *laser* era acionado por um botão, que, por sua vez, disparava vários outros equipamentos para gerar dados analisáveis. Como sempre, é na dificuldade que crescemos, pois não havia ninguém para me ajudar (meu irmão não estava lá, *risos*) e precisei me virar sozinho, lendo manuais e recorrendo a tutoriais do YouTube. Naquele momento, perdi o medo dos cabos e conexões e me abri finalmente para a tecnologia. Por sinal, ainda em Barcelona, em 2005, com o professor Josep Valls-Solé, descobri, pela primeira vez, que o choque elétrico poderia moldar o cérebro. Em 2012, em Harvard, confirmei esse achado em uma série de experimentos com os professores Felipe Fregni, Alvaro Pascual-Leone e Roy Freeman.

TESTE GENÉTICO

Além da relação que estabeleci com os empresários, a minha mola propulsora também foi disparada a partir de um desafio de ordem pessoal. Isso aconteceu em 2015, quando me descobri doente. Apresentava sinais iniciais de diabetes e insuficiência renal. Como eu não apresentava sintomas relacionados, todos os médicos que consultei me diziam que eu não tinha nada. Afirmavam que eram apenas alterações inespecíficas de exame. Em outras palavras, o que eles realmente estavam me dizendo era: "Fique doente e volte aqui." Aquilo não fazia o menor sentido para mim. Portanto, nos dois anos seguintes, viajei quatro vezes à Califórnia para buscar uma solução para essas questões. Em uma dessas viagens, em novembro de 2017, junto com aqueles empresários, participei do congresso Exponential Medicine, promovido pela Singularity University.

Conheci ali vários nomes da medicina de precisão e, durante os anos seguintes, participei de vários eventos de medicina funcional na Califórnia. Como parte do tratamento, fiz um teste genético que me daria o *insight* para fundar a LifeLab. Mais do que isso, ter participado, naquela época, desse congresso me fez descobrir como a comunicação é importante para os negócios médicos, para nos relacionarmos com os pacientes. Talvez tenha sido também essa percepção que me transformou, mais tarde, no palestrante que sou hoje.

É importante dizer que, em nenhum momento, eu pensei que deveria fazer algo exclusivamente para ganhar dinheiro. Todas essas experiências moldaram minha maneira de cuidar dos pacientes, de como me aproximo de algum tema e a forma de empreender.

O excessivo rigor que eu usava anteriormente em estudar um assunto em minúcias deu lugar a uma maneira mais livre de aprender algo novo. Quando me interesso por algum tema, meu primeiro passo é procurar uma literatura leiga que aborde o assunto. Eu quero exatamente ter, de início, a visão que alguém leigo teria sobre aquele tema. Assisto a vídeos no YouTube, ouço *podcasts*, etc., e só depois me aprofundo em um conhecimento mais técnico, o *core* do assunto a ser apreendido.

Quando já era empreendedor, fiz um curso rápido de finanças para médicos. Me ajudaram muito também os vários *happy hours*, verdadeiras mentorias, com pessoas do mundo dos negócios. Destaco aqui o almoço que tive com a grande empreendedora em saúde Bárbara Minuzzi, que vive hoje na Califórnia, investindo em produtos e *startups* para mudar o mundo. Além dos contatos com pessoas de fora do seu negócio que possam lhe aconselhar sobre os rumos a seguir, ter uma equipe interna que se envolva em uma mesma ideia e na empresa e faça com que ela ande com as próprias pernas é um dos segredos do sucesso empreendedor. Eu tive êxito nisso. Às vezes, passo duas semanas sem ir à Nemo, e as coisas funcionam, pois tenho uma equipe excelente, que acredita em nossa missão e em nossos valores e se dedica à empresa com afinco.

Tão importante quanto saber fazer a descentralização de gestão é saber criar boas experiências para os pacientes. Lembro-me de que, no início da LifeLab, colocávamos músicas indianas de fundo e acendíamos incenso no ambiente. Eu achava aquilo interessante, pois acreditava que faria os pacientes pensarem que a abordagem seria diferente e significativa, mas alguns pacientes não se sentiam confortáveis. Acabamos deixando isso de lado. Testar–falhar–ajustar, testar–falhar–ajustar, testar–falhar–ajustar. Infelizmente, não existe outro caminho para transformar vidas. É preciso conceber a falha como uma parte natural do processo. Creio que é por isso que muitos médicos não arriscam. São pessoas muito inteligentes e que se sentem muito constrangidas em errar. Trata-se de uma típica crença limitante, especialmente nos dias de hoje.

Eu me reúno mensalmente com a minha esposa, Tatiane, para analisarmos as planilhas Excel dos negócios e verificarmos nossas evoluções. Em um bom número de vezes estávamos "no vermelho", dando prejuízo. Eu dizia que era preciso ter calma. A LifeLab não me deu dinheiro durante um bom tempo, mas me ensinava muito e me rendeu vários convites para palestras. A experiência, às vezes, vale o dobro do valor do prejuízo. Temos de ter paciência, mas saber quando pular fora. Eis o maior desafio.

LAUDO DEBAIXO DA PORTA

Ter paciência não significa, claro, ficar parado, esperando que as coisas venham até você. Posso falar de um exemplo pessoal, que foi o meu processo de transição de neurologista para um curioso em genética. Quando eu estava na Califórnia, assisti a uma aula com um dos maiores expoentes da genética mundial, chamado Raymond McCauley*. Achei espetacular. Tempos depois, fiquei sabendo que McCauley estava em São Paulo. Viajei até lá e me inscrevi no seu curso, que era organizado pela Singularity Brazil (SINGULARITY BRAZIL, 2022).

Fui até o hotel em que ele estava hospedado, consegui furar o bloqueio e coloquei, por debaixo da porta do seu quarto, um envelope com um laudo genético que eu havia feito. Era um laudo rudimentar, admito,

---

*No LinkedIn, perfil disponível em: https://www.linkedin.com/in/raymondmccauley/.

já que eu estava ainda começando. Mas dentro do envelope havia uma mensagem para o Ray. Eu dizia que queria fazer sua análise genômica a partir de uma amostra de saliva e que não cobraria nada pelo trabalho, mas em troca queria seus *feedbacks* sobre o meu laudo. Após várias tratativas com seu assessor, finalmente fizemos a nossa *call*. A partir daí, enviei a ele um *kit* de coleta de saliva – de Porto Alegre a Mountain View, no Vale do Silício. De lá, voltou para Porto Alegre, depois seguiu para a Suíça, fez uma escala na Grécia para, só então, chegar ao meu computador.

Fiz, então, o laudo com os resultados e enviei ao Raymond McCauley, ansioso pelas suas impressões. E foi espetacular. Ele, com a experiência de quem já fez mais de 50 genomas, avaliou o meu laudo de forma superconstrutiva. Como ele conhecia o próprio genoma, confrontou-o com aquele feito por mim. Ele me dizia coisas como "aqui você fez errado, tente fazer desta maneira ou daquela". Foi um enorme aprendizado. Ou seja, ter paciência é sempre bom, mas quando corremos atrás, a recompensa costuma ser ainda melhor.

Além de ter esse senso de iniciativa, eu diria aos jovens médicos que desejam inovar e empreender para fazerem, antes, o "dever de casa". Ou seja, cursar uma faculdade minimamente validada, estudar com afinco, mergulhar na bioquímica, biofísica, anatomia, entender os mecanismos de ação dos medicamentos e de funcionamento das doenças. Os jovens médicos já trazem as novidades tecnológicas no seu DNA, mas nem por isso podem negligenciar os fundamentos, os pilares, um aprendizado bem estruturado. Eu digo aos meus alunos: "Não adianta vocês se jogarem totalmente no experimentalismo futurista sem terem 'bala na agulha', porque quando a coisa aperta, a medicina tradicional pode nos salvar".

Em relação a abraçar as novidades e estar ligado às inovações, a dificuldade maior encontra-se, obviamente, nos profissionais mais experientes. Nós que viemos do mundo analógico temos anticorpos massivos contra novidades. É mais doloroso nos abrirmos para a tecnologia e a disrupção. O primeiro passo que devemos dar nessa direção é estudar por meio de livros e congressos. Há livros – listados ao final, no capítulo de referências – que podem transformá-lo.

Acredito muito na ressignificação das nossas métricas de sucesso. Até então, ter sucesso era ser um médico ocupado, que no final do dia havia atendido X número de consultas e gerado tanto de dinheiro. A métrica de sucesso dos nossos pais foi a de chegar tarde em casa, sem conseguir interagir direito com a família. Temos que criar espaço para sermos seres humanos e ter tempo para pensar em como vamos encarar nossos pacientes. Quando estivermos com a cabeça no travesseiro, à noite, pensar no que podemos fazer por aqueles que procuram os nossos serviços, mesmo que tenhamos de investir mais recursos para proporcionar isso. No final, sempre vale a pena. É como viajar: podemos perder o passaporte, pegar um hotel ruim, mas sempre contaremos boas histórias na volta.

NOVIDADES A CAMINHO

Essa reflexão, essa abertura para o novo, é necessária porque estão vindo muitas mudanças por aí. Uma delas é a maneira como os médicos serão remunerados. No momento, o médico ganha dinheiro no sistema *fee for service*, ou seja, quanto mais consultas ele atende, quanto mais exames ele solicita, quanto mais cirurgias ele faz, maiores são os seus ganhos. Em outras palavras, o médico precisa da manutenção da doença para sobreviver. Já ouvi empresários da saúde compararem o hospital a um teatro: "Temos que manter a casa sempre cheia". Uma ideia contraditória, não?

> *Já ouvi empresários da saúde compararem o hospital a um teatro: "Temos que manter a casa sempre cheia". Uma ideia contraditória, não?*

Mas há outra forma de o médico receber seus pagamentos. Conheci, na Califórnia, o médico John Mattison, CEO da Kaiser Permanente*, um plano de saúde dos Estados Unidos com mais de 12 milhões de segurados. Os pacientes desse plano usam *wearables*, dispositivos eletrônicos acoplados ao seu corpo (p. ex., uma pulseira ou um relógio) e conectados a plataformas por meio de aplicativos que são capazes de medir seus sinais vitais e monitorar atividades físicas. Quanto mais as pessoas se exercitarem, quanto maior for o número de horas que

---

*Planos de saúde Kaiser Permanente (2022).

dormirem e quanto mais outros indicadores de vida equilibrada forem registrados por esses aparelhos, menos eles pagarão de mensalidade pelo plano de saúde. Os médicos também recebem um bônus, no final do ano, na proporção inversa do número de vezes que seus pacientes procuraram o hospital ou tratamentos diversos. Quanto menos eles ficarem doentes, mais bônus o médico recebe. Essa tendência disruptiva se chama *pay for performance*, ou seja, o médico é remunerado pelos resultados de boa saúde que alcança para os seus pacientes. Acredito em um modelo híbrido de remuneração, uma vez que existem profissionais que trabalham muito bem, mesmo com grande volume de atendimentos no mesmo dia.

Outra tendência à qual devemos ficar atentos diz respeito aos dados da vida real, (*real world data*, em inglês). São informações coletadas de acordo com determinada finalidade médica junto a uma população heterogênea, em ambientes reais, do dia a dia. Qual é a importância disso? No lugar de basearmos nossa conduta médica somente em estudos científicos teóricos, vamos olhar para dados obtidos de pessoas reais, seja por meio de prontuários médicos, de laudos de convênio ou de seus vestíveis. Por exemplo, se um determinado paciente está caminhando mais de 5 mil passos por dia, fazendo compras de artigos orgânicos e usando menos sua conta da Netflix, eis um belo e real parâmetro de saúde. Assim, ao analisar hábitos, seremos capazes de retratar com fidelidade como as pessoas reagem aos medicamentos e tratamentos prescritos. Acredito que não precisaria dizer, mas isso é muito mais eficaz do que questionários de satisfação ou exames laboratoriais.

Entre outros benefícios, esses dados podem nos fazer entender se um determinado remédio proporciona os resultados almejados. Hoje, um medicamento leva, em média, três anos para ser testado e outros sete para ser aprovado pelas autoridades. Somando tudo, dez anos desde o momento da concepção até a autorização para que seja comercializado. Com o *real world data*, você poderá avançar anos em poucos dias, verificando se as pessoas de fato usam o medicamento, como reagem a ele, quais são seus efeitos.

Por exemplo, se 500 pessoas usam um determinado antidepressivo, e, ao acessar os dados reais de como elas se comportam, verificarmos que elas caminham pouco e ficam em casa deitadas, isso mostrará que o medicamento não funcionou. Mas se os dados mostrarem pessoas ativas, dedicando-se às suas vidas, está claro que houve uma mudança de comportamento consistente. Não é necessário mais esperar dez anos para que aquele medicamento seja considerado eficiente.

Outra tendência é a medicina de precisão, sobre a qual já falamos aqui. Com ela, teremos tratamentos muito mais acurados que levam em conta o mapeamento genético, o histórico clínico e familiar e o estilo de vida. É o que ofereço no projeto LifeLab. A partir de exames de sangue e de saliva, podemos inferir sobre onde e como as drogas atuam em determinada pessoa, pois temos muito em comum, mas há certas características pessoais e biológicas que nos tornam indivíduos únicos e requerem tratamentos médicos diferenciados.

Há, ainda, uma nova abordagem em relação à terceira idade, a qual eu gosto de chamar de *Yolds* (os *young olds*), ou seja, cidadãos seniores que são "*old*", mas mais "jovens", "*young*", do que as gerações anteriores. A vitalidade das pessoas mais velhas está empoderada por uma medicina que se volta mais para a saúde do que para a doença. A medicina vai mirar essa população de maneira cada vez mais intensa, até por uma questão de mercado, já que a faixa de pessoas mais velhas está se tornando cada vez maior. Toda uma nova forma de se fazer medicina está nascendo. Estou falando de uma medicina que será cada vez mais voltada à saúde, à prevenção, à personalização e à humanização do atendimento, com pacientes atuando como reais protagonistas ao cuidarem de sua saúde e estabelecendo uma relação de parceria, baseada em aconselhamento e em decisões compartilhadas com seus médicos*.

---

*Para mais informações e reflexões sobre todas estas tendências, leia: SCHESTATSKY, P. *Medicina do amanhã:* como a genética, o estilo de vida e a tecnologia juntos podem auxiliar na sua qualidade de vida. São Paulo: Gente, 2021.

CAPÍTULO 7

O CIRURGIÃO QUE CRIOU UMA PLATAFORMA QUE ENSINA OS PACIENTES A SE PROTEGEREM CONTRA OS EVENTOS ADVERSOS NOS HOSPITAIS, UMA DAS PRINCIPAIS CAUSAS DE MORTE NO MUNDO

Salvador Gullo Neto

Nasci e fui criado em Porto Alegre. Cresci em apartamento. Nunca andei a cavalo na minha vida. Fui uma criança urbana. Metade da minha origem é italiana, com os avós paternos vindos da região da Calábria. Eles migraram para o Brasil em datas diferentes e se conheceram aqui, em Porto Alegre. A outra metade, a materna, é de origem indígena, misturada, ou seja, bem brasileira.

Tenho 47 anos, sou casado há 13 com a Patrícia e tenho três filhos, Guilherme, Felipe e Maria Eduarda. Viajar sempre foi um dos *hobbies* que nós cultivamos. Hoje nossa família mora em San Diego, na Califórnia, e, sempre que conseguimos, Patrícia e eu saímos, pelo menos uma vez ao ano, para uma viagem a dois.

Além da medicina, há outras coisas que me fascinam. A música é uma delas. Eu gosto de *rock*, principalmente aquele dos anos 1970 e 1980. Meu primeiro instrumento foi o violão. Comprei, mais tarde, um piano, e os Beatles são o meu repertório favorito. Já integrei muitas bandas, e participar de um conjunto musical traz um desafio muito maior, na minha opinião, do que um casamento, pois você tem compromissos com três, quatro, cinco pessoas diferentes.

Em uma banda, você tem obrigações, como adaptar uma música, olhar as letras, tirar um som... E aí a vida o engole. Quando chega a hora do ensaio da semana seguinte, você não fez nada do que deveria ter feito pela banda. Aí as coisas ficam chatas. Isso fez com que o piano preenchesse completamente o meu amor pela música, pois esse é um instrumento que vale por uma banda inteira. Agora toco o piano, gravo algumas músicas e as compartilho com a turma.

Aqui, em San Diego, estou tentando recuperar outro antigo *hobby*, dos tempos de adolescente e adulto jovem, o surfe. Uso uma prancha emprestada pelo meu cunhado e, embora goste muito de praia, nunca fui exatamente um surfista. Quando levo a prancha para o mar, é mais pelo exercício do que pelo surfe. A família também tem curtido essa temporada na Califórnia. A Patrícia, que é publicitária de formação, hoje trabalha em *home office* para uma empresa de consultoria global instalada no Brasil. Estamos ainda decidindo se ficaremos mais tempo por aqui ou se retornaremos ao solo brasileiro.

ADMIRAÇÃO PELO PEDIATRA

Já pensei por diversas vezes no que me levou a escolher a profissão de médico. Não foi uma influência familiar, pois sou o primeiro da família a seguir essa carreira. Mas tenho uma lembrança distante que talvez explique essa minha escolha. Uma pessoa que me marcou bastante foi o meu pediatra, o Dr. Luiz Fernando Pilla. Eu tinha uma admiração por ele muito especial.

Lembro-me bem das consultas regulares para as quais minha mãe me levava. Seu consultório ficava em uma casa antiga e bonita no bairro Moinhos de Vento, uma região tradicional da cidade de Porto Alegre. Lembro-me de entrar na sala e ver o médico falando com segurança e em tom de voz tranquilo, vestindo o jaleco branco. Eu olhava para aquilo e pensava: "Quero fazer isso. Um dia ainda terei um consultório assim e vestirei um jaleco branco". Acho que foi a imagem desse médico e a idealização da profissão que me incentivaram a escolher a medicina.

Essa certeza me acompanhou até a adolescência. Quando comecei a cursar o ensino médio, surgiram as conversas entre os colegas sobre qual profissão cada um pretendia seguir. Muitos fariam testes vocacionais para ajudar na decisão, mas isso nunca foi necessário para mim, nunca houve um dilema, nem uma dúvida. Sempre tive certeza. Tanto que consegui convencer meus pais a pagarem o cursinho para que eu o frequentasse ao mesmo tempo em que terminava o último ano do colégio. Eu estudava pela manhã no Colégio Anchieta e à tarde fazia o chamado "cursinho semi-intensivo". Não satisfeito com essa carga horária, ainda me matriculei em aulas especiais de biologia, aos sábados.

Meus pais questionavam se a minha carga horária de estudos não seria intensa demais. Mas eu não sentia o peso, estava focado em fazer medicina. Passei no vestibular da Pontifícia Universidade Católica do Rio Grande do Sul (PUCRS), lugar que viria a ser o meu segundo lar dali pra frente. Entrei cedo para a faculdade. Eu tinha 16 anos e era o caçula da turma. Hoje me pergunto se é adequado começar os estudos tão jovem. Essas decisões, talvez, devessem ser tomadas com um pouco mais de maturidade – quem sabe a idade de 18 anos seria a mínima. Por conta dessa precocidade, me formei com 22 anos e, aos 28, já havia feito duas residências médicas e recebido autorização para realizar transplantes de rim e pâncreas.

Mas estou me adiantando na história. Voltando à graduação, fiz a minha formação acadêmica na PUCRS. Me graduei em 1996 e fiz a residência em cirurgia-geral em outro grande hospital de Porto Alegre, o Hospital Nossa Senhora da Conceição. No entanto, eu voltaria ao hospital da PUCRS, o Hospital São Lucas, para uma segunda residência, dessa vez em cirurgia do aparelho digestivo e videolaparoscopia*.

---

*Cirurgia do abdômen na qual o médico utiliza microcâmera e pinças para fazer a operação, o que exige que se façam pequenos furos no abdômen, sendo, portanto, menos invasiva do que as cirurgias tradicionais.

Na época de residência, nós recebíamos uma bolsa, mas que não era suficiente para pagar todos os custos. Para aumentar nossos ganhos, meus colegas e eu fazíamos alguns plantões no final de semana, o chamado "bico". Gostávamos muito de trabalhar na cidade de Canela, a 140 quilômetros de Porto Alegre.

SONHO COM TRANSPLANTES

Eu mirava, desde então, outro objetivo, que felizmente acabei alcançando: o de me desenvolver como cirurgião e fazer transplantes de órgãos abdominais. No terceiro ano de residência, em 2000, passei um mês conhecendo o serviço de transplante de fígado no Queen Elizabeth Hospital, em Birmingham, na Inglaterra. Voltei ainda mais convicto de que desenvolveria uma estrutura de transplantes no hospital da PUCRS.

Após concluir o terceiro ano de residência, fui para São Paulo e trabalhei no Hospital da Beneficência Portuguesa por seis meses, com dois colegas que faço questão de citar: Marcelo Perosa e Tércio Genzini. Eram craques que, hoje, lideram o maior serviço do mundo de transplante de pâncreas (ANAHP, 2020). Depois dessa experiência, fui para o Fairview Hospital, da Universidade de Minnesota, nos Estados Unidos, a fim de aprofundar meu conhecimento em transplante pancreático. Eu havia decidido me especializar em transplantes de pâncreas e rim, uma vez que essas eram as modalidades emergentes naquele momento.

No entanto, no Brasil, não basta *querer* fazer transplantes. É necessário ter uma licença para isso, a qual eu reivindiquei e consegui obter junto ao Ministério da Saúde. Com 28 anos, eu era o mais jovem transplantador de pâncreas e rim no país. Juntos, meus colegas Marcelo Junges Hartmann, David Saitovitch, Moacir Traesel, José Eduardo Queiroz de Carvalho e eu, em parceria com o Serviço de Nefrologia, implementamos o programa de transplante de rim e pâncreas do hospital da PUCRS. Apesar dessa conquista, eu sentia a necessidade de continuar me desenvolvendo academicamente.

> *Com 28 anos, eu era o mais jovem transplantador de pâncreas e rim no país.*

Aproveitei, então, toda a experiência prática que estava desenvolvendo em transplante de pâncreas para cursar um mestrado e um doutorado. Obtive o título de mestre em medicina e ciências da saúde no ano de 2004, e o doutorado, na mesma área, viria em 2013. Fiz as duas formações no curso de ciências da saúde, na PUCRS, com foco em nefrologia. Qual a razão dessa conexão com a nefrologia? Em geral, o transplante de pâncreas é executado juntamente com o transplante do rim. Houve, ainda, como já disse, um empurrão dado pela necessidade de mercado, visto que havia uma demanda crescente por transplantes de rim e pâncreas.

A minha carreira como cirurgião e preceptor começava, então, a deslanchar. Passei a integrar o serviço de cirurgia geral do Hospital São Lucas da PUCRS. Além de realizar os transplantes, comecei a orientar os residentes da cirurgia geral. Casos como apendicite, colecistite e outras urgências abdominais eram atendidos também pela nossa equipe no hospital. Tudo isso me trazia cada vez mais experiência e gerava renda para seguir tocando a vida.

Nesse mesmo período, eu trabalhava em meu consultório no Centro Clínico da PUCRS, localizado ao lado do hospital, onde atendia pacientes particulares e de convênio. Também atendia pacientes do SUS no ambulatório do hospital. Embora um olhar rápido possa considerar essas minhas práticas convencionais, eu não as vejo assim. Já havia uma chama empreendedora surgindo a esta altura. O programa de transplante de pâncreas não existia no hospital, e foi a nossa equipe que o implementou. Poucos hospitais ofereciam essa modalidade de transplante no Brasil, e isso foi uma importante inovação no nosso ecossistema à época.

SHOW INTERROMPIDO

Esse movimento em direção à inovação ganharia mais tração, no entanto, a partir de um curioso evento. Agora eu o chamo com tranquilidade de curioso, mas à época me pareceu bastante desafiante, e até mesmo assustador. Em 2006, Patrícia e eu ficamos noivos. Um ano depois, nos casamos e ela engravidou do nosso primeiro filho. Quando minha esposa estava no oitavo mês de gestação, fomos a um *show* da banda americana

Earth, Wind and Fire, no teatro do Bourbon Country. Ainda estava tocando a primeira música, quando me ligaram da central do transplante avisando: "Doador jovem disponível para um paciente da lista de espera da sua equipe".

Era uma convocação, não havia como evitar. Tínhamos acabado de chegar ao *show*, mas quando surge um doador, é preciso imediatamente captar os órgãos, cuja viabilidade é relativamente curta. Deixei a Patrícia em casa, fui ao hospital pegar o material para retirada dos órgãos e, na sequência, para o aeroporto. Lá, estava à minha espera – algo que é muito comum no Brasil – um avião fretado, para ir até onde estava o doador.

O avião decolou. Eu estava ao lado de um colega que fazia transplante de pulmão na Santa Casa. Só então perguntei: "Pessoal, eu estou com a cabeça na Lua. Para onde estamos indo?" O destino era Foz do Iguaçu (PR), a 600 quilômetros de Porto Alegre.

Havia uma forte tempestade sobre Curitiba, e a equipe do Paraná não havia conseguido voar até Foz do Iguaçu, que fica a 530 quilômetros da capital paranaense. Em casos assim, quando a equipe do mesmo estado não está disponível, é acionada a equipe de transplante do estado mais próximo, que era a nossa. Eu pensei: "Nós vamos pegar essa tempestade na volta". Chegamos até o local e fizemos a captação rapidamente, porque já era evidente que haveria mau tempo no caminho.

Não deu outra! Assim que o avião levantou voo, pegamos a tempestade de frente. Era um avião pequeno, de seis lugares. Passei a viagem inteira me segurando e rezando, pois, com toda aquela turbulência, a aeronave sacudia com muita violência. E eu pensava: "Deixei a minha mulher grávida em casa. Meu primeiro filho, e eu estou a não sei quantos mil metros de altura. Se Deus permitir que eu chegue em Porto Alegre são e salvo, vou fazer outra coisa, vou seguir outro caminho." Ali, no meio das nuvens de um temporal, tomei uma decisão transformadora, tornando este um momento marcante na minha vida.

A decisão era a de que eu sairia da linha de frente, mesmo sabendo da enorme importância dos transplantes. Reuni meus colegas de equipe e comuniquei que começaria uma transição na minha carreira, o que exigiria alguns meses. Nesse período, eu continuaria fazendo os transplantes, mas, depois, me dedicaria mais à gestão.

Não nego que decidir me afastar da frente avançada da batalha que é buscar por doadores de órgãos, correr contra o relógio, transplantar a vida que outros, tão generosos, cederam aos seus semelhantes foi uma das decisões mais difíceis e intensas que tomei na minha vida. Transplantes são uma luta heroica, que tem, inclusive, seus heróis caídos – como os cinco jovens médicos gaúchos que, depois de embarcarem em um dia chuvoso para fazer uma captação, condição idêntica à que eu enfrentei, morreram em razão da queda do avião.

O acidente ocorreu no dia 1º de outubro de 1997, quando os médicos e dois pilotos estavam prestes a pousar no aeroporto de Chapecó (SC), onde captariam órgãos de um paciente com morte cerebral no Hospital Regional (ZANINI, 1997). No momento em que o avião Xingu se preparava para aterrissar, o mau tempo fez com que os pilotos perdessem o controle da aeronave, que se chocou contra algumas árvores. Os médicos eram bem jovens: Marcos Stédile, 28 anos; André Augusto Barrionuevo, 29; Jean Kolmann, 31; Jackson Ávila, 27; e Cláudio Lança, 29 anos. Também perderam a vida os pilotos, José Eduardo Dutra Reis e Paulo César Reimbrecht (SIMERS, 2017).

A tragédia provocou comoção à época. O então secretário estadual da saúde do Rio Grande do Sul, Germano Bonow, traduziu em uma frase o sentimento que, ao final, tomou os corações e as mentes: "Eles morreram no exercício de suas profissões, mas nos deixaram, como legado, uma inesquecível prova de amor à vida." (SIMERS, 2017).

TRANSIÇÃO PARA GESTÃO

A minha transição para o escritório não seria tão complicada assim. Eu já estava familiarizado com gestão, pois era o responsável pelo programa de transplante da PUCRS, do qual eu era o chefe de serviço, embora, nessa posição, não houvesse muitas responsabilidades administrativas. Precisava gerenciar a equipe, cuidar do protocolo técnico, mas não havia responsabilidade pelos indicadores, por plano de ação ou por metodologias. Sempre tinha alguém do administrativo por perto para me apoiar.

Passei a ter mais experiência na gestão e, logo depois, surgiu a oportunidade de trabalhar como assessor da direção técnica do hospital da PUCRS. Decidi, então, procurar uma formação específica nessa área. Fiz um MBA de Gestão de Negócios em Saúde, oferecido pela Unimed Porto Alegre, e vários cursos rápidos com foco em qualidade.

Não fiquei, no entanto, envolvido apenas com funções gerenciais. Ainda trabalhava como médico assistencial, exercendo a especialidade de cirurgia geral. Também continuava orientando os residentes e participando de plantões. Como todas essas funções aconteciam no mesmo hospital, minha movimentação era facilitada. Eu podia dedicar um turno para a gestão e outro para o consultório, e ainda reservava tempo para os residentes. Dessa maneira, eu ia dividindo a minha semana.

Embora eu já tivesse trazido inovação para a PUCRS e para nosso estado, o meu lado empreendedor não havia, ainda, emergido completamente. Também o meu interesse pela tecnologia, embora eu acompanhasse com curiosidade as novidades que surgiam, estava ainda adormecido. No entanto, isso ia mudar.

Em 2013, recebi uma missão do meu diretor na época, o Dr. Plínio Vicente Medaglia, para atender a uma nova portaria publicada pelo Ministério da Saúde. Ela determinava que todos os hospitais-escola, ou aqueles com mais de 150 leitos, deveriam constituir um núcleo de segurança do paciente. O que era isso? Era uma determinação que pretendia mudar um comportamento que está muito presente na prática médica até hoje.

Essa antiga postura se manifesta quando ocorre algum problema grave no atendimento a um paciente, procurando apontar os eventuais responsáveis pelo ocorrido, mas sempre negando a possibilidade de falha sistêmica no processo de atendimento. São explicações como: 1 – afirmar que o estado do paciente já era grave; 2 – que as coisas não haviam ocorrido da maneira adequada; 3 – que o doente teve muito azar... E por aí vão os argumentos. Essa é uma visão muito limitada dos processos de saúde e felizmente vem mudando nos últimos anos. Não se pode dizer simplesmente que um paciente "deu azar". A hipótese mais provável é a de ter acontecido uma falha, mesmo que não intencional, no processo assistencial.

EVENTOS ADVERSOS

Se alguém vai ao hospital operar uma hérnia e sai de lá com uma infecção pulmonar, existe uma grande probabilidade de essa pessoa ter se infectado devido a uma falha de processo assistencial. Algum protocolo de segurança não foi seguido. Ou a equipe não esterilizou bem o material, ou não fez a assepsia adequada, ou a profilaxia não foi feita com os remédios corretos, ou os cuidados para prevenir a pneumonia aspirativa não foram devidamente implementados. Essas falhas assistenciais de processo são chamadas, na medicina, de "eventos adversos". Na verdade, todos os "eventos ou circunstâncias que poderiam causar ou que causaram dano desnecessário ao paciente"* consistem no conceito mais amplamente aceito de evento adverso.

As estatísticas atuais estimam que os eventos adversos são a terceira causa de morte dentro de hospitais nos Estados Unidos. São mais de 200 mil americanos que morrem por ano em função desses eventos adversos, algo que pode ir desde a falta de profilaxia até a queda da cama durante um procedimento, entre outros incidentes. Uma reportagem publicada pelo jornal americano The New York Times (PEAR, 2012), em janeiro de 2012, afirmava que apenas na rede pública de saúde dos Estados Unidos, o Medicare**, a estimativa era de que, em um único mês, 130 mil beneficiários do sistema sofriam com um ou mais eventos adversos. No Brasil, os números são muito parecidos. Segundo estimativa do Anuário de Segurança Assistencial Hospitalar Brasileiro de 2018,

---

*Definição retirada do Manual de Acreditação da Organização Nacional de Acreditação (ONA), Norma 21 (ONA, c2019).
**O Medicare é um programa financiado pelo governo norte-americano que garante o atendimento de saúde a pessoas acima de 65 anos que se encaixem em determinados critérios socioeconômicos (ANDERSON, c2022).

aproximadamente 235.000 pacientes morreram nos hospitais brasileiros no ano de 2017 por eventos adversos.

Hoje sou um apaixonado por esse tema, mas, em 2013, quando recebi a incumbência de implantar esse núcleo de segurança do paciente em nosso hospital, eu tinha muito pouco contato com o assunto. Ao começar a estudá-lo mais profundamente, constatei o rombo de informação que existia em relação à segurança dos pacientes. Isso me chocou, e passei a considerar inadmissíveis os altos índices de eventos adversos que existiam nos hospitais, de modo geral. Passei a desenvolver uma série de ações dentro do hospital São Lucas, por meio de treinamentos e campanhas, a fim de sensibilizar todo o corpo assistencial, em parceria com as minhas duas colegas do núcleo de segurança do paciente, a enfermeira Fernanda Boaz e a farmacêutica Mayara Becker Delwing.

O GRANDE CLIQUE

E foi aí que surgiu o grande clique de como eu poderia usar a tecnologia a favor da segurança nos procedimentos. Primeiro, uma rápida reflexão: há uma grande diferença entre seguir protocolos de segurança nos procedimentos assistenciais e cumpri-los em outras atividades que também trazem riscos. Vamos pensar, por exemplo, em um piloto de avião. Todos já devem ter visto aquela extensa checagem que piloto e o copiloto fazem antes de levantar voo. Eles sempre verificam muitos instrumentos e parâmetros. Nunca se esquecem de fazer isso, jamais deixam a checagem de lado por estarem com pressa, muito atarefados ou com preguiça. Por que são tão rigorosos? Porque eles não têm escolha. O sistema dos aviões foi desenvolvido para mitigar a falha humana, e os profissionais são capacitados em um ambiente de cultura de segurança, no qual o aprendizado com o erro e as melhorias de processo estão sempre em tela.

No entanto, no caso dos protocolos de segurança a serem seguidos pelos profissionais da saúde, a possibilidade de haver algum deslize, esquecimento ou uma atitude relapsa é maior, porque a execução desses protocolos depende, na grande maioria das vezes, de pessoas – e pessoas podem

> *O atendimento em saúde não foi desenhado com sistemas que mitigam os erros; ele ainda depende demais do fator humano na sua execução.*

falhar. O atendimento em saúde não foi desenhado com sistemas que mitigam os erros; ele ainda depende demais do fator humano na sua execução. Além disso, se alguma falha acontece, ela atinge primariamente outra pessoa – que, no caso, é o paciente, não o executante da tarefa. É claro que ninguém deliberadamente coloca a vida dos pacientes em risco, mas a consciência do risco envolvido é diferente daquela dos pilotos de avião, operadores de usinas nucleares, operários que trabalham ao lado de um alto-forno, ou qualquer outra atividade na qual errar pode ser fatal para o executante.

Eu pensava nessa questão enquanto refletia sobre como poderia envolver mais o paciente, já que ele é o principal interessado na sua segurança. A literatura a respeito confirma que é importante engajar o próprio paciente, mas todas as ações que eu conhecia eram muito tímidas. Existia um cartaz, um *flyer*, um filme, às vezes um *email*, sobre questões de segurança. Isso era pouco, não engajava os envolvidos.

E havia mais. Se você andar por um corredor de hospital, vai notar que os pacientes estão cada vez mais sozinhos. Há menos pessoas os acompanhando, ou porque os possíveis acompanhantes estão ocupados trabalhando e não podem ficar ao lado deles, ou porque eles, de fato, não têm quem possa ficar como cuidador. As famílias estão cada vez menores. O único acompanhante fiel que o paciente tem hoje em dia é o seu aparelho de celular.

E foi aí que uma lâmpada acendeu na minha cabeça. O que as pessoas internadas fazem o tempo todo com os seus celulares? Estão no Facebook, no WhatsApp, estão jogando Candy Crush*, Clash Royale, o jogo da minhoca, da forca. Então eu disse: "Vou inventar um Candy Crush da segurança do paciente!" Foi essa a sacada, o grande clique! Aproveitar o veículo

---

*Jogo eletrônico lançado pela King, em 2012, desenhado para celulares e laptops no estilo *puzzle*, em que os jogadores devem, entre várias figuras remetendo a doces, combinar imagens semelhantes, o que gera uma pontuação. O jogo possuía 273 milhões de usuários ativos no primeiro trimestre de 2020 (HENRIQUES, 2020).

que as pessoas estão usando com frequência para passar minha mensagem. Era necessário ser algo lúdico; não adiantaria falar coisas técnicas para alguém leigo. Fiz algumas rodadas de *brainstorming* e ideação com o meu colega, parceiro, sócio e grande amigo, o Luciano Schneider Vitola, com quem compartilhava as mesmas ideias e que está comigo nessa jornada desde o começo do projeto – e foi assim que nasceu a nossa plataforma.

O foco é no paciente, nos seus familiares e amigos. Claro, o médico e o enfermeiro também podem acessar a plataforma, mas certamente vão considerar seu conteúdo superficial, simples. E a ideia é mesmo essa: criarmos uma linguagem simplificada para atingir o usuário final, que é o paciente. O que almejamos é empoderar o paciente, para que ele saiba o que está acontecendo e possa auxiliar no seu autocuidado dentro do hospital.

Em geral, as pessoas que são internadas costumam se sentir tranquilas justamente porque estão ali, dentro do hospital, considerando-se seguras. Mas o que eu digo para elas é: "Não, agora é que você está correndo o maior risco, pois muitas coisas desagradáveis podem acontecer aqui dentro do hospital. Quanto mais cedo você for para casa, menos você estará exposto a alguma complicação ou evento adverso."

Inicialmente, nomeamos o aplicativo como "Doutor Rafael", uma referência ao arcanjo Rafael, que, segundo a religião católica, é ligado à saúde e à higienização. Rafael era também o ícone, um avatar na plataforma, e "conversava" com as pessoas. Mais tarde, quando trouxe a solução para os Estados Unidos, fui aconselhado a mudar o nome, já que a referência religiosa poderia afastar possíveis investidores. Rebatizei o aplicativo como "Safety4Me" (segurança para mim, em português, o "4" estilizado, por semelhança sonora, é usado em inglês para substituir o "*for*", que é "para", em português).

METAS DA OMS

O Safety4Me foi a minha primeira investida em inovação tecnológica e como empreendedor de fato. Ao utilizar a plataforma, o paciente tem acesso a informações sobre as seis metas de segurança recomendadas pela Organização Mundial da Saúde (OMS)*. Na plataforma, é apresentada uma trilha para que o paciente avalie a execução dos protocolos de segurança no hospital em que ele está recebendo tratamento. Procura-se, dessa maneira, fazer a distinção entre as possíveis complicações naturais advindas da doença e aquelas que podem ser causadas por falhas dos processos assistenciais possíveis de serem prevenidas. Dessa forma, tornamos o paciente um agente ativo no seu cuidado.

As informações digitadas pelo paciente compõem um painel que auxilia os serviços de saúde e a direção das instituições a compreenderem como é percebido o seu nível de qualidade e segurança, o que servirá para melhorar processos e apontar para necessidades de desenvolvimento de todos os profissionais que têm envolvimento direto com os pacientes.

Investi meu próprio dinheiro no projeto. Contratei desenvolvedores do Tecnopuc, o parque tecnológico da PUCRS, para fazer a primeira e a segunda versão do aplicativo. Mergulhei de cabeça nos conceitos das *startups*. Começamos a prototipar no final de 2016. O notável disso tudo é que a minha relação com a tecnologia é relativamente nova. Nunca fui um *early adopter*, alguém que é o primeiro a adotar as novidades tecnológicas.

Nos últimos quatro anos, no entanto, eu comecei a perceber esse forte movimento em direção à tecnologia, ao admirável mundo novo que surge dessa grande transformação digital pela qual o mundo vem passando. Por isso, comecei a estudar novidades, como inteligência artificial e *machine learning*, e a adquirir vários novos equipamentos. Este é um movimento recente na minha vida.

---

*As seis metas são as seguintes: 1) Identificar corretamente o paciente, evitando administrar medicamentos e realizar procedimentos incorretos; 2) Melhorar a efetividade da comunicação entre os profissionais da saúde responsáveis pelo paciente; 3) Melhorar a segurança das medicações de alta vigilância, principalmente aquelas com riscos elevados de resultados adversos; 4) Garantir cirurgias seguras, que sejam feitas em locais corretos, com procedimentos corretos e com pacientes corretos; 5) Reduzir o risco de infecções associadas ao cuidado em saúde, o que pode ser alcançado principalmente com higienização correta das mãos e; 6) Reduzir o risco de lesões decorrentes de quedas, monitorando os pacientes (VOCÊ..., 2017).

No final de 2017, eu já estava com o MVP* do Safety4me rodando. Foi quando vim, pela primeira vez, para San Diego, na Califórnia, para um evento promovido pela *Singularity University*, o *Exponential Medicine*, no qual havia um programa de incubação de *startups*. Ao voltar para Porto Alegre, decidi escrever um resumo da minha *startup* e enviá-lo para a *Singularity*. Mandei todo o *case* e a apresentação do MVP e, passado algum tempo, obtive como resposta um pedido para conversar mais a respeito do Safety4Me, que naquela época ainda se chamava Doutor Rafael.

PARCERIA COM O HCOR E A NUMERIA

Ao conversar com o pessoal da Singularity, recebi algumas orientações para que a ideia amadurecesse. O primeiro passo era realizar uma pesquisa de campo com pacientes, a fim de desenvolver mais a ideia com base na experiência do usuário – *user experience* (UX). Fiz o dever de casa e fechei uma parceria, no final de 2017, com o hospital HCor, em São Paulo (HCOR, 2021), no qual rodamos a primeira versão MVP dentro da unidade cirúrgica e na oncologia.

Mas por que razão eu, estando em Porto Alegre, fecharia uma parceria com um hospital de São Paulo? No período em que já imaginava a solução, estava atuando como diretor de provimento de saúde da Unimed de Porto Alegre.

A Unimed Porto Alegre é uma cooperativa de trabalho médico e operadora de planos de saúde com grande participação no mercado do Rio Grande do Sul. Era um momento de grande relevância para a minha carreira como gestor em saúde.

Uma das minhas funções era negociar com a rede prestadora hospitalar. Essas tratativas iam além de negociações de preços de consultas, exames e procedimentos. Ela também abordava, entre outras questões, a

---

*O MVP (Minimum Viable Product) ou **Produto Mínimo Viável**, em português, é uma versão simplificada de um produto que uma empresa pretende lançar no mercado. O termo é usado por *startups* e tem como função permitir que os empreendedores testem a viabilidade do negócio (POLI JÚNIOR, 2021).

qualidade assistencial que era entregue, a avaliação do número de eventos adversos e o quanto a segurança do paciente era levada em conta. Ou seja, havia um claro conflito de interesses a vista. Ficou bastante complicado vestir os dois chapéus: o de gestor da operadora de plano de saúde e o de empreendedor. Por isso, para mitigar qualquer possível conflito de interesses, optei por fazer parceria com um hospital que ficasse longe da área de atuação da nossa cooperativa/operadora de planos de saúde, o HCor.

O outro conselho foi buscar um parceiro de tecnologia. Acatei a sugestão, fechando uma associação com a Numeria, uma *software house* com sede em Porto Alegre. Os sócios da Numeria, Eduardo Friedrich, Cassiano Sombrio e Maurício David, adoraram a ideia já no primeiro dia em que tive a oportunidade de apresentá-la a eles. Desde então, eles assumiram o desenvolvimento da plataforma e hoje são nossos sócios na empresa. Foi um bom negócio, pois assim consegui alavancar a parte de criação e gestão de *software*, algo que viria a viabilizar o negócio com o passar do tempo, uma vez que ele é baseado em tecnologia.

SAN DIEGO STATE UNIVERSITY

Depois de três anos, me afastei do cargo que ocupava na Unimed de Porto Alegre. O que eu desejava era focar meu tempo em empreender e levar o projeto da plataforma adiante e, para isso, pretendia me aprofundar. Para esse tipo de projeto dar certo, é preciso dedicar tempo e trabalhar muito. E a oportunidade havia surgido: passar pelo menos um ano em um pós-doutorado na San Diego University desenvolvendo e validando o projeto. A escolha dessa universidade viria a calhar, pois ela tinha um acordo de intercâmbio de professores e alunos com a PUCRS, na qual eu tenho vínculo como professor na Escola de Medicina. Era, sem dúvida, um facilitador.

Enviei uma carta para a escola de enfermagem da San Diego University – o tema segurança do paciente sempre foi liderado no mundo pelos enfermeiros –, solicitando a autorização para o pós-doutorado. Expliquei que estava me dedicando a uma plataforma *online* que utilizava tecnologias exponenciais para melhorar a segurança do paciente em hospitais e, no final de 40 dias, recebi a resposta dizendo que a universidade tinha interesse em me receber.

Vim para cá com toda a família. O pós-doutorado que eu estou fazendo aqui se chama "O uso de tecnologias exponenciais na melhoria da segurança do paciente" e trata de como utilizar ferramentas de tecnologia para incrementar o engajamento dos pacientes e seus familiares com o tema segurança do paciente.

Todo esse movimento, essa mudança de *mindset*, impactou minha vida. Se pensar na qualidade de vida do meu dia a dia, não há dúvidas de que ela melhorou – e muito. Tenho me alimentado melhor, feito exercícios físicos, passado mais tempo em casa com a minha família. Eu diria que hoje tenho muito mais saúde do que tinha quando estava em plena atuação como cirurgião. Mas sinto falta de atuar mais como médico, colocar a mão na massa, embora racionalmente eu saiba que estou fazendo medicina de outra forma, podendo, inclusive, beneficiar um número muito maior de pessoas ao mesmo tempo. Essa é uma característica do uso da tecnologia: ela é capaz de exponencializar o alcance das pessoas, impactando muita gente com uma só ferramenta.

> *Essa é uma característica do uso da tecnologia: ela é capaz de exponencializar o alcance das pessoas, impactando muita gente com uma só ferramenta.*

LIVROS E CONGRESSOS

Como já disse, nunca fui um aficionado pela tecnologia. Sou também um empreendedor tardio. Mas se alguém com um perfil como o meu, ou seja, um médico já estabelecido no mercado, me perguntasse que caminho deveria percorrer para mudar o seu *mindset* de médico tradicional para uma postura mais inovadora, eu recomendaria, antes de tudo, que procurasse livros que abordem temas de gestão, empreendedorismo e novas tecnologias e fizesse cursos *online* que falam de transformação digital na saúde.

Da mesma maneira, participar de eventos ou congressos que tratam desses novos cenários é um importante passo para começar a entender e frequentar ambientes de empreendedorismo. Isso, mesmo para os médicos tradicionais, não será algo difícil, pois já estamos acostumados a ir a congressos. Entre os livros, eu recomendaria a leitura da obra do autor canadense Salim Ismail, *Organizações Exponenciais* (ISMAIL, 2015). Esse livro foi um marco para mim, porque apresenta uma metodologia que explica didaticamente o que são essas novas empresas que têm modelos de negócio baseados nas tecnologias exponenciais.

Visitar o Vale do Silício – a região do planeta onde se concentram as mais importantes empresas de tecnologia e que é um ecossistema impressionante de inovação e empreendedorismo – é algo que deve ser considerado. Existem viagens organizadas para lá com foco em conhecer tudo isso. Uma jornada como essa, ou para qualquer outro centro de inovação no mundo, pode ser de grande utilidade para médicos jovens, que estão saindo agora da graduação ou residência. Mas não é necessário, de início, ir tão longe. No Brasil, existem muitos espaços e ecossistemas nos quais é possível aprender a trabalhar com empreendedorismo, metodologias ágeis, prototipação e inovação.

Há, ainda, vários centros ligados às universidades e incubadoras mantidos pela iniciativa privada, nos quais é possível ter contato com o que há de mais novo no ambiente tecnológico. A inteligência artificial é uma dessas novidades. Com os seus algoritmos e a análise preditiva que seu uso trará, vamos mudar a forma como fazemos medicina. Também são uma tendência os novos formatos de sensores e dispositivos usados para acompanhar o funcionamento do nosso corpo, como os *wearables*, aqueles que usaremos cada vez mais, presos ao corpo (p. ex., pulseiras que lembram relógios), e *insideables*, os colocados dentro do nosso corpo, por debaixo da pele ou ingeridos. Eles monitoram os nossos principais indicadores de saúde em tempo real. Mais uma novidade: os médicos poderão atender pacientes em qualquer lugar do planeta, ou melhor, já podem, por meio dos robôs de telepresença e da telemedicina – esta, inclusive, já não é tão nova assim.

Não há mais como ignorarmos essas mudanças que surgem diante de nós e que terão grande impacto sobre a saúde de todas as pessoas. Se a medicina já não é a mesma de 10, 15 anos atrás, nós médicos também precisamos nos reinventar. E as mudanças daqui para frente virão de maneira mais acelerada, com toda a certeza.

2

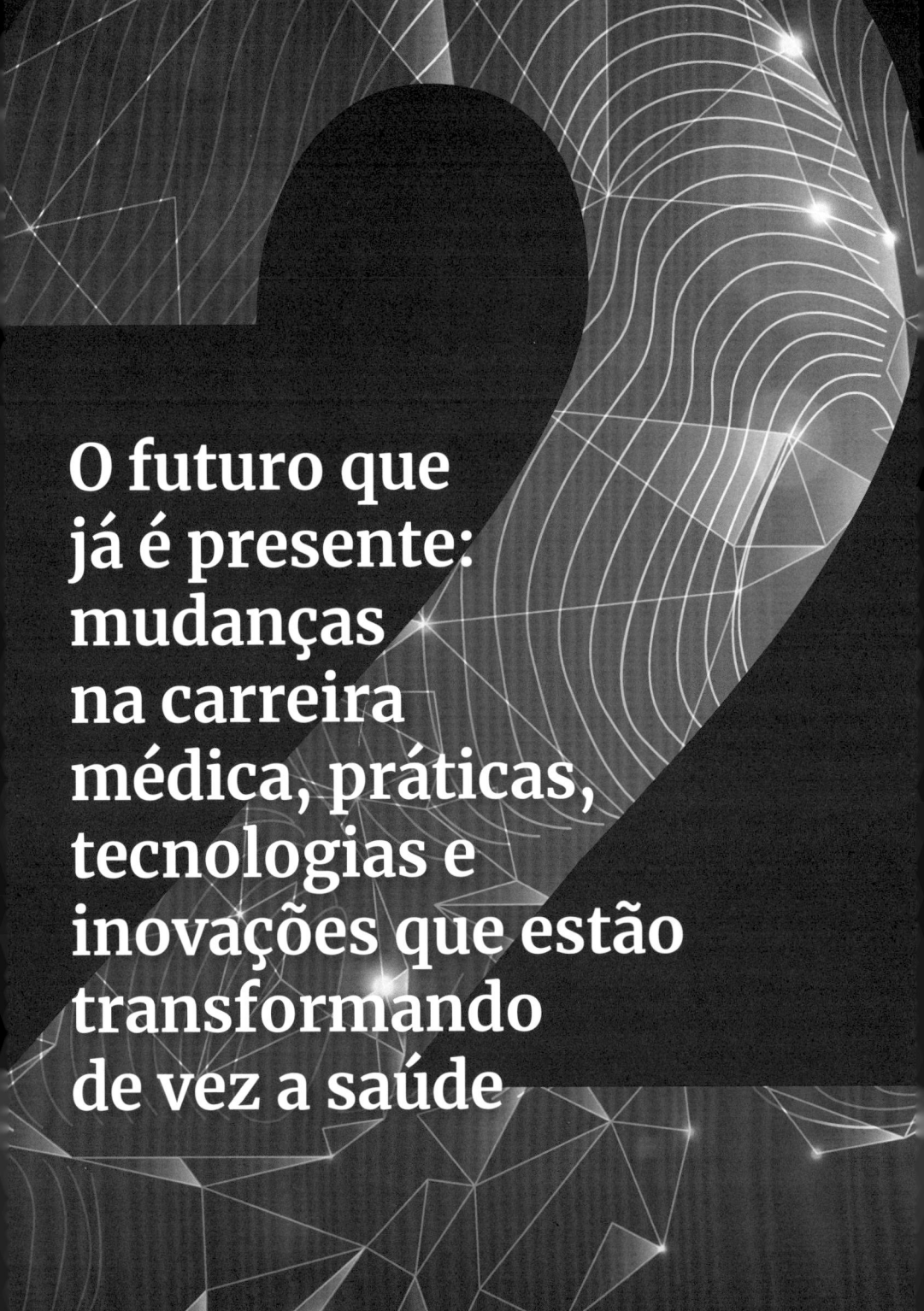

O futuro que já é presente: mudanças na carreira médica, práticas, tecnologias e inovações que estão transformando de vez a saúde

CAPÍTULO 8

A CARREIRA MÉDICA NÃO PODE SER SEPARADA DO EMPREENDEDORISMO E DAS NOVAS TECNOLOGIAS

Alessandra Menezes Morelle, Carlos Eurico Pereira, Luciano Silveira Eifler e Pedro Schestatsky

Uma nova maneira de pensar tem ganhado cada vez mais adeptos entre os médicos, sejam eles recém-formados ou profissionais já experientes. Trata-se de um *mindset* que enxerga as inovações tecnológicas como poderosas facilitadoras na prevenção e no tratamento dos problemas de saúde. Essas inovações vêm se materializando nos mais variados formatos e complexidades nos consultórios, nas clínicas e nos hospitais. Elas se estendem desde os mais simples prontuários eletrônicos até os robôs-cirurgiões, capazes de realizarem operações delicadas com muito mais maestria do que os seres humanos. Também estão entre elas sofisticados aplicativos, os quais permitem que a interação entre médicos e pacientes se dê com alcance e proximidade nunca vistos na história da medicina.

Embora esteja atraindo cada vez mais adeptos, esse novo olhar sobre as possibilidades que a tecnologia oferece ainda está mais restrito àqueles médicos de espírito empreendedor e, não é exagero dizer, visionários. São pessoas inconformadas com os limites impostos pela tradicional maneira de fazer medicina. Esta é a velha escola, na qual os médicos atuam mais sobre os sintomas do que nas causas das doenças e costumam considerar que uma boa consulta é aquela feita da forma mais abreviada possível, com o paciente deixando o consultório rapidamente, de preferência sem conversar muito. Não se trata de uma geração de maus médicos; não há aqui qualquer acusação. O que acontece é que fomos treinados a agir dessa maneira desde a faculdade, o que contribuiu para a desumanização do nosso atendimento.

Ser inovador é, portanto, querer superar o imobilismo, deixar de lado a subserviência ao que é aceito como "normal" e se encorajar com a certeza de que sempre se pode ir além do que já está estabelecido. Pessoas assim são capazes de trazer soluções para desafios que pareciam insuperáveis; conseguem enxergar respostas que estavam diante de todos os olhos, mas não eram vistas, e têm a coragem de enfrentar descrenças e desconfianças dos demais.

Um exemplo emblemático disso é a trajetória do médico húngaro Ignaz Semmelweis. Nascido em Budapeste, em 1818 (CÂMARA FILHO, c2022a), Semmelweis formou-se em medicina na Universidade de Viena, especializando-se em obstetrícia. Contratado como assistente no Hospital Geral de Viena, que contava com duas enfermarias nas quais se realizavam partos, o médico surpreendeu-se com o fato de uma das enfermarias apresentar uma mortalidade materna pós-parto de quase 20% das pacientes, enquanto, na outra, essa taxa não passava de 4% (CÂMARA FILHO, c2022a).

Ignaz Semmelweis passou a investigar aquele enigma. As duas enfermarias utilizavam as mesmas técnicas, possuíam móveis na mesma disposição e até os serviços religiosos eram idênticos (CÂMARA FILHO, c2022a). A única diferença evidente era que, na enfermaria na qual era baixa a mortalidade, as mães eram auxiliadas por parteiras. Naquela em que duas a cada 10 mulheres internadas morriam, eram os estudantes de medicina os responsáveis pelo atendimento, durante as suas aulas práticas de obstetrícia. Semmelweis deixou de lado a propensão de colocar a culpa na inabilidade dos médicos residentes e mergulhou mais fundo na investigação.

MÃOS SUJAS

O que parteiras e estudantes faziam de diferente que resultava em taxas de mortalidades tão diversas? A resposta estava nas mãos sujas dos estudantes! Era uma sacada genial, para uma época em que o papel dos germes na manifestação de doenças nos humanos ainda não havia sido compreendido*. Nem mesmo a existência dos microrganismos era um consenso. Acreditava-se que as enfermidades eram provocadas pelos miasmas, emanações pútridas da vegetação ou de animais mortos, que se espalhavam pelo ar.

Semmelweis observou que os alunos de medicina, não raro, saíam das aulas de anatomia, nas quais dissecavam cadáveres, e iam direto para a prática de obstetrícia, onde traziam bebês para este mundo, sem lavar as mãos! (FLEMING, 2020). Os agentes infecciosos, Ignaz Semmelweis apostava, eram as "partículas cadavéricas" que os estudantes traziam do necrotério grudadas nas mãos. Em seguida, passavam essas "partículas" para os corpos das mães, contaminando-as durante o trabalho de parto (FLEMING, 2020). Em contrapartida, as parteiras que trabalhavam com as mães prestes a dar à luz não tinham qualquer relação com o necrotério. Talvez não lavassem as mãos, mas não carregavam "partículas cadavéricas" nelas.

A convicção de Semmelweis foi reforçada a partir da observação da morte de seu amigo, e também médico, Jakob Kolletschka. Esse colega foi ferido acidentalmente no braço pelo bisturi de um estudante durante uma aula de anatomia (CALLEGARI, 2010). O médico adoeceu e faleceu em decorrência da infecção que se seguiu. A autópsia mostrou que Kolletschka havia contraído linfangite, peritonite e meningite, um quadro de infecções idêntico à da febre puerperal**, que acometia as parturientes que morriam, aos montes, no Hospital Geral de Viena (CÂMARA FILHO, c2022a).

Se as consequências de um corte produzido durante uma aula de anatomia eram idênticas às infecções decorrentes das "partículas cadavéricas" passadas pelos alunos aos ferimentos nas genitálias femininas resultantes do parto, então... Semmelweis percebeu a relação entre os dois fatos (CALLEGARI, 2010).

---

*A microbiologia só começaria a se desenvolver entre os anos 1880 e 1890, quando estudantes do cientista francês Louis Pasteur (1822-1895) e do médico alemão Robert Koch (1843-1910) identificaram várias bactérias capazes de transmitir doenças (MICROBIOLOGY, 2022).
**Infecção do endométrio e septicemia após o parto (FEBRE..., 2022).

A maneira de impedir a contaminação entre as "partículas cadavéricas" e os órgãos reprodutores das mulheres vienenses era simples, dizia o médico. Bastaria que os estudantes lavassem as mãos, depois de dissecarem os cadáveres, para que as tais "partículas" fossem eliminadas, evitando a infecção das mães. Semmelweis tornou obrigatória a lavagem de mãos pelos médicos e estudantes de medicina em uma solução de hipoclorito de cálcio antes que eles se envolvessem nos trabalhos de parto. O resultado foi que a taxa de mortalidade, que em abril de 1847 era de 18,3%, caiu, no mês seguinte, para 2% (CÂMARA FILHO, c2022a).

Ignaz Semmelweis merecia uma promoção, uma medalha e uma estátua na praça, não é mesmo? No entanto, não foi isso que aconteceu. A comunidade médica vienense repudiou a descoberta de Semmelweis por vários motivos, entre eles o preconceito contra a sua nacionalidade húngara. Além disso, a teoria ia contra o paradigma vigente, da transmissão por miasmas, defendido com ardor por médicos consagrados da época. Para piorar as coisas, o médico húngaro demonstrou não ter qualquer habilidade diplomática, tornando insustentável a sua posição ao escrever um artigo no qual citava os nomes dos médicos e estudantes que se recusavam a lavar as mãos, responsabilizando-os diretamente pelas mortes das parturientes (BOECHAT; GOMES, 2020). Quem, hoje, diria que ele não estava com a razão? Mas os responsáveis pelo Hospital Geral de Viena foram implacáveis e o demitiram.

Sem emprego e rompido com a sociedade médica da cidade, o médico voltou para Budapeste. Não conseguiu um bom emprego na sua cidade natal e, orgulhoso, recusou uma oferta para o posto de professor na Universidade de Zurique, na Suíça (CÂMARA FILHO, c2022a). A postura radical e alguns surtos de violência fizeram com que amigos e familiares passassem a duvidar da sua saúde mental. Acabaram por interná-lo, em 1865, à força, em um manicômio. Ali, ele foi espancado e trancado em uma sala escura (RAVELI, 2020). Morreu duas semanas mais tarde, aos 47 anos de idade. Somente três décadas mais tarde, em 1894, o espírito empreendedor e inovador de Ignaz Semmelweis foi reconhecido, e, finalmente, ele recebeu uma estátua em sua homenagem, erguida em uma pequena praça em Budapeste.

Não deixe que o final dramático da história de Ignaz Semmelweis o desanime de se tornar um médico empreendedor, um entusiasta das inovações tecnológicas. Apenas aquela redução das mortes de jovens mães de 18,3% para 2% – e ele também promoveria esse fantástico salvamento de vidas na maternidade de Budapeste (CÂMARA FILHO, c2022a) – já justificaria toda a carreira profissional desse genial, mas infortunado, médico.

Qualquer criança de 5 anos é capaz de explicar, hoje, a importância de lavarmos as mãos. No entanto, naquela primeira metade do século XIX, Ignaz Semmelweis foi corajoso o suficiente para desafiar uma ordem estabelecida e consagrada. Por meio da sua curiosidade, capacidade de observação, tenacidade e desejo de beneficiar o maior número possível de pessoas, ele produziu um conhecimento poderoso. Sua inovação tinha o potencial para fazer avançar de maneira exponencial as práticas de profilaxia da época, algo que, no entanto, só começaria a acontecer meio século mais tarde.

MINDSET INOVADOR

Mas o que é exatamente ser um médico empreendedor e inovador? Não há uma resposta curta para essa pergunta. Nós, os autores deste livro, somos sete médicos que procuram trazer inovações para a medicina, a fim de beneficiar o maior número de pessoas possível. Praticamos a medicina em ambientes e especialidades distintos, o que nos faz ter visões complementares do que é desenvolver um *mindset* voltado ao empreendedorismo e à inovação.

Essa maneira de pensar em inovação é, entre outras posturas, a de focar mais na habilidade do que no conhecimento puro. Historicamente, na faculdade de medicina é dada prioridade ao conhecimento técnico, enquanto se dá pouca ou nenhuma atenção a outras habilidades preciosas para o médico, como a de ser capaz de estabelecer relações humanas com competência – são boas práticas, como ser pontual, olhar nos olhos do cliente, desenvolver empatia ou estar presente de corpo e mente diante do paciente.

Como se não bastasse a ausência de disciplinas voltadas a esse tema nos currículos da graduação, o mercado também coloca entraves a essa forma de pensar. A remuneração insuficiente por parte dos convênios médicos fez desenvolver entre nós a compulsão do "quanto mais eu atendo, mais eu ganho". É evidente que quando tentamos atender ao maior número de pessoas no espaço de tempo mais curto possível, a qualidade do nosso serviço se movimentará na direção inversa, tornando-o sofrível. Uma boa relação humana não poderá surgir em um ambiente em que a pressa prevalece.

Uma boa relação humana não poderá surgir em um ambiente em que a pressa prevalece.

Não é preciso dizer que ter boas habilidades comportamentais, mas pouco conhecimento técnico, não habilita um médico a atender pessoas. Ainda assim, acreditamos que desenvolver esse lado humano não é apenas um mero artifício para conquistar a simpatia dos clientes. Hoje, a empatia é que vai garantir a nossa viabilidade profissional. Os clientes cada vez mais comparam a facilidade que têm para acessar várias espécies de serviços por aplicativos e redes sociais com a austeridade e a presunção que ainda são praticadas por muitos médicos de postura conservadora. A praticidade e a conveniência na oferta desses serviços vencem, com folga, dos profissionais que teimam em permanecer analógicos.

IFood, UberEats, Mercado Livre e outros são plataformas que respondem aos seus clientes de maneira rápida, eficaz e barata.

Eu, Pedro, estou convencido de que, para os nossos clientes, nós também temos de ser ágeis e proporcionalmente baratos na entrega dos nossos serviços. Não vendemos comida, nem camisetas, mas teremos de atender à expectativa de que nossos serviços sejam eficazes e capazes de retribuir à altura o investimento e a confiança que foram depositados em nós. Assim como fazem os sites, as redes sociais e os aplicativos.

POTENCIAL EMPREENDEDOR

Isso não é tão difícil assim, pois todo médico é um potencial empreendedor, já que estamos sempre criando algo em nossos consultórios ou clínicas para atendermos a novas demandas do dia a dia que surgem diante de nós. No entanto, aqueles que avançam além e tornam-se, de fato, empreendedores são os que colocam em prática algo que não foi aprendido na faculdade. Por exemplo, o *marketing*, o diálogo com o público no mundo *online*, o entendimento das possibilidades colocadas pelas redes sociais.

Aqueles de nós que insistem em se manter à margem dessas novas correntes devem começar a se mexer rapidamente. O conhecimento que nos foi dado pela faculdade é muito limitado diante das demandas do mundo atual e já não está mais resolvendo os desafios atuais. Há lacunas enormes entre o que as pessoas desejam e o conhecimento que recebemos enquanto estudantes.

Algumas disciplinas médicas estão literalmente fora do eixo e se focam exclusivamente na medicação, sem nem mencionar a necessidade de tratar nossos pacientes de uma maneira humana. Ouve-se falar muito de humanismo – essa é uma conversa já antiga na medicina, mas é algo teórico, uma mera lembrança, e muito pouco é colocado em prática.

Ainda assim, empreender não exige grandes investimentos ou transformações radicais no consultório. É algo simples. O necessário é empregar recursos naquele conhecimento que já dominamos e trazer algo a mais para os nossos clientes, mesmo que em pequenos passos dados ao longo do tempo. Por exemplo, um gastroenterologista que, no seu consultório, apenas atende a consultas, solicita exames e prescreve medicamentos para diferentes quadros de saúde, poderia, em algum momento, decidir investir em um endoscópio e qualificar-se para começar a fazer endoscopia.

Embora um endoscópio não seja um equipamento complexo e difícil de encontrar no mercado, esse médico está agindo como empreendedor. O passo seguinte pode ser oferecer outros serviços e exames, fazendo aumentar a procura e o valor trazido pelos clientes. Depois, ele pode transferir-se para uma clínica, adquirir equipamentos mais complexos, passar a investir e atuar em outros negócios correlatos à medicina e outras possibilidades.

Eu, Luciano, tenho visto esse movimento nos meus alunos, jovens residentes, que estão começando a montar as suas clínicas trazendo tecnologia, expertise *e outros especialistas para agregar valor aos seus negócios. Observando esses exemplos, poderíamos resumir a definição do que é empreender afirmando que todo médico que deseja crescer, que almeja se qualificar, que quer se capacitar e ter uma carreira sem um limite previamente estabelecido é um empreendedor, um inovador.*

ENCANTAR O CLIENTE

Se estamos de acordo que todos nós temos a chama interna do empreendedorismo, para mantê-la sempre viva devemos buscar mentorias, pesquisar eventos, adquirir livros que tratem do tema. E, ainda, visitar um parque da Disney ou um *resort* de sucesso. Neles, além de nos divertirmos, teremos a oportunidade de ver de perto o que é uma experiência de encantamento do cliente. Passando por ali com olhos atentos, veremos como é organizada a jornada dos visitantes e como foi construída de uma maneira deliberadamente pensada para ser perfeita.

Eu, Pedro, acredito que "encantamento" é uma palavra que não pode faltar a qualquer empreendimento. Se o seu cliente se encantar com o que você oferece a ele, você pode ser chamado de empreendedor. O paciente que vai até o seu consultório deve receber algo que está acima da expectativa que ele construiu – uma mensagem no aniversário, informações enviadas a ele por meio da rede social que tratem de um assunto de saúde que o interesse, um bombom, um convite para uma atividade na clínica, um aviso sobre um novo equipamento que trará benefícios até então não disponíveis.

Um profissional com *mindset* empreendedor também observa o talento que eventualmente tem e tenta fazer dele o seu ponto forte. Esta é uma estratégia de sucesso. O senso comum costuma dizer que devemos agir de uma maneira contrária a essa e lidar com as nossas fraquezas para que nos tornemos alguém "na média".

Eu, Carlos, acredito que o movimento deve ser em outra direção. Estou convencido de que empreender é focar naquilo em que sou bom e desenvolver as habilidades relacionadas a essa qualidade. Isso fará com que eu me diferencie no mercado e me dará condições para prosperar nos meus negócios.

Um estranho fenômeno vem ocorrendo nesse momento de transição entre uma medicina entrópica, voltada para si mesma, e o movimento de médicos que buscam abraçar a transformação trazida pela tecnologia da informação. Aqueles de nós que ainda se agarram a uma visão mais tradicional da medicina parecem estar divididos entre duas visões antagônicas. De um lado, há um academicismo, um cientificismo, que vem se tornando crescentemente ortodoxo, quase puritano, fundamentalista mesmo. De outro lado, na direção contrária, há os colegas que vêm atuando de uma maneira completamente empírica – talvez como uma reação radical ao cientificismo, que muitas vezes é percebido como arrogante.

Nessa polarização, temos um time de gente muito científica, que só reza pela cartilha da medicina baseada em evidências. Do outro lado do campo, estão aqueles para os quais somente a experiência é o que conta. Nesse duelo, deve-se trilhar o caminho do meio. O conhecimento técnico é fundamental, mas não se pode considerar que só ele é suficiente para atender de maneira adequada às necessidades dos clientes. Por tudo que já tratamos neste capítulo, clientes não desejam ter pela frente um cientista frio, coberto de razão. Querem seres humanos, sensíveis, que os ouçam.

Não devemos, no entanto, exagerar nas críticas aos colegas que abraçam com tanto ardor o academicismo. Isso é compreensível quando nos lembramos de quem foram os nossos modelos dentro da universidade. Eram os nossos professores, os acadêmicos. Ao olhar para eles, nos persuadimos de que valeria a pena termos um mestrado, um doutorado, uma livre docência, nos tornarmos professores universitários. Valores que são caros aos empreendedores – como os de estudar outros assuntos, alcançar independência financeira, acompanhar as tendências do mercado e trazer as suas novidades para os clientes – nunca passaram pela nossa cabeça quando considerávamos a academia como o nosso eldorado profissional.

CARREIRA NA CAIXA

Eu mesma, Alessandra, atravessei uma fase em minha carreira "dentro da caixa". Logo que terminei a minha residência, fiz uma formação em pesquisa clínica. Exatamente uma das vertentes profissionais que mais está "dentro da caixa", que é mais protocolar. A pesquisa clínica é muito controlada, muito formal, muito burocrática. E necessita ter, de fato, essa rigidez, pois é ela que vai assegurar quais são os riscos de uma droga nova e comprovar de maneira clara quais são os seus reais benefícios.

Após esse período, fiz o meu doutorado, outra instância repleta de hierarquias, abundante em regras. Continuei nessa toada ao tornar-me concursada em um hospital, no qual recebia meu salário mensal sem incertezas, tinha as minhas férias garantidas, tudo "regradinho" e no lugar esperado.

Mas, em algum momento, aquilo começou a me incomodar. No hospital em que eu era concursada, a minha remuneração era por carga horária. Isso me obrigava a continuar no prédio, sem poder sair, mesmo se o trabalho do dia tivesse terminado, pois era preciso "bater o cartão" em um horário determinado. Aquilo me incomodava profundamente, por esse motivo, quando surgiu outra oportunidade, eu preferi pedir demissão.

Tornei-me empreendedora, com alguns obstáculos no caminho. Não é novidade para ninguém que a profissional mulher – e a empreendedora mulher está aqui incluída – enfrenta dificuldades pelas quais os homens não passam. Somos ainda pouco numerosas. Basta ver que entre os sete autores deste livro, só eu sou mulher. Claro que esses colegas não têm qualquer problema com a existência da mulher empreendedora, mas a realidade no Brasil é outra.

Ainda há entre nós um certo preconceito, mesmo que velado, contra a mulher empreendedora. Em outros países, isso já está sendo superado de maneira mais rápida. Graças à plataforma Thummi*, da qual sou uma das idealizadoras, tenho mantido contato com incubadoras, aceleradoras e investidores-anjo da Inglaterra e dos Estados Unidos, além do Brasil. Naqueles países, há uma grande valorização da diversidade e **startups** nas quais as mulheres são incentivadas. Esses investidores buscam ativamente aportar seu dinheiro em **startups** que tenham mulheres como CEOs. No Brasil isso ainda é incipiente, mas acredito que não levaremos muito tempo para mudar esse quadro.

---

*Alessandra Morelle foi uma das criadoras da plataforma Thummi, criada para auxiliar doentes de câncer a acompanhar o próprio tratamento – vide Capítulo 1 deste livro.

Acredito não haver qualquer diferença entre um homem e uma mulher que desejam inovar, tornarem-se empreendedores. O conselho que eu daria para uma médica que queira empreender é o mesmo que daria para um homem. É preciso procurar desenvolver habilidades específicas para poder entender o que os clientes desejam e trazer novas soluções para eles. Há habilidades fundamentais que, como já foi dito, não são ensinadas para nós médicos no período em que estamos na graduação, nem posteriormente.

É preciso procurar desenvolver habilidades específicas para poder entender o que os clientes desejam e trazer novas soluções para eles.

Falando por mim, há coisas que eu faria de outra maneira, caso pudesse voltar no tempo. Adquiriria de maneira sistemática conhecimento em gestão, buscaria saber mais sobre investimentos, conhecimentos legais, comerciais, de marketing. *Quando não nos aplicamos nesses quesitos, batemos a cabeça, cometendo erros que poderiam ser minimizados. Se eu tivesse esses conhecimentos no início da minha jornada como empreendedora, meu caminho teria sido mais assertivo, mais suave. Eu teria entendido de maneira integral, e talvez mais cedo, o valor das tecnologias e das inovações na área da saúde, assunto de que trataremos no próximo capítulo.*

CAPÍTULO 9

A INOVAÇÃO E A TECNOLOGIA NA SAÚDE: UM MOVIMENTO QUE NÃO PODE MAIS SER NEGADO

Carlos Eurico Pereira, Cristiano Englert e Luciano Silveira Eifler

Na história da humanidade, poucos avanços tecnológicos merecem tanta reverência quanto o desenvolvimento da anestesia. Ao longo do tempo, várias tentativas de suprimir a dor foram feitas. Algumas delas largamente perigosas, como faziam os assírios, há 3 mil anos, ao comprimirem a artéria carótida do paciente até que ele desmaiasse (DOIS..., 2016). Outras eram brutas e grotescas, como dar uma marretada em uma tigela de madeira colocada sobre a cabeça da vítima (o que, em tese, impediria o afundamento craniano) fazendo-a perder os sentidos, uma prática comum na Europa medieval (DOIS..., 2016).

Na Inglaterra, entre os séculos XII e XV, utilizava-se um anestésico chamado *dwale*, cuja receita parece ter saído de algum conto sobre bruxas produzindo sua poção diante de um caldeirão fervente, em uma noite escura de tempestade. A receita dessa mistura foi encontrada em 1992, em um manuscrito em inglês antigo (CARTER, 1999): três colheres de bílis de javali; três colheres de suco de cicuta; três colheres de rutabaga (uma espécie de nabo); três colheres de semente de alface; três colheres de meimendro (planta medicinal europeia tóxica); e três colheres de vinagre. Fervia-se tudo isso e, depois que o líquido tivesse esfriado, colocava-se mais três colheres de um bom vinho para ajudar tudo isso a descer pela garganta do paciente. Após tomar uma taça desse *dwale*, garantia a receita, a vítima poderia ser cortada, pois não sentiria nada (CARTER, 1999).

No entanto, as novidades tecnológicas em uma forma um pouco mais parecida com a que hoje entendemos como processo científico só dariam seus primeiros passos em meados do século XIX, quase 180 anos atrás. Há, até, data e lugar precisos para isso: 1844, em Hartford, no estado americano de Connecticut. Naquela época, o chamado "Circo do Gás Hilariante" passou pela cidade (CÂMARA FILHO, c2022b).

A principal atração desse espetáculo eram os próprios membros da plateia. Estes eram convidados a subir no palco, inalar o óxido nitroso, conhecido como gás hilariante, e divertir os demais espectadores com as gargalhadas descontroladas e o comportamento desinibido e espalhafatoso que o gás induzia. Um dos voluntários que subiu no palco foi Horace Wells (1815–1848), um cirurgião-dentista. Horace, então com 29 anos, fez suas cenas sem qualquer constrangimento, mas, passado o efeito, notou que outro voluntário, apesar de ter se ferido com certa gravidade na quina de um banco, continuava a rir e a dançar, alheio à dor e ao sangue que saía da sua perna (CÂMARA FILHO, c2022b).

O dentista percebeu imediatamente as propriedades anestésicas do óxido nitroso. Experimentou o efeito do gás em si próprio, solicitando a um colega que extraísse um de seus dentes, sem sentir qualquer dor. Horace passou, então, a fazer várias extrações no seu consultório usando o anestésico. O sucesso o encorajou a solicitar autorização para realizar, em companhia de seu aluno e sócio, William Morton (1819–1868), uma demonstração do seu método no Massachusetts General Hospital, em Boston. Diante de um grande grupo de médicos, ministrou o óxido nitroso a um voluntário e começou a extração de um dente. Mas o pior aconteceu. O paciente, em meio ao procedimento, começou a berrar de dor. A demonstração fracassara (JACOBSOHN, 1995).

ÉTER ANESTÉSICO

Ridicularizado pelos presentes e chamado de charlatão, Horace Wells voltou para Hartford e passou a levar uma vida errática. Sua dor aumentou ainda mais quando o antigo sócio, William Morton, alcançou sucesso com o uso de éter dietílico como anestésico. Em 30 de setembro de 1846, Morton sedou com sucesso um paciente de 17 anos, Gilbert Abbott, que sofria com um tumor no pescoço. A cirurgia foi feita sem que o jovem sentisse qualquer dor, no mesmo anfiteatro do Massachusetts General Hospital em que Horace Wells falhara (CÂMARA FILHO, c2022b).

O feito passou a ser considerado um marco na história da anestesiologia. A cena seria imortalizada, 36 anos mais tarde, pelo pintor americano Robert Hinckley (DESAI *et al.*, 2007). Se a cena da cirurgia tiver sido reproduzida com fidelidade por Hinckley – e tudo indica que sim –, o jovem Gilbert Abbott teve sorte em sair do procedimento sem uma séria infecção. Na cena retratada pelo pintor, Gilbert está rodeado de perto por 13 pessoas, incluindo um jornalista e um músico. Na arquibancada, mais de uma dezena de pessoas acompanha a operação. Nenhuma delas usa máscara, luvas, guarda-pó ou qualquer outra proteção contra germes (DESAI *et al.*, 2007).

A história não se esqueceu da enorme contribuição de Horace Wells e William Morton para o avanço da medicina. Por muito tempo, William Morton tentou, sem sucesso, patentear o uso do éter como anestésico. Alegava que os investimentos que havia feito para desenvolver sua técnica o tinham descapitalizado. Mas o senado americano negou sua pretensão, por considerar que a descoberta pertencia à humanidade (CÂMARA FILHO, c2022b). Tempos mais tarde, Morton leu um artigo de um antigo professor da Universidade de Harvard, onde estudara, reivindicando para si a descoberta da anestesia. Morton ficou tão indignado que sofreu um pequeno AVC. Algum tempo depois, quando estava em companhia da esposa em uma carruagem junto ao Central Park, em Nova York, William Morton sofreria um segundo e fatal AVC (BETT, 1946).

Que fique claro que não contamos as desventuras de Wells e Morton para desanimar os colegas profissionais médicos quanto às vantagens de protagonizar avanços tecnológicos na área da saúde. Ao contrário, os dois são indubitavelmente reconhecidos como pessoas fundamentais em um dos mais relevantes avanços da ciência. Hoje, passados quase 180 anos, ainda falamos deles com admiração e respeito.

MENTES INQUIETAS

O descrédito, a zombaria e o conservadorismo que nega e se opõe aos avanços tecnológicos vêm se repetindo ao longo do tempo. Nós, profissionais que prezamos pela inovação, devemos entender essas reações como algo previsível, mas nunca deixar que elas nos desanimem ou nos façam perder o impulso de sempre procurar novas formas de trazer benefícios para as pessoas. Se não existissem mentes inquietas, o desenvolvimento da anestesiologia não teria acontecido, e grande parte dos avanços da medicina nunca poderia ser colocada em prática. Sem os avanços técnicos, nunca realizaríamos cirurgias de tórax, abdômen ou cérebro. A penicilina não teria sido descoberta e as pessoas estariam morrendo de pneumonia e de outras infecções ainda mais banais.

Não parece impossível que alguém se oponha ao uso da telemedicina? Com ela, um profissional habilitado pode atender – e salvar – pacientes que estão em lugares remotos, a centenas de quilômetros do posto de saúde mais próximo. Como ser contra algo desse tipo? Ainda assim, houve um tempo, principalmente antes da pandemia, em que um bom número de médicos e entidades tentou proibir essa prática com argumentos corporativos. Obviamente, com o impactante início da pandemia, em 2020, essa discussão veio à tona, por ser uma solução tecnológica perfeita para acompanhar, diagnosticar e orientar pacientes e toda a população em um momento tão difícil da humanidade. Muitas *startups* e empresas alavancaram suas soluções e seus serviços com a aprovação temporária da telemedicina pelo Conselho Federal de Medicina (CFM).

Se são os pacientes os grandes beneficiados pelas novidades trazidas pela tecnologia, também os profissionais da área da saúde têm muito a ganhar com elas. Aqueles que desenvolverem o *mindset* da inovação serão capazes de aumentar a produtividade e a qualidade do seu próprio trabalho.

Aqueles que desenvolverem o mindset *da inovação* serão capazes de aumentar a produtividade e a qualidade do seu próprio trabalho.

Tomemos a inteligência artificial (IA) como exemplo. Ela é a nova eletricidade; a IA vai revolucionar o mundo da mesma forma que a energia elétrica o fez. Haverá negócios médicos que agregarão a IA e outros que não o farão. A distância entre eles será similar à que separou o progresso entre os países que logo adotaram a eletricidade dos que levaram um longo tempo para abraçá-la. A mesma analogia valerá para os profissionais da área da saúde.

Mas como poderia funcionar a IA no dia a dia de um médico? Vamos imaginar um patologista que está examinando tecidos de biópsia à procura de eventuais ocorrências de câncer de mama e câncer de próstata. Ele tem 260 lâminas diante de si para averiguar. Na noite anterior, não dormiu bem, está sonolento e com uma ligeira dor de cabeça.

Qual é a chance de fazer um bom trabalho? Com 260 lâminas? Mesmo que estivesse em boa forma, aquilo pareceria uma loucura. Entre aquela grande quantidade de lâminas, há uma que carrega uma célula cancerígena quase no limite do campo de visão. Haverá uma grande chance de aquela lâmina passar despercebida pelo patologista que, já cansado com tanto trabalho, provavelmente não fará uma análise capaz de detectar aquela célula maligna.

TAREFAS REPETITIVAS E PREVISÍVEIS

O que a IA seria capaz de fazer nessa situação? O patologista pluga o sistema informatizado com a IA no microscópio com o qual trabalha e coloca as 260 lâminas para serem examinadas. A IA não é nada mais do que um processador de informações capaz de fazer cálculos e análises de dados em velocidade e acurácia muito superiores às do cérebro humano. Ela é imbatível em tarefas repetitivas e previsíveis.

Dessa maneira, em pouquíssimo tempo aquele patologista receberia, por exemplo, oito lâminas, entre aquelas 260, que seriam apontadas como suspeitas, por estarem fora dos padrões de normalidade com os quais a unidade de processamento havia sido anteriormente alimentada. Agora, ele teria um número muito menor de amostras para verificar. Mesmo cansado e com dor de cabeça, o seu trabalho poderá ser feito da maneira adequada, com tempo e concentração e com grande possibilidade de levar a um laudo de boa qualidade.

A mensagem nesse exemplo é a de que a IA nunca vai substituir o trabalho e o conhecimento do médico. Ele nada vai perder; ao contrário, com o auxílio da tecnologia vai ganhar produtividade e segurança para realizar um diagnóstico preciso. Nenhum médico vai perder seu emprego por conta da tecnologia. Ao final, quem correrá riscos de ser ultrapassado serão aqueles que não incorporarem a IA ao seu dia a dia.

Não são somente os avanços mais disruptivos, como a IA, que permitem aos médicos prestarem serviços ainda melhores para os pacientes. Equipamentos como os já veteranos *smartphones* podem proporcionar mudanças significativas nos procedimentos, na medida em que o médico tenha um *mindset* inovador. Atualmente quase todos os *smartphones* têm câmeras de alta definição. Se alguém está em um local em que não há atendimento médico disponível, em uma pequena comunidade ribeirinha na selva amazônica, por exemplo, pode enviar uma foto de uma lesão suspeita na pele para que um dermatologista, que está em São Paulo, avalie a possibilidade de aquela mancha ser cancerígena.

O profissional de saúde vai observar aquela imagem e concluir que "as bordas da lesão são irregulares, têm cores diferentes, portanto parece algo suspeito". Ele transfere a foto para ser examinada por um dispositivo com IA. O exame indica que há 99% de chance de aquela lesão ser cancerígena. De posse dessa informação, o dermatologista orientará o paciente a procurar uma grande cidade, como Manaus, nesse nosso exemplo, na qual será feita uma coleta de material, uma biópsia com um médico habilitado. Confirmado o diagnóstico, será extraído aquele câncer de pele. Esta é a telemedicina. Sem ela, esse paciente talvez não tivesse o diagnóstico adequado – e a chance de um tratamento para um provável melanoma, já com possibilidade de metástases e cheio de linfonodos, estaria mais distante.

CIRURGIAS INTERCONTINENTAIS

A possibilidade de tratamento e atendimento remotos já foi ainda mais longe do que a distância entre a Amazônia e os grandes centros urbanos. Se a telemedicina se assemelha ao avanço de um avião à jato, a cirurgia robótica feita a distância é comparável ao desempenho de um foguete interplanetário. Operações transcontinentais, em que o cirurgião pode estar no Japão e o paciente em Porto Alegre, serão ainda mais frequentes com o advento da banda de telecomunicação 5G*, uma conexão que elimina o tempo de espera de conexão dos equipamentos com a rede. Isso permitirá que cirurgias sejam feitas em tempo real, independentemente da distância geográfica entre paciente e cirurgião.

Algo também sofisticado será o uso de acelerômetros** vestíveis, ou seja, aparelhos atados ao corpo, em uma pessoa idosa ou doente. Depois de uma certa idade, o risco de queda, tanto de homens quanto de mulheres, aumenta muito, e seus efeitos podem ser devastadores. Um acelerômetro será capaz de detectar se essa pessoa está se movimentando em uma marcha delicada ou vacilante e, assim, prever que há uma possibilidade de queda.

Aliás, a tecnologia médica tende a ser cada vez mais preventiva. Isso é algo que traz ganhos tanto para as pessoas como para o negócio da medicina. Se a tecnologia faz prevenção, ela torna-se mais sustentável do ponto de vista econômico – na medida em que ela retarda ou evita que uma doença se estabeleça –, já que o desenvolvimento da doença sempre traz mais custos para os hospitais, os planos de saúde e o sistema público de saúde, além, é claro, de sofrimento para as pessoas.

Desde uma singela foto enviada pelo WhatsApp, até um acelerômetro que remete sinais para um aplicativo, a arte da medicina sempre estará na pessoa do médico, e não na máquina. Portanto, caso nós, médicos, não nos transformemos e passemos a olhar para essa evolução com um *mindset* inovador, as novidades tecnológicas, por si só, não trarão qualquer benefício às pessoas.

Embora à primeira vista possa parecer o contrário, todas essas possibilidades que estão sendo colocadas diante de nós, médicos, permitirão que trabalhemos menos, o que nos proporcionará melhor qualidade de

---

*5G é a uma geração de banda larga de celulares, que é uma evolução do 4G. O 5G oferece uma velocidade muito maior para *downloads* e *uploads*, além de diminuir de maneira dramática o tempo de latência das redes, ou seja, de espera de conexão de um aparelho com a rede sem fio (LOOPER, C.; MARTONIK, 2021).

**Um acelerômetro é um dispositivo capaz de detectar as forças que estão sendo exercidas sobre ele, inclusive a da gravidade, e assim determinar a posição relativa do objeto em relação a alguma superfície, inclusive o solo (PRADA, 2009).

vida. Isso porque, à medida que os procedimentos médicos forem, em grande parte, automatizados, poderemos passar mais tempo com nossas famílias e teremos mais oportunidades tanto para lazer quanto atualização contínua.

As tarefas se tornarão menos repetitivas e enfadonhas, e, com mais tempo disponível, teremos a chance de refletir mais sobre nossas aspirações, aprimorar os nossos conhecimentos técnicos e, como consequência disso, trazer novas ideias para o nosso trabalho e a vida.

CARROSSEL DA ROTINA

A adesão a novas tecnologias e técnicas tem o poder de trazer um frescor, um novo alento, para nós, profissionais da área da saúde. Isso é essencial, inclusive, para garantir que os serviços médicos sejam de boa qualidade. É sabido que acidentes de trabalho ou com máquinas nunca acontecem com novatos, mas com profissionais gabaritados que já possuem muitos anos de experiência. A repetição mecânica e o trabalho no automático fazem com que não prestemos mais atenção ao que estamos fazendo, o que aumenta a possibilidade de erros e acidentes.

Na nossa prática médica, se nos congelamos na rotina, paramos de fazer perguntas diferentes do usual e, como consequência, não daremos diagnósticos diferenciados, nem permitiremos que o paciente tenha espaço para se expressar emocionalmente. Ficaremos tão focados no carrossel pergunta/diagnóstico/tratamento, pergunta/diagnóstico/tratamento, que vamos perder a capacidade de estarmos presentes ali, durante a consulta, e de nos interessarmos verdadeiramente pelo paciente.

O empurrão que as novidades tecnológicas podem dar em nossa carreira também é capaz de gerar um enfoque mais *venture*, o impulso de criar negócios e um apetite por correr alguns riscos. É visível que há um crescente número de médicos ansiosos por "sair da caixa", que não querem praticar apenas a medicina tradicional, mas olhar para novos e mais amplos horizontes – até porque seguir sempre os mesmos passos e passar todos os dias pela mesma trilha é uma causa de estresse e de perigosos *burnouts*.

Muitos colegas médicos se conformam com uma trajetória mais rotineira e previsível, enquanto outros veem o atendimento médico tradicional como algo finito, que limita a capacidade de expandir a criatividade, aderir a novos negócios e ter um estilo de vida mais recompensador. A tecnologia é capaz de proporcionar uma nova forma de viver e trazer novos meios de sustentabilidade financeira.

Ela expande, ainda, o entendimento de que somos capazes de atender a apenas um paciente de cada vez para a possibilidade de impactar, de diversas formas, muito mais pessoas, o que pode ser alcançado envolvendo-se, por exemplo, em uma *startup*, sendo mentor ou investindo diretamente em um negócio médico.

Na medicina tradicional, costuma-se trabalhar muito, excessivamente. E quando trabalhamos muito, temos pouco tempo para gerar novos negócios, expandir nossa rede de relacionamentos, estar aberto a novas oportunidades. Não temos tempo para ganhar dinheiro. Quem não se lembra dos plantões, nos tempos da residência médica, de ver ali aqueles colegas com 50 ou 60 anos de idade, frustrados por ainda terem de fazer plantões e seguir uma rotina de atendimento da mesma maneira que vinham fazendo nos últimos 30 anos? Mesmo que algum dia tivessem passado por momentos mais felizes na profissão, já não pareciam sentir qualquer prazer em atender os pacientes.

ERA DA INFORMAÇÃO

É inegável que as novas gerações de médicos têm uma vantagem relevante sobre os colegas mais antigos. Hoje vivemos na era da informação. Há 30 anos, os então jovens médicos poderiam até querer aprender algo diferente, ter uma prática médica fora do tradicional, mas havia a barreira das distâncias geográficas, da comunicação precária e da sobrecarga de trabalho.

Essa era da informação e da comunicação instantâneas trouxe a possibilidade de os profissionais, não importando sua idade, acessarem novos conhecimentos e se manterem significativos. Isso é algo que se atinge com o *learning mindset*, a mentalidade de querer aprender. E esse aprendizado não tem data para cessar. É o que em inglês se chama de *lifelong learning*, ou aprendizado por toda a vida. Os conteúdos estão bem à mão, basta uma conexão com a internet e a vontade genuína de aprender. A idade não faz a menor diferença. O médico, agora, sempre será capaz de agregar novas tecnologias e inovações à sua vida e à sua carreira.

> **Os conteúdos estão bem à mão, basta uma conexão com a internet e a vontade genuína de aprender. A idade não faz a menor diferença.**

Muito além da residência médica, dos consultórios e dos plantões, existem hoje vários ecossistemas de inovação. No Brasil, há mais de 360 incubadoras e importantes aceleradoras (COZER, 2019). Sempre existirá a possibilidade de aumentar o aprendizado em alguma instituição perto de você. Conhecer centros de inovação fora do país, como o Vale do Silício, na Califórnia, ir a palestras e congressos não médicos, todas são atitudes que poderão oxigenar nossa carreira e abrir nosso campo de visão para novas oportunidades profissionais. É uma atitude, uma postura, que pode ser incorporada. Você desenvolverá o que é chamado em inglês de *awareness*, um estado de atenção e curiosidade para novas oportunidades. O *awareness* costuma ser o pontapé inicial para a criação de um negócio.

A partir do momento em que um médico decide iniciar um empreendimento que ofereça um serviço médico inovador, baseado em tecnologia, ele poderá, por exemplo, seguir dois caminhos. O primeiro deles será, com uma ideia na cabeça e um time de desenvolvedores ao seu lado, criar uma *startup* e colocá-la à prova do mercado. A segunda via é levar o seu conhecimento, sua experiência e o *networking* de sua área de atuação e, eventualmente, seus recursos financeiros, para atuar como mentor ou investidor-anjo em empresas de tecnologia. Esse segundo caminho é uma aposta que poderá ser vitoriosa, caso o profissional avalie de maneira atenta as oportunidades no campo da saúde que poderão, mais adiante, trazer a ele resultados financeiros.

Alguns colegas médicos, ao se verem diante da possibilidade de desenvolverem algum empreendimento inovador, desanimam por imaginar que o uso da tecnologia exige grandes investimentos. Não é necessariamente assim. A tecnologia será cara ou não, dependendo, obviamente, do tipo de empreendimento no qual se investirá. Talvez o novo negócio exija uma tecnologia com o peso da IA, ou da realidade virtual, um robô, a telemedicina ou a realidade aumentada. Diferentes configurações exigirão investimentos distintos. Mas a realidade é que a tecnologia vem se tornando historicamente mais barata.

Há 20 anos, pagava-se o equivalente a R$ 10 mil para instalar em um computador um *software* que ajudasse na gestão e no cálculo da contabilidade de um consultório. Em 2020, um programa similar, mas com muito mais funcionalidades, não custa mais do que R$ 50 a 100 mensais pela licença de uso. Ainda há quem pense que para inovar será necessário comprar um supercomputador. Não é mais assim. Basta alugar um *software* por um pagamento mensal, armazenar os dados na nuvem e pronto. A parte tecnológica já não exige, portanto, um investimento imenso. A verdade é que nunca na história da humanidade foi tão barato empreender do que agora.

TECNOLOGIA SE PAGA

É claro que, quando se decide empreender em um negócio, um aplicativo, por exemplo, sempre é necessário ter um investimento inicial. Será preciso contratar desenvolvedores, talvez comprar ou alugar alguns equipamentos, produzir o *hardware* necessário. Mas esse investimento não precisa necessariamente vir do bolso do empreendedor, o chamado *bootstrapping*. Existem diversas formas de buscar financiamento/capital para levar suas ideias adiante, como financiamento público, por meio de editais, investimento-anjo, fundos de investimento, *crowdfunding* e *capital venture* (capital de risco).

Existe, naturalmente, um risco real de o negócio não dar certo e o capital e o tempo investidos serem perdidos. Por isso, antes de se criar um negócio, é necessário estudar bem o mercado, criar um protótipo da solução e saber com precisão qual é o limite de capital e tempo que podem ser aplicados nele, levando em conta a possibilidade de o empreendimento não vingar. Mas a tecnologia se paga, caso o negócio emplaque e tenha a possibilidade de ser, depois, escalável.

Vamos imaginar aquele acelerômetro *wearable* sendo oferecido para um plano de saúde. Talvez o responsável pelas compras da empresa não se entusiasme inicialmente por pensar que terá de pagar caro pelo sistema. No entanto, uma conta na ponta do lápis poderá mostrar que esse investimento será um ótimo negócio. Quando for ampliado para muitos segurados, esse sensor de queda diminuirá o número de acidentes com idosos. Menos quedas, menos fraturas de colo de fêmur e menos intercorrências levarão a uma redução de dispêndios com internações, UTIs, fisioterapeutas... Cinco ou seis desses acidentes de segurados a menos, a cada mês, pagariam com folga o investimento inicial nos sensores de queda.

Esse movimento em direção à inovação do qual viemos falando não se resume à procura de dinheiro. É muito mais do que isso. Esses novos negócios podem trazer um novo brilho ao olhar do profissional da saúde. Não há médico que, em algum momento da sua vida, não tenha questionado o seu próprio comportamento profissional, se perguntado se deveria fazer alguma outra coisa bem distante da medicina. Será que estou tratando bem o meu paciente? Hoje eu atendi 20 pessoas, por 15 minutos cada uma, será que fiz a coisa certa? Participei de 10 cirurgias hoje, é isso que eu quero para mim? Por mais que gostemos do que fazemos, há um momento em que ponderamos sobre as nossas escolhas. Esse envolvimento com a tecnologia é capaz, exatamente, de possibilitar essa necessária reconexão.

Já ouvimos comentários de que nós, médicos, corremos o risco, ao nos envolvermos em novos negócios e nos deixarmos fascinar pelas novidades tecnológicas, de negligenciarmos a medicina. Isso não é verdade. Continuaremos a ser médicos, como sempre fomos. O que muda é o paradigma. O que há por trás dessa visão negativa é aquele mito de que o "bom" profissional da saúde é aquele que dedica todas as horas do dia a trabalhar atendendo um paciente atrás do outro e a estudar somente sobre medicina ou a sua especialidade. É como se a régua para medir o desempenho de um bom médico fosse aquela que contabiliza o número de horas trabalhadas, como em um taxímetro.

É o velho paradigma do *hardwork*, o trabalho duro. Mas o que se propõe, agora, é o *smartwork*, o trabalho com inteligência. Conduzindo-nos profissionalmente com sabedoria, a possibilidade de beneficiarmos um número maior de pessoas – que é, afinal, a essência da medicina

– aumenta muito. Com inteligência, teremos como ajudar nossos pacientes. Trabalhando com sabedoria, poderemos beneficiar a nós mesmos, com uma vida mais equilibrada, com mais tempo para a família e para estudar outros assuntos – uma vida mais produtiva e feliz.

Quando a motivação de quem investe em tecnologia é proporcionar benefícios para as pessoas, esse movimento vale a pena, mesmo que, ao ser examinada de uma maneira apressada, a inovação pareça ter falhado em trazer ganhos para aquele que a criou. William Thomas Morton aparentemente não colheu os frutos que merecia quando desenvolveu seu método anestésico a partir do éter. Morreu pobre e desgostoso. Mas, por um inusitado e misterioso caminho, "se vingou" dessa aparente má sorte. Anos depois da sua morte, o seu único filho, o também médico William James Morton (1845–1920), se tornou o pioneiro no uso dos raios X nos Estados Unidos (APONTE-FELICIANO; DESAI, S.; DESAI, M., 2011), salvando a vida de muitos pacientes e, assim como o pai, entrou para a história.

No próximo capítulo, examinaremos o impacto que a digitalização na saúde está provocando no dia a dia dos médicos e pacientes.

CAPÍTULO 10

TRANSFORMAÇÃO DIGITAL: UM AVANÇO INEVITÁVEL E AO ALCANCE DE PACIENTES E MÉDICOS

Cristiano Englert e David Ponciano de Sena

Um dia você acorda cantando uma música que não sabe bem de onde veio ou quando foi que a escutou. Durante todo o dia, ela não sai da sua cabeça. A melodia, ou melhor, um pedaço dela, "gruda" na sua mente, gira em *loop*, repetindo-se o tempo inteiro. Você sai de casa e continua com aquele "*tátátáratá*" na cabeça. Caminhando pela calçada, encontra, por acaso, uma amiga. Conversa vai, conversa vem. Você comenta sobre a música que toca, obsessivamente, na sua cabeça. Ela pede para você cantar o trecho. "Mas é uma música da Adele!", sua amiga diz.

Você fica feliz, agora que sabe de quem é, finalmente poderá ouvir a música inteira e, quem sabe, livrar-se, assim, daquela repetição. "Vou comprar o vinil", você diz. "Comprar o vinil?", sua amiga dá uma risada. "Baixe no Spotify; veja o clipe no YouTube ou, se gosta mesmo de coisas antigas, compre o CD". Não, você tem um toca-discos, uma vitrola, quer o vinil. No entanto, talvez porque a cantora Adele tenha nascido em 1988 (FRAZÃO, 2022b) e os *long-plays* tenham entrado em extinção a partir de 1985 (DEBUT..., c2022), quando os CDs passaram a ser comercializados, você ouvirá, onde quer que procure, seja pela Adele ou por qualquer outro cantor ou banda, que "não há mais a opção do disco de vinil".

Já estamos chegando a um ponto da história da medicina em que os consultórios médicos tradicionais logo parecerão tão antiquados e inconcebíveis quanto um *long-play* da Adele. Na atualidade, a música já não é mais algo que se guarda em um armário, mas, na sua imaterialidade, se apresenta em *streaming* e videoclipes armazenados na nuvem. Não há mais a opção vinil, a opção telégrafo, a opção antena de tevê. Da mesma maneira, a transformação digital dos consultórios médicos precisa ser entendida como uma mudança inevitável e urgente. Ou se aceita essa realidade ou o médico se tornará irrelevante e será esquecido no arquivo morto da história, como aconteceu com os cocheiros e com os limpadores de chaminés.

Ainda existem colegas médicos que defendem seu tradicionalismo, sob o argumento de que fazem uma "medicina humanizada". É um equívoco. Primeiro, porque não há qualquer contradição entre utilizar ferramentas digitais voltadas para os cuidados com a saúde e praticar o atendimento médico humanizado. Pelo contrário, uma das características dessas soluções digitais é proporcionar ao profissional mais tempo para atender pacientes e estreitar ainda mais o relacionamento entre cliente e médico.

Outro problema que está por trás desse argumento que defende a velha medicina é que ele costuma servir como uma desculpa para o profissional que, incapaz de se organizar, chega atrasado às consultas, não dá retorno aos clientes, restringe seu contato aos poucos minutos que dedica a eles no consultório ou não lhes dá orientações de como desenvolver uma vida saudável.

PACIENTES DIGITAIS

Devemos nos lembrar que a transformação digital dos consultórios e da prática médica é irreversível, tanto porque ela pode trazer grandes avanços e vantagens para os próprios médicos, em comparação com as formas tradicionais de trabalho, como porque os seus pacientes também têm, por sua vez, um *mindset* cada vez mais digital. Afinal, eles fazem compras pelos seus *smartphones*, têm respostas instantâneas às suas dúvidas pelo Google e falam com as pessoas de onde quer que estejam por meio de WhatsApp e Facebook. Se têm todas estas e outras facilidades digitais, por que se conformariam com uma medicina do século passado, na qual há longas esperas, receitas ilegíveis, médicos desatentos, consultas rápidas e insatisfatórias? Eles não querem mais a "opção vinil"; esse tempo acabou.

Da mesma maneira, quando examinamos as vantagens que a transformação digital do consultório é capaz de proporcionar ao médico, concluímos que continuar apegado à tradição é fechar os olhos à possibilidade de uma carreira mais satisfatória e recompensadora. Se levarmos em conta apenas os benefícios mais básicos para o profissional, veremos que a digitalização médica favorece maior previsibilidade da rotina profissional; maior controle dos dados; e melhor uso do tempo, tanto da vida profissional quanto da pessoal.

Há *softwares* capazes de proporcionar ao médico, por exemplo, maior inteligência para administrar seu consultório, permitindo que ele controle com precisão diferentes processos importantes e verifique quais oportunidades não estão sendo exploradas. Em resumo, o médico vai se organizar de maneira mais eficiente, ganhar mais tempo, mais dinheiro, atender melhor aos clientes e escolher no que vale a pena investir seu tempo e o que deve ser abandonado. Será outra vida – e bem melhor.

Essa vida melhor, no entanto, só chegará para os profissionais que se adequarem à nova demanda por parte dos seus potenciais pacientes. A primeira, entre essas expectativas, é a de que o médico seja "encontrável". Não é mais aceita a possibilidade de alguém estar procurando, por exemplo, o doutor João, que é ortopedista, e não o encontrar no Instagram, no Google, no Facebook ou no YouTube. A presença nas plataformas digitais é hoje tão obrigatória quanto foi, no século passado, ter o seu nome nas páginas amarelas das pesadas, desajeitadas e falecidas listas telefônicas.

> *A presença nas plataformas digitais é hoje tão obrigatória quanto foi, no século passado, ter o seu nome nas páginas amarelas das pesadas, desajeitadas e falecidas listas telefônicas.*

Mas é preciso mais do que apenas ter o seu nome e rosto nas mídias sociais. Isso porque a segunda expectativa das pessoas é a de que o médico, ou a médica, ofereça algum tipo de conteúdo educativo. Não se trata, nesse contexto, de apenas ensinar algo a elas, como quais são as medidas preventivas para se evitar lesões durante a prática de atividade física, explicadas por um ortopedista, fisiatra ou clínico geral. O "educativo" requer, também, que o médico mostre a sua *expertise*, produza conteúdos que deixem claro o seu domínio sobre a sua especialidade. Isso dará a ele autoridade profissional e o tornará uma referência para aqueles que eventualmente precisem dos seus serviços.

Profissionais da saúde têm restrições, ditadas pelos órgãos encarregados de regulamentar a profissão, em fazer publicidade de seus serviços. Por essa razão, ou eles são encontrados no mundo digital pelos pacientes, ou são indicados por algum outro colega médico. A experiência vem nos mostrando que os *millennials*, aquelas pessoas nascidas entre 1980 e 2000, cada vez menos querem indicação de alguém. Eles preferem julgar por si mesmos, a partir do que encontram nas redes sociais, se aquele médico lhes convém ou não. Nesse momento, pesará a reputação que o profissional vai construir nas mídias digitais. Se o médico não se engajar nesse processo de educação ou não mantiver uma presença digital, ele correrá o risco de dissolver-se no ostracismo.

SEM GARRANCHOS

A digitalização da saúde é, no entanto, algo mais extenso do que costumamos imaginar e, paradoxalmente, é a transformação dos detalhes da prática médica que lhe dá a sua grandeza. Um dos primeiros passos nessa mudança que chega aos consultórios é, por exemplo, a digitalização das receitas. Parece algo simples, mas a evolução dos folclóricos garranchos médicos para uma prescrição clara, impressa em letra de forma, dos medicamentos e da maneira de usá-los tem o poder de quebrar objeções daqueles profissionais mais resistentes a se renderem à transformação digital.

Os clientes, claro, ficam felizes em não correrem mais o risco de ter o receituário confundido no balcão da farmácia e ingirerem algum medicamento que não lhes diz respeito ou em dosagens erradas que podem trazer riscos. Mas o que há de mais significativo a partir daquela singela receita eletrônica é que ela pode marcar o início da nova jornada que abrirá as portas a todas as novidades tecnológicas, como inteligência artificial, *big data*, os prontuários eletrônicos, o fluxo de informação, a coleta de dados em dispositivos *wearables* e outros avanços que são tratados neste livro.

Um exemplo de como essa jornada se transforma e torna o trabalho médico mais eficiente e preciso é a triagem do paciente, algo que hoje mobiliza muitas *startups* que desenvolvem *softwares* e *gadgets* específicos para isso. A princípio, essa triagem parece uma mera transposição das informações sobre o cliente, dos antigos formulários de papel para um ambiente eletrônico. Mas ela vai além disso.

As pessoas, agora, podem preencher um questionário com dados sobre a sua condição física e de saúde e enviar eletronicamente para o médico, antes da consulta. A essas informações, poderão ser adicionados registros vitais monitorados pelos aparelhos que o cliente usou presos ao corpo. Esses dados podem ser trabalhados por um assistente antes de serem repassados ao médico, que, além de ganhar tempo para a consulta, já receberá o paciente em seu consultório com todos os dados "em mãos", os quais permitirão um diagnóstico muito mais acurado.

O tempo economizado em levantar esses dados durante a consulta permitirá que se tenha uma interação entre médico e cliente mais amigável, mais profunda. Agora, sim, se praticará a medicina humanizada, aquela na qual o médico realmente dedica tempo e atenção para escutar e orientar bem o cliente. E, também de grande importância, o prontuário com os dados do paciente será armazenado de maneira mais eficiente, podendo ser acessado com muito mais rapidez e menor risco de ser perdido, como acontecia com as tradicionais fichas de papel guardadas em pastas suspensas em arquivos de aço.

GERENCIAR RELACIONAMENTOS

A transformação digital impactará favoravelmente a gestão do consultório, da clínica e do hospital, além de controlar melhor o fluxo dos dados dos clientes. Os *softwares* de *customer relationship management* (CRM), que nos auxiliam a gerir o relacionamento com os clientes com uma eficiência nunca experimentada pelos médicos, permitem um acompanhamento e contato muito mais próximo com eles.

Datas de vacinas, retornos, controle de tratamentos, lembretes de quando se deve voltar à clínica para refazer exames, e até o envio de cumprimentos pela passagem de aniversários e datas festivas, são formas de gerir a relação com os pacientes que repercutem muito positivamente na satisfação e fidelização em relação aos serviços prestados por nós, médicos.

Como esses dados estão na nuvem, a possibilidade de esquecer compromissos, perder informações, ou que elas sejam corrompidas torna-se cada vez mais improvável.

Os médicos utilizam, também cada vez mais, *tablets* nos consultórios, tanto para coletar informações dos pacientes, quanto para fazer anotações durante uma consulta – as quais, em tempo real, já são transferidas para a nuvem e armazenadas de forma segura. Nos consultórios, clínicas e hospitais, já é possível eliminar quase completamente os formulários de papel. Os últimos que ainda resistem são aqueles exigidos por órgãos oficiais, com assinaturas e carimbos.

Embora avanços também já estejam presentes nos hospitais de primeira linha, os clientes ainda costumam ter queixas específicas sobre esses, como o excessivo tempo de espera por exames e a dificuldade em obter informações pelo telefone ou pelo *site* desses estabelecimentos. Há queixas, ainda, quanto à transparência dos procedimentos neles realizados. Provavelmente, muitos de nós já passaram, por exemplo, pela angústia de aguardar horas nas salas de espera por informações sobre uma cirurgia à qual se submeteu um ente querido. Se há atraso na realização dessa intervenção, é comum que isso não seja informado para aqueles que acompanham o paciente, deixando-os aflitos.

Não é exagero dizer que essa é uma maneira nada profissional de se relacionar com as pessoas, pois não é mais concebível, em uma época em que há inúmeras formas digitais de comunicação, inclusive com acompanhamento em tempo real, que se tenha dificuldade e demora para o acesso às informações. A tecnologia digital revolucionou, como já foi dito neste capítulo, a maneira de gerenciar o relacionamento com os clientes. Não há, portanto, muitas justificativas para as relações com eles ainda se darem, em muitas instituições de saúde, de uma maneira lenta, distante e fria.

No entanto, devemos reconhecer que, nos hospitais, se encontram algumas das mais extraordinárias novidades voltadas para os tratamentos e as prevenções. Estão ali as cirurgias robóticas, o teleatendimento, a inteligência artificial aplicada a vários procedimentos, como o reconhecimento de padrões de imagem, facilitando e acelerando o trabalho dos radiologistas e tornando menor a probabilidade de erro humano.

Embora ainda enfrente resistências entre os médicos, a inteligência artificial também avança na direção de encurtar o caminho e até mesmo avançar na automatização de alguns diagnósticos e sugestões de tratamento, na medida em que cruza com muito mais rapidez e abrangência os dados dos pacientes com o conhecimento médico. Uma vez que o conhecimento científico aumenta em uma velocidade nunca antes vista, é impossível para um profissional manter-se a par das muitas centenas de artigos médicos que são produzidos mensalmente. Tornar esse conhecimento acessível ao médico é uma das grandes contribuições da transformação digital.

Um computador é capaz de compilar as novas evidências que estão sendo descobertas e "sugerir" a nós alguns indícios de um quadro, por exemplo, de câncer. Esse apanhado de dados nos auxiliará cada vez mais para precisarmos nossa tomada de decisão. O diagnóstico com a ajuda da inteligência artificial ainda não é 100% efetivo, embora estejamos avançando nessa direção velozmente.

NÍVEIS DE RELACIONAMENTO

Talvez um dos impactos mais visíveis que a digitalização da saúde está trazendo esteja no nosso relacionamento com os clientes. Agora, os pacientes passaram a ter mais responsabilidades e liberdade de escolha na interação conosco. Podemos dividir essa transformação em três níveis: o *frontpage*, o *back office* e a relação digital direta.

O *frontpage* refere-se a tudo aquilo que o cliente é capaz de visualizar a respeito do médico. Nele estão as mídias sociais nas quais estamos presentes e o conteúdo educacional que produzimos – em geral em plataformas como YouTube, Facebook e Instagram –, a partir dos quais somos capazes de

Agora, os pacientes passaram a ter mais responsabilidades e liberdade de escolha na interação conosco.

convencer potenciais clientes a respeito das nossas qualidades profissionais e pessoais. Também integram o *frontpage* – e são bastante relevantes – os ambientes nos quais respondemos às dúvidas e perguntas das pessoas.

No *back office*, o segundo nível em que se dá essa relação, o cliente não tem uma participação ativa. Seu papel é de espectador. É nesse nível que estão os conteúdos digitais exibidos no próprio consultório. A tecnologia permite que esses conteúdos sejam transmitidos nos monitores do consultório e controlados a distância pelo médico. Aplicativos baratos e disponíveis no mercado possibilitam, por exemplo, que vídeos do YouTube ou de qualquer outra plataforma em que estejamos presentes se alternem nos aparelhos de televisão localizados na sala de espera, com o controle sendo feito pelo nosso *smartphone*. E esta é apenas uma das possibilidades de comunicação que a tecnologia proporciona.

É ainda desse *back office* que é disparada a comunicação feita pelo médico para os seus clientes, como os *e-mails marketings*. Elas não exigem respostas dos clientes, mas são uma estratégia bastante eficiente de comunicação. Mesmo que seja consagrada com o nome de *e-mail marketing*, essa comunicação pode se dar por outras plataformas, como WhatsApp, Facebook e os *sites* dos consultórios e clínicas.

O que se quer é proporcionar mensagens que façam com que os clientes se sintam envolvidos, não apenas naquele momento da consulta, mas também nos intervalos entre elas, sendo lembrados da data da próxima ida à clínica, das mudanças de medicação ou dos cuidados sazonais com a saúde. Tais iniciativas farão com que o paciente queira aderir à jornada digital e sinta que ela é capaz de lhe entregar benefícios ainda maiores do que a medicina tradicional.

Também neste nível, há um processo – que o cliente não enxerga, embora seja impactado por ele – de grande importância para o médico: o controle dos dados que monitoram o perfil e o comportamento das pessoas que procuram os serviços do consultório ou clínica. São informações como o custo médio daquele cliente para o médico e a qualidade da interação que ele estabelece com o profissional e com o negócio.

Por exemplo, se alguém agenda uma consulta com o médico; não comparece; volta a marcar um horário; e, de novo, não cumpre o compromisso, na terceira tentativa de marcar uma consulta, o sistema alertará: este cliente é imprevisível, não cumpre seus compromissos. O preço da consulta para ele já não será o padrão, como R$ 400, mas R$ 500, e o valor deverá ser pago antecipadamente. Afinal, nas vezes em que ele não compareceu, algum cliente realmente necessitado de uma consulta não pode vir, porque o horário já estava ocupado.

CONSULTA PELO CARTÃO

Há, ainda, a terceira dimensão da transformação digital, a relação digital direta, na qual o cliente interage sozinho com os dispositivos no consultório, sem necessitar da mediação de seres humanos.

Um exemplo é o que eu, David Sena, ofereço aos meus clientes na minha clínica de cirurgia plástica. Nela, o paciente pode agendar uma consulta de 30 minutos, seja por telemedicina ou presencial, pagando no seu cartão de crédito, com a mesma facilidade com que fazemos uma compra em um site de e-commerce, como a Amazon ou o Mercado Livre.

Nesse mesmo ambiente digital, ele se cadastra como paciente e preenche os dados requeridos, tudo isso sem precisar conversar com uma secretária ou qualquer outra pessoa. É um autosserviço. Mas o cliente tem a possibilidade, caso não se sinta confortável nesse ambiente automatizado, de fazer todo esse processo com a intermediação da secretária. Nesse caso, pagará um pouco mais por essa opção. Dessa maneira, uma consulta que tenha sido solicitada diretamente pelo autosserviço custaria R$ 300, enquanto aquela que requer um ser humano atuando como intermediário teria um valor mais alto, R$ 400.

Essa diferença não apenas visa a cobrir os custos de ter um funcionário disponível para esse tipo de atendimento, mas tem uma função educativa. Ela poderá inspirar o cliente a considerar que vale a pena preencher aquele formulário, no qual estão todas as perguntas que alguém de nossa equipe faria no consultório – como saber se ele é diabético, hipertenso, etc. Além disso, ganha-se um tempo valioso quando o paciente completa o formulário digital, pois quando damos início à consulta, já dispomos de todas as informações necessárias. Esse pré-preenchimento é de grande importância para facilitar a jornada do médico.

A rigor, os consultórios nem precisariam mais ter empregados para prestar esse tipo de serviço. É possível que o cliente forneça todos os seus dados sem intermediários, escolha a consulta que quiser, seja presencial ou on-line, e pague por ela no aplicativo do seu banco, recebendo posteriormente o recibo por e-mail *ou pelo WhatsApp.*

Quando os dados dos dispositivos wearables, *que podem registrar oscilações de pressão arterial, níveis de oxigenação, batimentos cardíacos, entre outros, forem também acrescentados automaticamente a esse formulário, as consultas com o médico ganharão profundidade e interações até então inéditas. Todos sairão ganhando com isso, tanto clientes quanto profissionais da saúde.*

EVENTOS NEGATIVOS

Falamos até aqui de ganhos, alta *performance* e produtividade para os médicos proporcionados pela digitalização. Também tratamos de jornadas mais favoráveis, consultas mais profundas e autonomia para os clientes. Todas essas facilidades são resultados positivos da digitalização da saúde. Mas existiriam também problemas e dificuldades criados pela transformação digital? Sim, há possíveis eventos negativos, caso não sejam tomados os cuidados adequados.

Um deles, observado com frequência em todas as instâncias na qual a tecnologia da informação está envolvida – e não apenas a medicina –, é a falha na segurança dos dados. Há inúmeros golpes, roubo de senhas, invasões por *hackers* e outros crimes cibernéticos que, de certa forma, vêm acompanhando há muito tempo a evolução da computação. Por outro lado, junto com o aumento dessa delinquência, há também um crescimento da segurança voltada para impedir a ação desses criminosos digitais.

Outro risco potencial é o de nos tornarmos excessivamente dependentes desse mundo digital. Isso pode parecer um paradoxo, pois nos dias de hoje não há mais como negarmos a atuação digital para cativar os clientes, levando até eles a nossa experiência e o conhecimento técnico. No entanto, o personagem digital que um médico apresentará ao mercado não terá consistência se não refletir as suas habilidades e os valores enquanto pessoa de carne e osso. Se alguém não tem muito o que mostrar como pessoa física, no atendimento correto do paciente, na utilização de sua bagagem técnica, não conseguirá convencer as pessoas sobre a sua capacidade profissional apenas com um avatar bem-feito.

Podemos comparar a *performance* de um médico à de um restaurante. Se a comida não for boa, o atendimento for vagaroso e o ambiente inóspito, nem uma excelente divulgação da sua atuação profissional adiantará, pois as pessoas irão apenas uma vez ao local e não voltarão mais. A transformação digital não pode ser a única ferramenta para um médico encantar os seus clientes. Ela deve ser complementar a tudo o que o médico é capaz de oferecer, desde a sua capacidade técnica até as não técnicas, de empatia e amor pelo que faz.

Mas, talvez, entre todos os riscos, o maior seja o de o profissional considerar-se incapaz de participar dessa transformação digital. Ainda há médicos que ou não acreditam que essa atualização seja necessária ou temem erroneamente que o universo digital seja excessivamente complicado e esteja acima da sua capacidade de aprendizado. Nada poderia ser mais falso do que isso. Os aplicativos, *softwares* e dispositivos são cada vez mais intuitivos e simples de usar.

Não será possível continuar por muito tempo na medicina do século passado. Há estudos indicando que, nos hospitais, os profissionais de saúde gastam até 40% do seu tempo preenchendo formulários, guias e relatórios. Seria algo como dedicar dois, dos cinco dias úteis da semana, à burocracia, deixando de lado o atendimento e outros procedimentos necessários para os clientes. Não faz mais sentido passar o tempo sentado em uma mesa diante de uma pilha de papéis. Não há mais a "opção vinil".

Entrar no mundo da transformação digital traz enormes benefícios para os médicos e aprimora as estratégias capazes de encantar e fidelizar os pacientes – o tema do próximo capítulo.

CAPÍTULO 11

COMO ENCANTAR E FIDELIZAR CLIENTES, ANTIGAMENTE CHAMADOS DE PACIENTES?

Carlos Eurico Pereira, David Ponciano de Sena e Pedro Schestatsky

Pacientes não são pessoas difíceis de agradar, mas vêm se tornando cada vez mais exigentes. Há mais de uma razão para isso, mas a maior delas é a crescente "uberização"* da economia. Esse fenômeno vem transformando de maneira radical a visão, por exemplo, do que é um tempo de entrega aceitável de produtos e serviços. A uberização fez com que nos tornássemos mais atentos sobre qual é o valor justo a ser pago por um bem e ainda mais exigentes em relação ao nível de qualidade mínima admissível para aquilo que adquirimos. Essa nova maneira de ver o mundo é um desafio para todos aqueles que oferecem bens aos clientes, inclusive os médicos. Por esse motivo, os profissionais da saúde devem repensar com urgência suas concepções do que é preciso fazer para cativar a sua clientela.

Antes de prosseguirmos é aconselhável recordar, e acreditar, que há uma nova relação entre médicos e pacientes que já vinha se estabelecendo mesmo antes de o primeiro Uber circular pelas ruas de São Francisco (EUA), onde a plataforma foi lançada, em 2011 (LAGORIO-CHAFKIN, 2014). Nós, médicos, já não somos aqueles profissionais raros, como

---

*Termo derivado da Uber, empresa que permite que consumidores contratem viagens em carros particulares a partir de um aplicativo. "Uberização", em seu sentido amplo, passou a designar a possibilidade de o cliente ter acesso a serviços e produtos executados e entregues diretamente pelo fornecedor, eliminando intermediários, o que torna o acesso a estes bens ofertados mais barato e mais rápido do que aquele oferecido pelas empresas tradicionais (LAZO, 2016).

acontecia nas gerações anteriores. Portanto, aquela aura de estarmos no alto do pedestal, sermos senhores da vida e da morte, aos quais era preciso obedecer e temer, já não está mais aqui.

Nossos pacientes estão, hoje, menos dispostos a ver como naturais comportamentos típicos da escassez médica de antigamente: atrasos nas consultas; uma agenda que exija semanas ou meses de espera para serem atendidos; ou a obrigação de dias de espera para terem o retorno dos seus exames. Por que hoje, no século XXI, os pacientes esperariam pelos médicos? Agora basta entrar em um aplicativo para ter em frente de casa, em poucos minutos, um carro à sua disposição; não é necessário mais ir ao supermercado, uma vez que alguém fará isso por você; e é possível alugar uma casa em Paris pelo celular, sem falar uma única palavra em francês. Este é o novo formato das coisas, o novo normal. Por que, então, com os médicos, seria diferente?

Na verdade, a medicina é a última fronteira na adesão a essa uberização. Ela já aconteceu com os bancos, até mesmo nos serviços do judiciário. Diz-se que nos acostumamos rápido às coisas boas. É o que acontece com esse processo de customização dos serviços. As pessoas esperam que a mesma facilidade que têm hoje para reservar uma viagem ao Japão lhes seja também proporcionada no atendimento médico. "Por que consigo marcar o meu corte de cabelo por meio de um aplicativo no meu celular, e minha consulta médica, não?", as pessoas se perguntam.

> *As pessoas esperam que a mesma facilidade que têm hoje para reservar uma viagem ao Japão lhes seja também proporcionada no atendimento médico.*

PONTUALIDADE ENCANTA

Os pacientes pedem coisas simples. O médico que os atender com pontualidade vai encantá-los. Quando entrarem no consultório e forem atendidos por um profissional focado, que estará de fato presente enquanto durar a consulta, provavelmente se tornarão clientes fiéis. A pontualidade no atendimento não significa necessariamente que o paciente estará diante do médico na hora marcada. No horário combinado, ele será atendido pela equipe da clínica, o que é quase o mesmo que se sentar diante do médico.

Isso é algo relevante, inclusive, para que o paciente tire de vez da cabeça a ideia de que o profissional médico é um deus, que vai conceder a ele alguns minutos do seu tempo. Ele vai entender que esse médico trabalha em uma empresa, na qual há outras pessoas envolvidas, de cujo trabalho ele depende. Aquela empresa, como um todo, é que vai atender às suas necessidades de saúde. Essa é uma visão mais atual e que certamente agradará os clientes.

Dessa maneira, o encantamento será ainda maior quando a experiência desse paciente no consultório, ou na clínica, começar no momento em que ele é recebido por uma equipe bem treinada, que segue roteiros preestabelecidos e que é capaz tanto de preparar o cliente para o momento da consulta, quanto de informá-lo e educá-lo a respeito das orientações passadas pelo médico.

Uma equipe de profissionais treinados e com iniciativa é um fator determinante para uma jornada plenamente satisfatória desse paciente. Ela deve não apenas ser capaz de fazer a pessoa se sentir bem acolhida, mas ser responsável por realizar tarefas e providências que permitirão ao médico dedicar uma quantidade maior de tempo e disposição para ouvir o seu cliente.

Por exemplo, em uma clínica que recebe pacientes com problemas pulmonares, técnicos de enfermagem ou enfermeiros, ao recepcionarem o cliente, já verificam imediatamente os seus sinais vitais, aplicam questionários, registram o seu peso, altura, oxigenação, pressão, os medicamentos que ele toma e se ele está executando de forma adequada o uso dos *sprays* (nebulímetros) – os erros em seu uso são causa frequente de não controle das doenças respiratórias. Isso já economiza um tempo considerável ao médico, que, caso não tivesse esse apoio, teria de fazer esse trabalho pessoalmente. Com os dados do paciente em mãos, nós, médicos, teremos o tempo e a tranquilidade necessários para fazer o que é mais importante em uma consulta: escutar o cliente e pensar junto com ele nas melhores soluções para o problema de saúde que está ocorrendo.

Não é só uma questão de "ganhar tempo", mas tornar esse tempo mais qualificado para o médico e os seus clientes. Isso é algo que se consegue com o auxílio da tecnologia, sobretudo a digital. Ao responderem os questionários que são enviados dias antes da consulta por *e-mail* ou por mídias sociais, ou mesmo aplicados pela equipe na sala de espera, os pacientes já percebem que aquele profissional entrega um atendimento diferenciado e demonstra estar mais bem preparado para atendê-los.

Ainda há clientes, sobretudo aqueles já veteranos, que têm dificuldade em se relacionar com mídias sociais. Não é incomum, portanto, que as clínicas modernas mantenham em suas salas iPads disponíveis para esse público, com pessoas treinadas para auxiliá-los no preenchimento dos questionários.

MEDITAÇÃO PARA CONSULTA

Livre da obrigação de coletar essas informações, o médico pode ter o tempo necessário, inclusive, para se preparar melhor para a conversa com o cliente. Desligar o próprio celular e não olhar para o computador em sua mesa durante a consulta facilita a conexão com o paciente, mas há médicos que somam a esse cuidado alguns minutos dedicados a meditar ou tranquilizar-se antes que o paciente entre em sua sala. Dessa maneira, tiram da cabeça qualquer questão externa, a fim de estarem completamente presentes para ouvir e prestar atenção integral ao que o paciente for relatar.

Não temos nenhuma dúvida, portanto, de que o melhor, e prioritário, investimento que um médico deve fazer é formar uma equipe competente. Não é possível fazer muita coisa sozinho. O exemplo a seguir mostrará como faz diferença trabalhar bem acompanhado.

João e a esposa, Elisa, vão a uma clínica de um cirurgião plástico. Elisa pretende passar por uma cirurgia de implante de prótese mamária, mas tem algumas dúvidas e um pouco de medo do procedimento. Ela relata seus temores para a atendente que, na clínica, é quem faz a recepção dos clientes e escuta as suas histórias. João também está nervoso. "Cirurgia, anestesia.... não é perigoso?" A atendente ouve suas preocupações, dá alguns esclarecimentos, tenta tranquilizá-los. Anota os dados de Elisa em um iPad e a encaminha para que sejam feitas as fotos necessárias pelos técnicos. Um enfermeiro toma nota de seus dados clínicos e já explica à paciente quais exames preliminares ela deverá fazer para validarem que ela está saudável e apta ao procedimento. A atendente, com todos esses dados em mãos, vai até o consultório, descreve para o médico os temores e a necessidade da mulher e comenta também sobre o nervosismo do marido.

O doutor os recebe: "Dona Elisa, a senhora quer uma prótese mamária. Eu acredito que o procedimento lhe trará mais qualidade de vida e bem-estar. Pelas imagens, vejo que o procedimento tem tudo para ser bem-sucedido; precisaremos que realize os exames já explicados à senhora para termos certeza de que está em ótimas condições de saúde; e o senhor, seu João, pode ficar tranquilo, não há motivos para preocupação." Ou seja, o médico já sabe o motivo da visita, conhece as dúvidas do casal e já está com as fotos diante de si – informações essas que foram levantadas pela equipe. Só aí ele já economizou diversos minutos que gastaria em uma consulta usual.

Sua conversa e instruções para João e Elisa se estenderão por 15 minutos, mas o casal terá a sensação de que a consulta durou uma hora. Eles foram atendidos assim que chegaram à clínica, contaram a sua história e foram ouvidos. O médico foi simpático e objetivo. No final, saíram dali satisfeitos e com uma boa impressão de todo o serviço.

Sim, sempre se pode argumentar que contratar uma equipe assim custa dinheiro, é um custo fixo. Esse gasto vai "comer" toda a lucratividade da clínica, não é? Não, esse dinheiro deve ser visto como um investimento. Basta olhar para o tempo que foi economizado no exemplo que demos. Quanto será a remuneração mensal de uma assistente? R$ 2 mil a 3 mil mensais? Qual é o valor da hora do médico? R$ 500, R$ 1 mil, R$ 2 mil? A experiência de quem formou uma boa equipe indica que cada funcionário gera de 4 a 5 vezes a mais em faturamento do que o custo do seu salário para os sócios da clínica.

TRATAMENTO HUMANIZADO

Pode parecer até mentira dizer que, cercado por tantos auxiliares, intermediado por tantos outros iPads e processos, o médico pratica um atendimento humanizado. Principalmente se nos lembrarmos dos profissionais do passado, que gastavam um enorme tempo com o cliente, conversavam despreocupados, sem se importar com o fato de o próximo cliente agendado estar sentado há horas aborrecendo-se na sala de espera.

Eles achavam que isso era um atendimento humanizado. Ouviam, de uma maneira paternalista, as queixas do cliente. Passavam a mão na cabeça, tentavam consolá-lo, diziam que tudo aquilo ia passar. E justificavam agir assim porque, afinal, estavam dando atenção ao paciente. No entanto, é muito mais proveitoso ter uma equipe já trabalhando com o paciente, dando-lhe os cuidados objetivos e necessários e coletando dados que serão de grande importância para que o médico chegue a um diagnóstico e proponha um tratamento efetivo. Este é o papel do médico: curar pessoas, cuidar da saúde delas da maneira mais objetiva e prática possível.

Este é o papel do médico: curar pessoas, cuidar da saúde delas da maneira mais objetiva e prática possível.

Esta é também a expectativa dos clientes. Vamos nos lembrar da uberização. O que se quer hoje é uma resposta de qualidade, clara e objetiva. Obviamente o humanismo continua em pauta e nunca sairá de cena. Com mais tempo para atender aos pacientes, nós, médicos, sempre teremos muito mais oportunidades de ouvir de maneira verdadeiramente presente aqueles que nos procuram. A tecnologia somada a um novo *mindset* médico, consciencioso e comprometido, permite que esse momento de interação tenha bem mais qualidade e intensidade do que se costumava praticar nos consultórios de antigamente.

CLIENTES ATRASADOS

É curioso perceber que, como hoje boa parte dos médicos está cada vez mais bem organizada, quem costuma atrasar o andamento das consultas são os próprios pacientes. Ainda está na memória da maioria dos clientes que o tempo que gastarão em um consultório ou em uma clínica é algo impreciso, sem controle. Eles imaginam que sempre haverá um atraso que, se chegar a uma ou duas horas, será algo banal. Essa visão, que já não é mais correta, faz com que os clientes não se incomodem em chegar meia hora depois do horário acertado, "pois o doutor vai se atrasar mesmo".

Ou seja, não são apenas os médicos que devem mudar o seu *mindset*. Há um trabalho educativo a ser desenvolvido também junto aos pacientes. Aqueles que procuram os serviços médicos costumam desenvolver uma relação emocional com o profissional da saúde. Essa visão subjetiva de relacionamento pode levar a alguns impasses, como pacientes que querem ser atendidos de uma maneira diferenciada em relação aos outros porque se julgam famosos, porque são clientes há muito tempo ou porque acreditam já terem gastado muito dinheiro no tratamento, entre várias outras razões.

Os pacientes querem sentir que são especiais para o médico e que este vai lhes proporcionar uma atenção diferenciada daquela que é dada aos demais. Mas isso não é algo que possa ser feito. Educá-los passa, portanto, por alinhar suas expectativas com o que o médico vai entregar.

Uma questão exemplar nesse sentido é em relação ao acesso aos médicos. Em geral, os pacientes querem ter o celular pessoal do profissional para poder contatá-lo em caso de necessidade. No entanto, nem sempre essa necessidade de conversar com o profissional é relacionada a alguma urgência. Às vezes, querem ligar para tratar de assuntos pessoais, que poderiam ser conversados dali a um mês, na próxima consulta marcada, ou, em muitos casos, são questões que não têm relação alguma com o papel do médico, o que desgasta o profissional, que fica envolvido em responder mensagens intermináveis de WhatsApp. Segundo Carlos Eurico, *precisamos, como médicos atenciosos e humanizados, estar disponíveis para os clientes, mas o grande desafio hoje é ser acessível sem se tornar escravo da profissão.*

CLASSIFICANDO PACIENTES

Carlos Eurico explica que para fidelizar um cliente é fundamental conhecê-lo. Há distintos perfis de clientes que reagem também de maneira diferente diante de uma consulta. Cada paciente, é claro, tem características únicas, mas a experiência mostra que podemos, de maneira esquemática, classificar seus comportamentos em pelo menos quatro grandes grupos de perfis. Classificar os pacientes permite identificar a maneira como devemos abordá-los e como podemos agir para minimizar os atritos e favorecer o engajamento e o encantamento por nossos serviços, ou até mesmo para evitar determinado perfil que não se encaixa com o nosso perfil profissional, uma vez que essa classificação serve tanto para pacientes como para médicos.

Um desses perfis é o do **cliente científico**, aquele que é curioso, se encanta com as novidades tecnológicas e costuma pedir explicações detalhadas sobre como serão os procedimentos a serem adotados e como seu corpo reagirá a eles. Outro tipo é o **naturalista**, que não gosta de tomar remédios, nem de fazer exames. Não se interessa pelos avanços da medicina e talvez se sentisse mais feliz na presença de um homeopata ou um terapeuta.

Outros perfis de pacientes que vale a pena identificar e têm a ver com os perfis anteriores são o **cliente maximalista** e o **minimalista**. O primeiro está disposto a fazer uso de todas as ferramentas, medicamentos e procedimentos para melhorar sua condição o mais rápido possível, e geralmente abrange pacientes com perfis mais científicos. O segundo, o minimalista, tem mais relação com o perfil naturalista, prefere utilizar a mínima intervenção possível, ou a menor dose ou a menor quantidade de medicamentos possível, e não se importa em "deixar a natureza agir" quando tem sintomas. Além disso, está mais disposto a sofrer algum desconforto em razão de usar menos "química" no seu organismo.

Para fechar esse grupo de perfis descritos no livro "Como os médicos pensam", do professor Jerome Groopman (2019), temos os **crentes**, ou que acreditam, e os **céticos**, ou aqueles que têm o comportamento de duvidar de tudo. Os crentes, em geral, têm confiança no médico e no tratamento e depositam uma fé inabalável nas opções apresentadas pela equipe de saúde, o que privilegia inclusive a resposta terapêutica (vide efeito placebo); já os céticos, como se pode prever, são questionadores, desconfiam das propostas apresentadas e em geral têm o comportamento de buscar diferentes opiniões até tomarem uma decisão sobre o que fazer em relação à sua saúde.

Eu, Carlos Eurico, ainda costumo utilizar outra classificação para os meus clientes (GILLETTE; MOORE, 1993), que me ajuda muito na organização dos meus horários de agendamento e no perfil do atendimento. Um desses perfis é o do **guerreiro**, o impaciente. Não gosta de esperar. Chega ao consultório e quer ser atendido rapidamente e da maneira mais direta e breve possível. Terá de fazer uma cirurgia? Tudo bem, desde que seja feita o quanto antes. Esses clientes devem ser agendados nos primeiros horários dos turnos; se você se atrasar ou identificá-los no meio da agenda, garanta que não esperem mais do que poucos minutos para serem atendidos. O seu antagonista, o **mago**, age de uma maneira completamente contrária à do guerreiro. Quer atenção, traz todos os exames separados por doença e data. Quer saber todos os detalhes, os escuta e ainda pede para que o médico os repita. Tenta alongar ao máximo a consulta e fala de todas as indisposições que o atormentam. Por fim, o último personagem é o paciente **tanto-faz**. Ele deixa que o médico resolva e tome todas as decisões por ele. Não entende que as escolhas devem ser feitas por ele, ou, pelo menos, em conjunto com o profissional.

COMPORTAMENTO LATINO

Esses comportamentos, sobretudo o do *mago* e do *tanto-faz*, são bem típicos nos pacientes de origem latina. Os americanos, diretos e objetivos, superaram isso. O latino quer que você seja atencioso, que fique com ele o tempo que quiserem. Muitos vêm à consulta para desabafar, um desejo que pode vir disfarçado por uma dor de cabeça. Mas eles não querem analgésicos; desejam contar que sua empresa faliu, que seu relacionamento com o cônjuge anda péssimo, que o filho está envolvido com drogas. Esses são assuntos para um psicólogo ou psiquiatra, e, mesmo nesses casos, a consulta poderá ser objetiva, com espaço para que o paciente se manifeste e o bom senso e a gentileza do profissional para encurtar a conversa, quando ela se delongar demais.

Embora seja necessário, às vezes, impor limites sobre os assuntos a serem tratados no âmbito do consultório, não há mais como escaparmos de dar ao paciente acesso à rede social pela qual ele poderá se comunicar conosco. É necessária prudência caso escolha fornecer o número do seu celular pessoal, pois uma imensa maioria das pessoas hoje não sabe utilizar com bom senso essa disponibilidade do médico, causando inconveniências. Esse é mais um argumento a favor de ter um time de pessoas para dividir a disponibilidade, ou filtrar o que é importante, como uma triagem. E vale a pena investir em estar disponível? Sempre, pois isso é fator fundamental na fidelização de pacientes a médicos e serviços de saúde. Quando se trata de saúde, as pessoas buscam se sentir seguras e amparadas.

Para assuntos como marcação de consultas, de procedimentos ou outras questões do dia a dia, o paciente pode entrar em contato pelo celular da clínica ou pelo da secretária, ou por meio de um aplicativo. No caso de a pessoa não se sentir bem e necessitar de uma orientação médica urgente, ela ou um familiar deverá ligar também para o celular da clínica ou para algum contato de emergência que você pode fornecer. Além disso, desde as primeiras consultas, ela já deve ser orientada a procurar o pronto-socorro de um hospital, onde terá melhores condições de atendimento em casos de urgência. Essas orientações ajudam a evitar a falsa expectativa de que, em uma urgência, ela deve ter atitude passiva e esperar pelo médico. Em situações assim, a secretária ou algum assistente certamente conseguirá contato conosco para podermos atender o paciente o mais rápido possível.

Com exceção dessas situações mais sérias, o cliente deve ser orientado a mandar mensagens via, por exemplo, Messenger, no Facebook, que é o canal aberto pela clínica. É preciso educar os clientes de maneira assertiva em relação às expectativas que eles têm. Eles devem ter uma visão realista do quanto seus desejos serão atendidos.

A separação entre os espaços pessoal e profissional talvez ainda esteja nebulosa para a maioria das pessoas, em razão da grande velocidade com que a presença de todos, inclusive médicos, cresceu nas mídias sociais. No entanto, vale o reforço: não é mais admissível para nós, profissionais da área da saúde, nos isentarmos de estar nessas mídias. Do contrário, estaremos fora do mercado em pouco tempo.

> *É preciso educar os clientes de maneira assertiva em relação às expectativas que eles têm. Eles devem ter uma visão realista do quanto seus desejos serão atendidos.*

Se é possível construir uma boa reputação junto às pessoas nessas mídias, também ali é preciso ter um cuidado com as expectativas que podem ser geradas. Não há como você ter duas personalidades ao mesmo tempo – isso é algo que devemos deixar a cargo do doutor Jekyll e do senhor Hyde, personagens do clássico de terror e suspense *O Médico e o Monstro**. Se alguém trata das suas próprias qualidades com exagero e sensacionalismo, mas no dia a dia não tem as competências que alardeia possuir, em algum momento "será descoberto"; logo isso ficará claro para os eventuais pacientes, e esse médico será visto como uma farsa.

UM ATIVO IMPORTANTE

Em contrapartida, o profissional que se coloca na mídia social de uma maneira séria, técnica e sóbria certamente será visto como alguém competente e confiável. Quem é bom mostra o seu valor tanto *on-line*, quanto fora da internet. É a mesma coisa estar na nuvem ou na terra, porque ele será sempre o mesmo ser humano. Essa coerência é importante porque as pessoas se conectam com a autenticidade, que é um dos ativos mais importantes para um médico.

A percepção de que o profissional age com legitimidade e honestidade é um dos fatores mais relevantes para a fidelização dos clientes. A fidelização é algo emocional. É uma expectativa alcançada. Se o paciente tem uma expectativa e ela foi alcançada, ele tenderá a ser fiel ao médico. Nunca é demais insistir nessa postura de não prometer o que não é real, aquilo que não pode ser entregue. As mídias sociais escondem uma armadilha: nos fazem acreditar que podemos escrever ou dizer o que nos vier à cabeça, pois aparentemente não há ninguém "do outro lado" que questione nossas afirmações. Mas não é assim que as coisas funcionam.

---

*Com o título original em inglês *The Strange Case of Dr. Jekyll and Mr. Hyde* (O estranho caso do Dr. Jekyll e o Sr. Hyde), *O Médico e o Monstro* é um clássico literário escrito em 1886 pelo escocês Robert Louis Stevenson (1850-1894), conta a história de um médico e cientista, Henry Jekyll, educado e bem intencionado, que, ao tomar uma poção que desenvolveu, se transforma em Edward Hyde, um homem repulsivo, grosseiro e com instintos assassinos (STEVENSON, 2007).

Cedo ou tarde, a consistência ou inconsistência do que prometemos será revelada.

Esse risco da exposição exagerada não invalida, no entanto, a grande importância das mídias sociais como uma ferramenta tecnológica capaz de ajudar no esforço de encantar e fidelizar os pacientes. E há outras poderosas ferramentas. Entre as mais indispensáveis estão as de *customer relationship management* (CRM)*. Um sistema de CRM possibilita que sejam armazenadas informações dos clientes e de possíveis clientes, com a identificação de suas preferências, frequência de compras, conversão de vendas e, ainda, com organização da periodicidade de contatos e acompanhamento dos clientes.

O CRM é capaz de gerar dados relevantes para um médico em relação aos seus pacientes. Primeiro, área de interesse: o que esse cliente quer, no que está interessado? O que se passa com ele? Tem alguma doença crônica que precisa ser acompanhada? O que ele quer melhorar em sua saúde? Depois, dados de consumo: de quais serviços e soluções ele precisa? Consultas, exames, testes e procedimentos? Terceiro, datas importantes: ele precisa se consultar e fazer exames a cada quanto tempo? Quando deverá ser a sua próxima vinda ao consultório? Quarto ponto: o grau de integração que ele tem com a sua empresa. Ou seja, é alguém que retorna ao seu consultório para consultas, exames, testes e procedimentos com frequência? Ou faz grandes gastos, mas com pouca frequência?

Sabendo como o cliente interage com você, será possível estabelecer diferentes estratégias para lidar com ele. Ninguém é igual para uma empresa. Cada um tem suas preferências e comportamentos que, identificados pelos empreendedores, facilitarão os negócios e a fidelização dos clientes.

O Pipedrive de Vendas (PIPEDRIVE, 2022) é um exemplo de CRM mais voltado para o fechamento de negócios, mas que também tem grande utilidade para médicos, sobretudo aqueles que se envolvem em negócios, em *startups* ou investimentos-anjo. O aplicativo permite controlar

---

*CRM é a sigla usada para *customer relationship management* (gestão de relacionamento com o cliente, em português) e se refere ao conjunto de práticas, estratégias de negócio e tecnologias com foco no relacionamento com o cliente (TIPOS..., 2021).

as ações que antecedem a venda propriamente dita, acompanhando as negociações, enviando lembretes, até em relação a almoços com potenciais clientes, telefonemas e *e-mails*. Além disso, registra os *feedbacks* dessas ações, permitindo desenhar uma estratégia mais certeira de prospecção de negócios.

Uma ferramenta mais comum no dia a dia, mas que infelizmente ainda não faz parte da rotina de todos os médicos, é o prontuário eletrônico. Nele podem constar dados clínicos, imagens, exames e o que mais for pertinente registrar em relação ao paciente. Esse prontuário reside na nuvem, permitindo que seja acessado de qualquer lugar e a qualquer momento, pelo celular ou computador. Para o médico, é um instrumento precioso que deixará registrados com segurança dados vitais, como os remédios que foram prescritos, quando foram prescritos e outras informações importantes.

MOSTRAR QUEM VOCÊ É ENQUANTO SER HUMANO ENCANTA E APROXIMA OS CLIENTES DE VOCÊ

Se o CRM e o prontuário eletrônico são capazes de tornar a nós, médicos, mais eficientes no manejo de nossos clientes, estes se tornarão fiéis se formos autênticos, sem representar um papel puramente técnico, formal e distante, e estabelecermos com eles uma empatia baseada em uma comunicação calorosa, seja presencialmente ou por meio das mídias sociais.

Certamente há valor em falar sobre a própria excelência profissional, os equipamentos que você possui em seu consultório, os títulos que conquistou – desde que isso não seja divulgado como uma vantagem sobre seus colegas, o que não é permitido pelo Conselho Federal de Medicina. Mas há cada vez mais consenso que o que é eficaz para encantar os clientes é mostrar, mais do que as suas habilidades, quem você realmente é. É mostrar, tanto *off-line* quanto *on-line*, o que você, profissional, faz de uma forma acessível, evitando ser técnico e científico.

Há cada vez mais consenso que o que é eficaz para encantar os clientes é mostrar, mais do que as suas habilidades, quem você realmente é.

Apresentar conteúdos educativos nas mídias sociais, o chamado *marketing* de conteúdo, dará muito mais longevidade à carreira de um profissional da área da saúde e gera muito mais empatia do que assistir ao médico explicando as vantagens da máquina de estimulação magnética transcraniana que ele tem em sua clínica.

Quem não se encantará em saber que o médico a quem confiará os cuidados com a sua saúde também é um bom pai ou uma boa mãe? E, como qualquer pessoa, ele tem diversos outros *hobbies* e interesses, além de sua área de atuação profissional. Cada vez mais os clientes querem se relacionar com profissionais que revelam a sua humanidade e jeito de ser. Por exemplo: se você é um médico que gosta de cozinhar ou andar de moto em uma turma de motoqueiros, postar fotos ou vídeos dessas atividades em suas mídias sociais não desmerece o seu trabalho como médico. Muito pelo contrário, mostrará que, por trás do jaleco, existe um ser humano que se interessa e se dedica também a outras coisas. Isso cria empatia.

A empatia é o meio capaz de conquistar corações. É fazer pelos outros o que você gostaria que fizessem por você. *Eu, Carlos Eurico, quando reflito sobre esse tema, lembro do dia da minha formatura, quando a minha mãe me disse qual seria a melhor maneira de exercer minha profissão de médico. Ela colocou a mão no meu ombro e disse: "Meu filho, durante a sua carreira, atenda a todo mundo como você gostaria que atendessem à sua mãe." Desde então, este tornou-se o meu mantra.*

No próximo capítulo, falaremos sobre o novo paciente que vem surgindo. Mais empoderado, mais consciente de seus direitos e mais bem informado.

CAPÍTULO 12

COMO LIDAR COM PACIENTES QUE DESEJAM SER PROTAGONISTAS DE SUA SAÚDE?

Alessandra Menezes Morelle,
Pedro Schestatsky e Salvador Gullo Neto

Uma paciente com câncer, mãe de filhos jovens adultos, que era atendida por mim, Alessandra Morelle, entrou em estado terminal. Ela já estava na fase dos cuidados paliativos, em sedação, e seu estado, no entanto, já não permitia que fosse mantida em casa, em home care, *pois precisava receber medicamentos intravenosos. A paciente estava parcialmente consciente, havia perdido muito peso e quase não conseguia comunicar-se com os filhos.*

Quando a paciente foi internada, fiz uma reunião com sua família e expliquei o que estaria por vir. Eu sempre converso com os familiares, explicando que farei o manejo dos sintomas, mas antecipo que vai chegar o momento em que a evolução do quadro nos fará decidir sobre intubar ou não a paciente para preservar a sua dignidade. A família foi também avisada de que, caso o sofrimento da paciente aumentasse, seria ministrada a ela sedação por meio de soro.

Os familiares entenderam a situação, concordaram com as providências que seriam tomadas e deram o seu consentimento. A situação estava nesse ponto quando recebi uma chamada de uma enfermeira do hospital no qual essa paciente estava internada. "A doente está muito gemente", explicou a enfermeira, "O que deveria ser feito?"

Expliquei à enfermeira que já havia deixado instruções quanto ao uso do sedativo, e que este deveria ser ministrado, conforme fora combinado com os familiares. Mas as coisas não se passaram dessa maneira.

Quando a enfermeira tentou introduzir o sedativo, os filhos da paciente não o permitiram. Foi quando ela me ligou e explicou a situação.

Fui até o hospital. Os filhos disseram: "Ah, nós achamos que não era ainda o momento de sedar". Eu já havia passado por situações parecidas, tinha experiência com esse momento grave e entendi os sentimentos que estavam envolvidos. Eles estavam se sentindo culpados, nenhum deles queria ser a pessoa que decidiria sobre a sedação, pois a mãe poderia morrer e eles se sentiriam responsáveis por essa morte. Então, eu afirmei: "Quem vai decidir isso sou eu, para aliviar o sofrimento da sua mãe". Os filhos se acalmaram e concordaram com a minha sugestão, sem questioná-la.

UMA RELAÇÃO DUAL

O episódio vivido por Alessandra, pelo qual muitos médicos já passaram algum dia, é um exemplo de como se dá a relação entre pacientes e médicos. Há uma certa dualidade. De um lado, há respeito e confiança que, mesmo que já não se apresentem com aquela quase divinização do médico de antigamente, ainda persistem. Do outro, há um espírito mais questionador; as pessoas estão hoje mais propensas a questionar decisões médicas e querem ter informações detalhadas, bem como participar dos processos de deliberação sobre os procedimentos a serem tomados.

Sempre haverá a concordância e a confiança dos pacientes e seus familiares, quando os médicos agirem com sensibilidade para serem os líderes nas decisões difíceis, como fez Alessandra. Isso talvez não seja uma novidade, mas algo que desde sempre esteve presente nas relações saudáveis entre pacientes e profissionais da saúde. Mas há uma mudança bastante significativa em curso.

Apoiados principalmente pelas pesquisas que fazem na internet, os pacientes atuais têm mais acesso às informações a respeito de questões ligadas à saúde, o que os faz chegarem mais informados às consultas, serem mais curiosos e não se conformarem com explicações vagas ou desatenciosas por parte dos médicos. É claro que alguns desses dados aos quais esses pacientes têm acesso não são tão acurados, ou eles não têm conhecimento técnico suficiente para interpretá-los de maneira correta.

Em resumo, o paciente não vai abrir mão da consulta médica, pois as informações que encontra no Google não vão garantir que o seu eventual problema de saúde seja resolvido a contento. Mas não é só isso. *Eu, Alessandra, percebo que ainda há uma necessidade forte de acolhimento por parte dos pacientes. Eles estão mais informados, é verdade, mas sabem que não podem tomar decisões inteiramente sozinhos.*

Mesmo que nos momentos de escolhas difíceis os pacientes deixem de lado as informações que conseguem do "Dr. Google" e se submetam ao que os médicos reais propõem, estes devem assumir uma postura de maior abertura para com aqueles que os procuram. Os profissionais precisam escutar mais os pacientes e dividir com eles as responsabilidades quanto ao tratamento sugerido.

> **Os profissionais precisam escutar mais os pacientes e dividir com eles as responsabilidades quanto ao tratamento sugerido.**

INFORMAÇÕES DEMAIS

Essa corresponsabilização é, inclusive, ainda mais necessária em momentos como o atual, em que muitos sofrem com o fenômeno da *"infoxication"** e, por isso, tornam-se incapazes de distinguir as informações que são relevantes daquelas que pouco acrescentam à tomada de decisão. Muito do que se encontra na *web* não é de boa qualidade.

Além disso, há uma diferença entre se ter acesso à informação e, de fato, utilizar-se dela. Talvez alguns sejam capazes de adquirir hábitos saudáveis, tomar precauções para evitar doenças, como aconselham várias mídias sociais. Nem sempre, no entanto, é o que acontece. As informações estão disponíveis, mas falta a didática, a educação e a mentalidade para

---

*Junção das palavras *information* e *intoxication* (informação e intoxicação, em português), o termo refere-se à enorme carga de informações fornecidas pelos meios digitais, que tem o potencial de provocar confusão entre os receptores, no lugar de facilitar a sua tomada de decisão (DIAS, 2014).

tomar as atitudes que são sugeridas. Por exemplo, todos sabem que fazer exercícios físicos é algo fundamental, mas quantos dos pacientes a quem recomendamos se exercitar de fato seguem essa orientação?

Embora seja positivo que as pessoas estejam cada vez mais buscando informações, perguntando para os seus médicos, interessadas em entender como o organismo e as doenças funcionam, elas ainda não desenvolveram uma predisposição a saltarem da sugestão para a ação. Como sempre, tudo dependerá do *mindset* dessa pessoa. Os mais conservadores vão esperar que algum médico valide a informação que eles obtiveram pela internet, enquanto outros, sobretudo as gerações mais novas, lidarão melhor, de maneira mais confiante, com os dados que encontram nos *sites* e mídias sociais e os adotarão com mais facilidade.

A tecnologia vem oferecendo aplicativos e plataformas* que permitem aos pacientes terem mais poder, tanto para fazer escolhas em relação ao seu tratamento, quanto para desenvolver um comportamento preventivo que favorecerá a sua saúde. No entanto, nem todas as pessoas, sobretudo as de maior idade, parecem estar preparadas para incorporar essas facilidades ao seu dia a dia.

Os pacientes mais jovens têm maior familiaridade com essas tecnologias e as usam de maneira satisfatória. Mas como pessoas mais velhas são exatamente as que precisam de mais cuidados relacionados à sua saúde, ainda há um caminho de convencimento a ser percorrido. Os pacientes não têm uma opinião já sedimentada de que a tecnologia é capaz de torná-los mais empoderados e dar a eles uma voz mais ativa sobre a sua própria saúde.

---

*Alessandra Morelle desenvolveu o aplicativo *Thummi*, que registra e organiza o dia a dia do paciente de câncer e produz relatórios em tempo real para serem acompanhados por médicos – O Aliado no Tratamento Oncológico. Disponível em: https://thummi.global/ . Já Salvador Gullo Neto é criador do Safety4Me, que permite ao paciente que é atendido em um hospital avaliar se as normas de segurança recomendadas pela Organização Mundial da Saúde estão sendo cumpridas no estabelecimento em que está em tratamento (SAFETY4ME, c2021).

APLICATIVO DO MEDO

Há mesmo resistências, mal-entendidos e incompreensões em relação à tecnologia. *Eu, Salvador Gullo Neto, me surpreendi com um diálogo entre um paciente internado e uma das minhas sócias no desenvolvimento da nossa plataforma Safety4me, a Caroline Souto. Isso aconteceu quando ela entrou em um quarto de hospital e o paciente que ali estava perguntou: "Você que é daquele aplicativo que serve para botar medo nos pacientes?"*

Obviamente, nenhum médico produziria um aplicativo cujo objetivo fosse amedrontar seus possíveis usuários. Quem se daria ao trabalho de baixar em seu celular ou mesmo pagar por um aplicativo que lhe causasse desconforto? E o propósito do Safety4me é exatamente o de fornecer dados aos seus usuários para verificar se todas as medidas de segurança em relação aos pacientes estavam sendo tomadas pelo hospital. É para dar a eles conforto, exatamente o contrário de "botar medo nas pessoas".

Mas eu acabei por extrair daquela afirmação do paciente um insight *precioso. Talvez o desencontro entre a percepção do usuário e a minha intenção enquanto desenvolvedor estivesse na linguagem que utilizamos para a interação com o usuário. Nós havíamos optado por uma linguagem de construção de conceitos, de responsabilização, de compartilhamento. Talvez algo que seja facilmente compreendido e confortável para pessoas mais jovens, mas não para os idosos.*

Quando passamos a examinar com mais profundidade qual era o perfil dos usuários do Safety4me, percebemos que a maior parte do público era formada por pessoas mais velhas. Nelas, ainda estava muito presente aquela antiga mentalidade de acolhimento a que já nos referimos. Prevalecia um mindset *mais conservador, no qual havia a expectativa de que os médicos – e os aplicativos – "cuidassem" da pessoa, falassem de modo paternal com elas, decidissem por elas.*

Como não se mudam hábitos arraigados da noite para o dia, o aplicativo passou a adotar uma abordagem mais próxima às expectativas desse público mais velho, que corresponde a 80% dos usuários da plataforma, embora mantendo o conteúdo original voltado para a segurança do paciente.

Outro desafio que a tecnologia tenta vencer em relação aos seus usuários, independentemente da idade que eles têm, diz respeito à disputa pelos espaços nos celulares. Todos nós sabemos como os nossos *smartphones* podem tornar-se lentos em razão do excesso de aplicativos e imagens, áudios e sons armazenados, além de sua capacidade de memória ser limitada. Os empreendedores na área digital têm dificuldades em convencer os usuários a "baixar mais um aplicativo" que ocupará espaço na memória.

A concorrência por espaço tornou-se grande e é um fator que influencia na decisão de um indivíduo sobre se engajar ou não em um aplicativo. Cada vez mais vêm sendo propostas, para fazer frente a essa questão, soluções na *web* que permitem ao usuário utilizar o programa sem precisar fazer um *download*.

AUTOCONFIANÇA EXAGERADA

Há pessoas que, por terem à sua disposição a enorme quantidade de informações sobre saúde que a internet oferece, passam a demonstrar autoconfiança e proatividade exageradas, ao ponto de acreditar terem dados suficientes para, por si só, direcionarem o seu tratamento.

Eu, Alessandra, passei por uma experiência dessas. Não em relação à paciente, mas ao seu marido. A paciente havia desenvolvido um câncer de mama. O marido, que não era médico, mandava mensagens pelo WhatsApp perguntando o que eu achava desse ou daquele procedimento. Eu respondia, e uma semana depois ele voltava a entrar em contato, sempre pelo WhatsApp, perguntando sobre a dosagem do medicamento, sugerindo procedimentos.

Talvez seja esse um dos perfis dos novos pacientes, ligados à internet, mas nós, médicos, precisamos ter a cabeça aberta para lidar com essas pessoas, inclusive sabendo como fazê-las parar. Não há problema algum em pedir informações, mas nós sabemos o que estamos fazendo quando, por exemplo, receitamos a dosagem de determinado medicamento. Há um limite para os palpites, não é mesmo?

Talvez por esses pacientes superinformados serem um fenômeno razoavelmente recente, ainda não esteja claro por onde passa a fronteira que divide o campo do diálogo entre pacientes e médicos e o campo das decisões técnicas, sobretudo aquelas tomadas quando se enfrentam questões graves de saúde.

Uma paciente diagnosticada com câncer no seio deve ser informada claramente sobre a gravidade do caso. Ela deve saber que terá de fazer quimioterapia, uma cirurgia, depois mais quimioterapia. Certamente todos os passos do procedimento serão sempre discutidos de maneira clara e a paciente e seus familiares serão ouvidos e terão a oportunidade de fazer suas considerações e escolhas. No entanto, é evidente que a pessoa que está com uma doença agressiva como essa terá, em algum momento, que confiar a execução técnica ao profissional, por mais que tenha lido sobre o assunto no Google.

DECISÕES COMPARTILHADAS

Há situações que, por serem mais "leves", permitem que o peso da opinião e das preferências dos pacientes seja maior. É o que ocorre nas decisões compartilhadas (KAKEHASI, c2018), nas quais médicos e pacientes trabalham juntos para entender qual é a situação clínica e escolher qual será a melhor maneira de lidar com tal enfermidade. Esse tipo de situação surgiu em vários consultórios no primeiro semestre de 2020, quando a pandemia do coronavírus estava em seu início.

À época foram ventiladas sugestões de tratamentos e medicamentos que poderiam, de alguma maneira, prevenir que alguém desenvolvesse a doença. Mesmo que não tenham surgido evidências científicas de que qualquer droga pudesse prevenir a doença, alguns médicos concordavam em receitar alguns desses medicamentos no regime de decisões compartilhadas. Há de se notar, no entanto, que essa prática pode trazer alguns riscos para o profissional da saúde, e advogados sempre vão sugerir que tal acerto entre médico e paciente seja formalizado, para que o profissional não corra o risco de ser inquirido na Justiça, caso eventualmente o tratamento traga alguma complicação.

A melhor garantia para que pacientes e médicos tenham uma boa relação é a transparência.

No entanto, mais uma vez, a melhor garantia para que pacientes e médicos tenham uma boa relação é a transparência. Nessas circunstâncias, o recomendável é que as deliberações sejam tomadas junto com os filhos, o marido, a esposa ou alguém próximo do paciente.

Deve-se sempre verificar se tudo o que está sendo conversado e decidido está claro para todos os envolvidos. As respostas a perguntas diretas mostrarão se todos estão compreendendo a situação da mesma maneira. Por exemplo, em uma consulta a um homem, com a presença de sua esposa, o médico poderia perguntar a ela: "Você está entendendo a discussão que estamos tendo? Está tudo claro para você? Quer que eu repita? Você está entendendo a decisão pessoal dele em fazer isso? Você está de acordo? Você quer dizer alguma coisa para mim ou para ele?"

A tecnologia vem possibilitando diagnósticos mais apurados, monitoramentos mais precisos e uma produção de dados mais completa e rápida. Tudo isso traz a possibilidade de uma relação cada vez mais transparente e rica entre pacientes e médicos. Ainda assim, ainda há muitos profissionais que estão mais preocupados em atender um número cada vez maior de pessoas e despachá-las da consulta o mais rápido possível, algo que frustrará gradualmente esses pacientes, que, hoje, por terem acesso cada vez maior a informações, querem conversar e discutir os seus casos.

Médicos que procedem assim perderam a sua capacidade de escuta. Eles terão de se adaptar, pois essa postura os colocará cada vez mais em descompasso com os novos tempos. As inovações tecnológicas que chegam à medicina vêm possibilitando diagnósticos mais rápidos e precisos. A inteligência artificial, entre outras tecnologias, encurta caminhos nas atividades repetitivas da medicina.

Embora tenhamos a inteligência artificial como aliada, não podemos contar com uma consciência artificial, que, aliás, dificilmente será criada. Essa consciência ficará por conta dos profissionais da saúde, e é por meio dela que terão de lidar com questões relevantes aos pacientes, que não são, necessariamente, fisiológicas.

Por exemplo, se um paciente precisa ser submetido a uma cirurgia, mas está em meio a um doloroso processo de separação, deve-se levar esse fato em consideração na decisão médica. Uma viagem programada da família pode ser aceita como uma razão justa para adiar um tratamento.

O novo paciente está mais seguro de si diante da medicina e quer fazer com que seus desejos sejam cada vez mais relevantes nas conversas no consultório.

Neste novo mundo, os médicos excessivamente técnicos não têm mais um futuro promissor pela frente. Eles terão de desenvolver cada vez mais suas capacidades de interagir com as pessoas, deverão ser mais empáticos, verdadeiramente interessados por aqueles que se sentam à sua frente nos consultórios. Terão de saber escutar e falar. Será preciso que desenvolvam novas habilidades para lidar com esse novo paciente, empoderado pela informação.

Talvez algum médico sinta que esses novos pacientes e esse novo *mindset* o ameacem, questionem a sua autoridade e seu conhecimento. *Eu, Pedro, gostaria de dizer a eles: "Mudem sua mente. Os médicos estão muito tristes nos tempos atuais. Mudem, chegou o momento de sentir novamente a alegria e a energia de ser médico. Que bom que este novo tempo está logo aqui, na nossa frente!".*

Estes novos tempos sempre serão generosos com aqueles profissionais da saúde que os entenderem e aderirem a eles. Com essa nova forma de pensar, poderão usar as redes sociais para criar uma relação mais próxima com os seus pacientes. Este é o assunto do nosso próximo capítulo.

CAPÍTULO 13

QUEM ESTIVER FORA DAS MÍDIAS SOCIAIS VAI DESAPARECER!

Carlos Eurico Pereira e Pedro Schestatsky

Quarenta anos após a sua morte, Glauber Rocha* (1939–1981), respeitado internacionalmente como um dos mais relevantes cineastas brasileiros, continua a ter uma das suas frases citada constantemente como uma síntese de como a realidade deve ser retratada de maneira honesta e cristalina às pessoas, sem manipulação. A frase "Uma câmera na mão e uma ideia na cabeça" foi proferida por Glauber Rocha no contexto de um movimento cultural e político, o Cinema Novo**, do qual ele foi um dos maiores representantes.

Essa corrente de pensamento, que se desenvolveu em nível mundial***, era uma reação ao que se considerava uma dominação cinematográfica cultural e estética de Hollywood, que, entre outros pecados, fugia dos problemas e das misérias da humanidade e propunha uma realidade alternativa, na qual uma visão propositadamente cor-de-rosa e manipulada escondia as verdadeiras dores que as pessoas enfrentavam.

Ter uma "câmera na mão e uma ideia na cabeça", portanto, significava, naquela fase histórica, mostrar a vida como ela de fato era; registrar a realidade sem retoques, ajustes ou roteiros que tentassem construir uma

---

*Glauber Rocha atuou como cineasta ao longo de 22 dos 42 anos que viveu. Foi o cineasta mais premiado internacionalmente da sua época. De 1964 a 1969, foi contemplado cinco vezes no Festival de Cannes. Perseguido pelo regime militar brasileiro, exilou-se em Portugal, no início dos anos 1970 (ROCHA, 2001).
**Movimento estético e político surgido no cinema brasileiro no final dos anos 1950, se estendeu até a década de 1970 e procurava conscientizar o público sobre a realidade socioeconômica do Brasil à época (CINEMA..., 2022).
***Movimentos similares surgiram, no mesmo período, em outros países, como a Nouvelle Vague, na França, e o Neorrealismo italiano (CINEMA..., 2022).

narrativa artificial, inventada, açucarada. De uma maneira figurativa, seria como colocar o pé na estrada, filmar o que houvesse pela frente e depois exibir as imagens captadas sem edições ou interpretações.

O momento em que vivemos hoje, no Brasil e no mundo, é bem diverso daquele de 60 anos atrás, e fazer cinema é algo diferente de utilizar as redes sociais para que nós, médicos, nos tornemos mais próximos dos nossos clientes, tema deste capítulo. *No entanto, eu, Carlos Eurico, também acredito que, a maneira mais eficiente de usar as redes sociais, sobretudo a produção de vídeos, é seguir esse conceito do Cinema Novo. Digo isso porque acredito que quanto mais autênticos formos na nossa comunicação com os nossos clientes e no conteúdo que oferecemos às pessoas, mais estreita será a conexão que construiremos com eles.*

Eu poderia dizer que hoje tenho uma ideia na cabeça e duas pastas nas mãos. Para onde vou, sempre levo duas pastas – que na verdade são duas mochilas. Em uma delas, a pasta número um, estão o meu estetoscópio, outros materiais e instrumentos de atendimento médico. Na pasta dois, vão o meu laptop, *meu* tablet, *meu tripé, meu microfone de lapela, meu fone de ouvido, uma série de cabos e, claro, não poderia faltar, uma extensão elétrica. Carrego cada uma delas em um dos meus ombros, o que é algo simbólico para mim, pois reforça que estes passaram a ser dois aspectos da minha trajetória profissional. São eles: a atividade médica tradicional e o uso da tecnologia para alcançar outros potenciais clientes que passei a mirar. E para esses dois lados da minha atividade médica, produzo conteúdos que posto nas redes sociais com o objetivo de tornar mais rico e significativo o meu relacionamento com as pessoas.*

No começo, eu só tinha uma mochila. Nela eu comunicava a minha especialidade de pneumologista, a minha expertise *médica. Eu entregava para as pessoas, além do atendimento técnico, a minha forma de ser, na qual estava uma maneira positiva e empática de olhar para aqueles com os quais eu me relacionava profissionalmente.*

INTERESSES AMPLIADOS

A minha interação com os pacientes possibilitou que eu construísse uma reputação, que vem se mantendo durante todos esses anos. Além dos atendimentos em minha clínica e daqueles por telemedicina, nosso contato se dá também por meio do Facebook, a rede social que eles e eu consideramos mais favorável para interagirmos à distância. Com o passar do tempo, meus interesses se ampliaram e passei a me identificar com a inovação tecnológica, com o empreendedorismo, a gestão, as palestras. Nesse momento, comecei a migrar para o meu negócio dois, aquela pasta na qual estão o meu laptop, *o meu microfone de lapela e os fones de ouvido.*

Essa segunda vertente de negócios é relativamente recente e muito mais digital do que o atendimento convencional aos clientes. Ela é direcionada principalmente para colegas médicos aos quais presto mentorias, palestras e atividades voltadas para o empreendedorismo, como viagens guiadas ao Vale do Silício, na Califórnia. Uso também o Facebook, embora menos. Meu foco maior está na utilização do Instagram, do meu canal no YouTube e do LinkedIn para me comunicar com os colegas. Aliás, este último vem se mostrando uma ferramenta excepcional para os contatos com os meus pares. O LinkedIn é uma rede social interessante para publicação de artigos e realização de debates mais longos e aprofundados, algo que não funciona tão bem em outras plataformas.

No início desse meu novo movimento, eu comecei falando para todo tipo de empreendedor. Mas logo em seguida, para usar um termo corrente do marketing, *eu "nichei". Escolhi o nicho de mercado formado por médicos que desejam empreender, melhorando a gestão de suas carreiras e negócios, além de buscarem adotar inovações e novas tecnologias em seu dia a dia profissional. Um nicho no qual eu tenho autoridade, me sinto mais confortável por esse motivo, tenho experiência e não falo de nada, ou quase nada, que não tenha vivido na pele e experimentado pessoalmente – o que gera autenticidade ao meu conteúdo e, com isso, facilita o engajamento do meu público.*

Meu foco está nas mídias sociais voltadas para esse público específico. Fiz esse movimento há uns três a quatro anos. Não é um nicho povoado por um número grande de pessoas, mas é um público que se identifica comigo e se mantém fiel. Nessa rede, na qual estão, quando escrevo este livro, 6 mil potenciais clientes e parceiros de negócios, eu e todos os demais integrantes podemos interagir e gerar oportunidades de negócios. Nossos interesses giram em torno de gestão em saúde, mentoria em empreendedorismo, marketing, inovações médicas e carreira voltada ao alto desempenho.

Hoje, me sinto confortável com a minha presença e meu desempenho nas redes sociais. Com meus equipamentos de gravação e muitas ideias na cabeça, produzo vídeos para diversas plataformas e tenho um bom retorno daquelas pessoas que me seguem. Nem sempre, contudo, foi assim. De início, hesitei muito em entrar, de maneira mais determinada, nas redes sociais. Apesar de já me comunicar com os meus pacientes por meio do Facebook da clínica, não entendia toda a possibilidade dessas outras plataformas.

A minha mudança de visão teve dia e lugar. Ela aconteceu em um evento médico ao qual compareci em São Paulo. Lá, todos falavam bastante sobre a importância do marketing, da divulgação do nosso trabalho profissional e do marketing de conteúdo. Pela primeira vez eu ouvia falar dessas coisas e entendi que eram temas dos quais eu não poderia mais, a partir daquele momento, abrir mão na minha trajetória. Nas conversas que mantive naquele evento, ouvi algo que ficou registrado na minha mente: "Daqui para frente, a ferramenta é o vídeo!".

Quando voltei para casa, eu não só comecei a trabalhar as redes sociais, como também passei a produzir vídeos e a colocá-los no YouTube e em outras plataformas. Foi um passo bastante acertado, pois me proporcionou protagonismo no mundo on-line e presença digital na minha especialidade, mas mais ainda em empreendedorismo e inovação em saúde. Não só na minha região, como no estado do Rio Grande do Sul, e depois país afora. Isso tem se refletido até hoje como uma vantagem em relação aos colegas médicos que ainda não entenderam a revolução digital e o mundo exponencial em que vivemos.

ESCOLHA PELO VISUAL

Eu, Pedro, compreendi a relevância das mídias sociais de outra maneira. Tive o seguinte insight: quando alguém procura um hotel para se hospedar nas férias ou em algum feriado e fica em dúvida entre os hotéis A, B ou C, como faz a escolha? Pega o seu smartphone, acessa o site do hotel ou alguma plataforma de reserva de hotéis e começa a olhar as fotos... Que cama confortável! Que piscina linda! Olha esse quarto, que bom gosto! No final, escolhe aquele que visualmente mais lhe impactou.

Com os médicos, não é muito diferente. Você entra nos perfis de rede social dos doutores Antônio, Pedro e Marcos, assim como procura no Google pelos seus respectivos sites e faz uma visita a eles. Qual é a clínica mais bem equipada? A equipe de quais deles parece ser mais simpática? Entre as cores dos seus sites, quais são as mais atraentes? Se algum deles não tiver site, muito provavelmente já será deixado de lado. Ou seja, no processo de escolha, surgem vários sentimentos inconscientes, como acontece quando estamos diante de opções de qualquer outro negócio, que vão influenciar na tomada de decisão dos clientes.

Isso significa que os médicos que ainda não têm presença on-line – embora hoje essa presença seja obrigatória – devem estar atentos para o fato de que a medicina vem se transformando rapidamente. Ela desceu, ou foi descida, daquele pedestal do passado, de cima do qual se considerava superior às demais profissões. Isso mudou, porque nós estamos em um momento de abundância médica. Hoje são milhares de novos médicos formados anualmente no país. Não somos mais aqueles profissionais raros do século passado. Esse é um detalhe que faz grande diferença. Agora somos examinados cuidadosamente antes de sermos escolhidos pelas pessoas.

Não somos mais aqueles profissionais raros do século passado. Agora somos examinados cuidadosamente antes de sermos escolhidos pelas pessoas.

Precisamos de clientes, por isso queremos ser os escolhidos. Esses pacientes estão hoje nas redes sociais procurando médicos com critérios muito parecidos com aqueles empregados quando procuram por hotéis e outros serviços. Por essa razão, temos de adaptar a nossa linguagem e a forma de nos colocarmos, para nos tornarmos mais atrativos. Constatar essa mudança de visão fez com que eu passasse a entender o significado real que os nossos clientes atribuem aos papers, os artigos científicos, que eu me esforcei tanto para escrever e publicar em importantes revistas internacionais especializadas. Minha produção científica era um dos meus *grandes trunfos e diferenciais, mas as pessoas já não lhes dão importância alguma, se é que um dia deram. Ninguém lê esses calhamaços, nem mesmo os colegas médicos.*

Os pacientes não se conectam aos currículos. Tanto é assim, que há muita gente que não é tão bem formada e, mesmo assim, recebe um grande volume de clientes no consultório. Por outro lado, há gente extremamente competente e capacitada, com doutorado e pós-doutorado, que não tem clientes. Por que isso acontece? Porque eles se comunicam de uma forma incorreta. Não adianta você ser alguém tecnicamente qualificado, com títulos e diplomas, se você não consegue comunicar sua excelência técnica para as pessoas em uma linguagem que elas compreendam.

Dominar a técnica médica é, hoje em dia, uma commodity. *É, por assim dizer, o mínimo que se espera de um profissional da saúde. O que vai nos diferenciar uns dos outros será a nossa habilidade em mostrar para os demais o ser humano que somos. As pessoas querem se conectar com seres humanos, não com técnicos, cientistas, grandes acadêmicos impessoais.*

HUMANIDADE DE VOLTA

Isso acontece por estarmos vivendo um momento ímpar na história. Aquele pensamento que prezava o cientificismo, no qual o médico acabava por ser um mero executor de técnicas, vem dando lugar à valorização da interação, quase pessoal, com o profissional da saúde. Obviamente, a ciência sempre terá uma relevância indiscutível, mas o que vemos agora é uma procura por médicos que sejam capazes de interpretar e satisfazer as necessidades individuais do cliente. A busca por profissionais que tenham tal diferencial vem aumentando. Esse movimento produz um reequilíbrio no andamento da história da medicina, no qual o médico humano, e não apenas o médico técnico, vem sendo novamente respeitado. Hoje em dia, é com esse profissional que as pessoas querem se conectar.

As redes sociais são o melhor meio para que essa conexão se realize. Nelas, nós conseguimos entregar, por meio de uma linguagem acessível, informações que as pessoas valorizam e entendem como atuais e afinadas com a evolução do mundo e com a vida conectada, que elas cada vez mais mantêm no seu cotidiano. As pessoas acreditam que médicos conectados terão muito mais possibilidade de ajudá-las do que aqueles que ficaram presos ao passado e se restringem a uma abordagem exclusivamente técnica ou tentam impressioná-las com os diplomas e outros títulos e certificações que penduram nas paredes.

Esse novo comportamento dos clientes potenciais torna a nossa presença nas redes sociais algo de suma importância. E, estando nelas, devemos produzir vídeos e outros conteúdos que utilizem de uma linguagem que seja compreensível e amigável para os clientes leigos. As pessoas apreciam e "compram" aquilo que lhes é familiar. Quanto mais elas são expostas a imagens, vídeos e textos, a pessoas e a conceitos com os quais se identifiquem, maior é a chance de internalizarem aquilo como algo bom, algo que elas entendem como útil e que se esforçarão para ter.

Vir para o mundo digital é um investimento que exige perseverança e disciplina dos médicos. À medida que você se mantiver de maneira contínua criando e expondo conteúdos que tratem de assuntos do interesse das pessoas, elas começarão a prestar atenção em você. Essa visibilidade aumentará a possibilidade de você convencer aqueles que o acompanham nas redes sociais a fazerem o que sugere, a aderir de maneira mais séria aos tratamentos e orientações preventivas. As pessoas poderão mudar suas atitudes para comportamentos mais saudáveis. Como consequência, elas vão respeitá-lo como alguém competente e capaz de lhes fornecer o que desejam e precisam. O prestígio de médicos que atuam dessa maneira sempre vai crescer. As pessoas falarão bem deles e os indicarão para os seus conhecidos.

Eu, Pedro, percebo que a minha presença no Instagram, por exemplo, fez com que eu passasse a impactar muito mais pessoas do que eu seria capaz atuando apenas no meu consultório. Tenho esses números: no meu consultório, atendo a 40 pacientes por mês, mas no meu Instagram há mais de 100 mil pessoas me seguindo, as quais, dependendo da qualidade da forma como me comunico, eu também posso impactar.

Acredito que esse canal é um poderoso meio para atrair outros médicos que até então mostram resistência, ou indiferença, em aderir às redes sociais. Falamos algumas linhas antes a respeito de médicos que apoiam a sua atuação na própria produção científica, ou vida acadêmica. De forma alguma devemos entendê-los como profissionais sem relevância. Ao contrário, eles têm uma grande e qualificada contribuição a dar para o avanço da medicina e para a saúde das pessoas.

AJUDA DOS FILHOS

Por pensar assim, eu os convido a participar de lives *no meu Instagram, experiências essas que têm sido sempre positivas. Dar voz a esses mestres é uma tarefa que nós, médicos que estamos inseridos nas redes sociais, deveríamos ter como objetivo. A verdade é que esse distanciamento que eles mantêm das novas formas de comunicação digitais tem se transformado em dor. Acredito que esse espaço que podemos lhes abrir é uma forma de fazê-los se aproximar dessa nova e inevitável modernidade. A maioria desses grandes pesquisadores que convidei precisou, inclusive, pedir ajuda aos filhos para ajudá-los a se conectar às* lives, *pois não tinham Instagram ou qualquer acesso a alguma plataforma virtual.*

Se hoje ainda há muitos colegas médicos que têm dificuldade, ou até alguma hostilidade, em relação às redes sociais, nem por isso acreditamos que eles devam ser criticados. É importante que se evite uma polarização entre os que querem estar nas redes sociais e aqueles que preferem manter-se a distância. Essa escolha, mesmo não sendo a nossa, deve ser respeitada. Por considerarmos que a presença dessas redes em todos os aspectos da nossa vida não é algo que possa ser revertido, pensamos ser muito difícil alguém ser capaz de manter o seu consultório e sua trajetória profissional em crescimento sem engajar-se nas redes sociais. Elas são uma das mais eficientes formas para um contato de qualidade com os velhos clientes e os novos clientes em potencial, uma exigência para que qualquer carreira, consultório e clínica tenham sucesso.

No auge da pandemia do coronavírus, eu, Carlos Eurico, pude constatar isso. Houve períodos em que atendi entre 30 e 40 pacientes por dia com essa infecção. Os doentes, aflitos, entravam em contato diariamente, e como a dinâmica da doença, pelo menos das cepas iniciais, costumava se estender por pelo menos 15 dias, era inviável que essa interação fosse feita exclusivamente pelo telefone. Com um WhatsApp super poluído, ficava difícil saber quem priorizar ou mesmo encontrar o que eram mensagens de pacientes em tratamento ou mensagens aleatórias. Instruí os pacientes, portanto, a entrarem no Facebook da Clínica Respirare (2021) e concentrarem ali a nossa comunicação, postarem ali as suas dúvidas e os pedidos de orientação.

Para mim, esse canal de comunicação é o mais confortável para interagir com os clientes. Gosto de escrever e, todos os dias, me sinto diante do computador ou do celular para responder aos pacientes que me consultam. O Facebook é uma plataforma que traz uma vantagem sobre o WhatsApp. Neste último, quando você abre a mensagem, a pessoa que a enviou sabe que você a leu, pois o aplicativo é instantâneo e assinala a leitura. Se a resposta não vem imediatamente, o cliente fica bravo, se sente negligenciado. No Facebook não há tanta ansiedade, e as pessoas que o usam para enviar mensagens estão preparadas para que a resposta venha mais tarde.

Outra vantagem do Facebook é a possibilidade de salvar respostas mais frequentes, o que na pandemia me ajudou muito a enviar orientações padronizadas para as dúvidas mais frequentes. E por ser uma rede da própria clínica e que pode ser aberta em qualquer computador, em qualquer lugar, diferente do WhatsApp da clínica, que não consigo abrir em casa, por exemplo, também me ajuda a poder ler as mensagens em qualquer lugar e horário. Além disso, concentra em um único lugar as mensagens que sei serem de clientes e que precisam ser respondidas, facilitando muito a interação e proporcionando um feedback *mais rápido para as pessoas.*

TELECONSULTAS DE URGÊNCIA

Os meus clientes adoraram e elogiaram o contato feito por essa plataforma. É claro que, no caso de emergências, esses aplicativos de mensagens instantâneas – o Telegram, o Messenger e o próprio WhatsApp – são admissíveis para comunicação. E eles geraram muitas teleconsultas. Mas, atenção: esses aplicativos devem ser evitados para realizar o ato médico da teleconsulta propriamente dita. Por exemplo, quando alguém que acabava de receber o diagnóstico de coronavírus solicitava uma consulta com urgência por esses meios, estabelecíamos o contato igualmente pelas redes, combinávamos o horário e a forma da teleconsulta, que acontecia utilizando um programa específico de telemedicina.

As plataformas de telemedicina são o meio ideal para realizar a teleconsulta, por respeitarem as regras da Lei Geral de Proteção de Dados Pessoais (LGPD), oferecendo segurança para ambos os lados, médicos e pacientes. Depois de uma conversa de 20 a 30 minutos, eu fazia o pedido de exames e indicava os medicamentos necessários, enviando todos os documentos utilizando plataformas de prescrição digital, com meu certificado digital, comprovando a legitimidade do documento, deixando a pessoa mais tranquila. Tudo rápido, digital e fácil.

Recorrer à teleconsulta foi precioso para aqueles clientes que, diagnosticados com a infecção, moravam em cidades vizinhas a Santa Cruz do Sul. Imagine alguém viajar, às vezes se sentindo mal, de até 60 quilômetros de distância da minha clínica, aflito e atemorizado por um diagnóstico preocupante! As redes sociais contribuíram para evitar esse sofrimento. Essa estratégia nos possibilitou, ainda, atender a pessoas de fora da nossa região, e de outros estados inclusive, o que ampliou o leque de clientes de forma extraordinária.

Para os clientes da minha cidade, além do conforto de consultar sem sair de casa, a teleconsulta serviu como uma medida de proteção coletiva na nossa clínica, já que, por meio de uma triagem realizada por nossa equipe treinada, evitamos que pessoas contaminadas viessem consultar de forma presencial, o que colocaria em risco os presentes na clínica por outras causas de consulta e nossos próprios colaboradores. Foi um tremendo sucesso, pois não tivemos nenhum colaborador afastado por contaminação no local de trabalho durante a pandemia e alcançamos um alto grau de satisfação por parte dos clientes do serviço prestado.

COMPARTILHAR POR PROPÓSITO

Para nós, estar presentes nas redes sociais significa mais do que um esforço para trazer clientes ao consultório. Devemos criar nossos conteúdos digitais pensando também naquelas pessoas que nunca se consultarão conosco. Estamos nesse mundo também para compartilhar informações e recomendações que possam melhorar a vida de todos. Estamos, sim,

Devemos criar nossos conteúdos digitais pensando também naquelas pessoas que nunca se consultarão conosco.

participando ativamente dessas novas tecnologias digitais e continuamos a ser tecnicamente conscientes, guiados por uma mentalidade científica e empenhados em uma medicina ética e honesta. Uma coisa não exclui a outra.

As redes sociais podem ser de grande valia como um meio de difusão de orientações básicas sobre algumas questões de saúde para um público amplo. *Um trabalho que eu, Pedro, desenvolvo no meu* site *e que tem agradado bastante aqueles que navegam nele foi o de deixar, no formato de PDFs, indicações sobre, por exemplo, como enfrentar desconfortos como enxaquecas, interações medicamentosas, sugestões de alimentos que beneficiam o cérebro e outras questões.*

Eram explicações que eu costumava repetir para os meus pacientes no consultório e, a partir de um momento, decidi que deveria ampliá-las, para que estivessem disponíveis a qualquer pessoa que se interessasse ou precisasse dessas dicas. A ideia deu certo. Criei uma aba – Orientações ao paciente – no meu site *(SCHESTATSKY, 2022) e disponibilizei ali, gratuitamente, vários PDFs com essas orientações. Os clientes gostaram e passaram, inclusive, a compartilhar esses conteúdos nas redes sociais, o que me tornou mais conhecido e aumentou a minha reputação.*

Atualmente, estamos inseridos nas redes sociais e colhendo os bons resultados que elas proporcionam. Mas, de novo, ainda há um número significativo de médicos distantes dessa poderosa e moderna forma de se comunicar com o mercado e com os clientes. Esses profissionais se veem diante de algumas barreiras que consideram difíceis de superar. Uma delas é o próprio preconceito.

Ainda são muitos os que olham com desdém para essas redes, por considerá-las iniciativas que se dedicam apenas a fofocas e outras frivolidades – uma visão que consideramos completamente incorreta e mal-informada. Atualmente, grandes negócios estão nas redes sociais, talvez os mais importantes do mundo. Ninguém que tenha algum empreendimento, consultórios incluídos, pode mais se dar ao luxo de ficar fora desse movimento. Isso, porque mais da metade da população mundial está, hoje, conectada às redes sociais.

BILHÕES DE USUÁRIOS

De acordo com dados levantados pela Statista Research Department (2022a), uma empresa alemã especializada em dados sobre o mercado *on-line* e consumidores, em 2020, um total de 4,14 bilhões de pessoas participavam ativamente de alguma rede social. Entre elas, cerca de 2,8 bilhões possuíam uma conta no Facebook (STATISTA RESEARCH DEPARTMENT, 2022b). A plataforma era seguida, na sequência, pelo YouTube, com 1,9 bilhão de usuários, e pelo Instagram, 800 milhões (KANGUR, 2022). Dentre esses três primeiros colocados, o Instagram é, hoje, uma das maiores fontes de negócios do mundo. O número de seus seguidores é maior do que toda a população da Europa (WORLDOMETER, 2022). Caso você queira se manter relevante, precisa estar inserido nessas mídias.

Outro argumento utilizado por aqueles que ainda se mantêm distantes desses avanços tecnológicos é o de que lhes falta conhecimento para navegar por esses mares, para eles misteriosos. Aos que pensam dessa maneira, temos um conselho: contrate os serviços de um mentor de presença digital. Além de ajudá-lo a deixar de lado a sua desconfiança, ele poderá apoiá-lo na superação de sua timidez e insegurança.

Mais do que isso, um mentor de presença digital será capaz de sugerir qual é o veículo que melhor se ajusta ao seu estilo de ser e de se comunicar. Esse aconselhamento o levará a um exercício importante de autoconhecimento, que o auxiliará a ser alguém autêntico e coerente com a pessoa que você é dentro e fora das redes sociais, algo que os clientes percebem e valorizam.

Uma ajuda inestimável, também ao alcance desse mentor, será definir qual é a persona, ou o modelo, de cliente que você pretende atingir. Isso é essencial para que você tenha uma diretriz bem definida para planejar sua estratégia de negócios a fim de atrair o perfil correto de paciente que deseja atender e, assim, aplicar com precisão o seu esforço e seus recursos na busca por uma comunicação eficiente com ele.

Definindo o seu perfil ideal de cliente, você terá um ponto de partida para tomar decisões importantes, como: em que bairro da cidade instalar o seu consultório; se você vai ou não trabalhar com convênios médicos; qual será o preço de sua consulta; e, até mesmo, que móveis e que música ambiente serão disponibilizados no seu consultório para proporcionar uma experiência agradável aos pacientes. Esse perfil ideal também lhe indicará os conteúdos que terão maior probabilidade de interessar a eles nas redes sociais, assim como a maneira pela qual você vai se expressar e até apresentar visualmente os seus canais.

Independentemente do perfil escolhido, das plataformas que você pretende utilizar e da constância com que pretende publicar os seus conteúdos, uma boa atitude é começar a sua trajetória nas redes sociais de uma forma simples. De início, grave seus vídeos com a câmera do seu próprio celular. Eles oferecem qualidade suficiente para serem postados nas redes. Escolha temas que sejam dúvidas ou anseios recorrentes dos seus pacientes, o que aumentará a chance de eles interessarem ao público em geral. É importante que você sempre discorra sobre assuntos sobre os quais você tem domínio. Acompanhe o que os seus colegas que estão há mais tempo nas redes estão fazendo. Siga as postagens de pessoas que você admira. Caso você tenha recursos para tal, contrate os serviços de um mentor para auxiliá-lo nesses primeiros passos e entenda isso como um investimento, não como um gasto.

O fundamental é sempre começar, mesmo que você pense que não está, ainda, completamente preparado para produzir conteúdo na internet. Encare essa iniciativa como um aprendizado que, no início, desafiará a sua autocrítica e segurança. Não dê importância às críticas que não sejam construtivas. Lembre-se da importância de, nas redes sociais, sempre se apresentar como você é no seu dia a dia. Essa autenticidade é algo que só você poderá oferecer aos seus seguidores.

O fundamental é sempre começar, mesmo que você pense que não está, ainda, completamente preparado para produzir conteúdo na internet.

Dados esses primeiros passos, você vai descobrir, em pouco tempo, que as pessoas, sejam elas clientes ou não, passarão a segui-lo nas redes. Eles lhe darão retornos, sugestões. Logo algum paciente vai comentar, na consulta, que viu as suas postagens e gostou. Quando você estiver fora do consultório, andando pela rua ou em um *shopping*, é possível que alguém o reconheça e comente sobre o conteúdo que você produz. E, muito provavelmente, vai elogiá-lo.

Estar presente nas redes sociais é ter um espírito inovador, que tem como foco absorver novas tecnologias e procedimentos com o intuito de beneficiar os outros. A partir do momento em que esse *mindset* se instala, você se torna cada vez mais próximo do que há de mais avançado na medicina, como as tecnologias exponenciais que estão cada vez mais presentes na saúde. Sobre elas, falaremos no próximo capítulo.

CAPÍTULO 14

AS TECNOLOGIAS EXPONENCIAIS EMPURRAM A MEDICINA PARA A QUARTA REVOLUÇÃO INDUSTRIAL. COMO ASSIM?

Carlos Eurico Pereira, David Ponciano de Sena e Luciano Silveira Eifler

Imagine o seguinte cenário: você está em uma ampla estrada, capaz de levá-lo a destinos ainda não inteiramente conhecidos, mas que, você tem certeza, serão deslumbrantes. Você tem energia, recursos e disposição para seguir em frente. Sua bagagem está completa e, junto com você, há pessoas igualmente destemidas e dispostas a fazer a viagem. Todos estão ansiosos para percorrer aquela estrada em boa velocidade, nem pensam em olhar para trás.

À sua frente, há um carro se movimentando muito lentamente. Ele está no meio da pista e não é possível ultrapassá-lo, nem pela direita, nem pela esquerda. Naquele veículo também estão pessoas que querem enfiar o pé no acelerador. Gente de coragem, pronta para desbravar aquele caminho que, elas sabem, podem percorrer até o infinito. Todos que estão nessa estrada avançam; ninguém está parado. No entanto, alguma coisa está travando alguns deles, não deixando que prossigam na velocidade que poderiam.

Essa estrada é o caminho por onde evoluem as tecnologias exponenciais*, aqueles avanços tecnológicos que se desenvolvem de forma ace-

---

*O conceito "tecnologia exponencial" tem as suas raízes na Lei de Moore, um enunciado tornado popular em 1965, quando o engenheiro norte-americano Gordon Moore previu, em um artigo publicado na revista *Eletronics*, que a cada 18 meses a capacidade de processamento dos computadores iria dobrar, mantidos os custos de produção. A evolução tecnológica se daria, portanto, de maneira exponencial e não linear. (TECNOLOGIA..., 2018).

lerada e trazem profundas mudanças para a sociedade. Você, médico, está pronto para ir cada vez mais longe, sair da zona de conforto, absorvendo novidades que beneficiarão as pessoas? O automóvel que se desloca lentamente nessa metáfora... bem, ele é de fato um carro, o carro autônomo.

Esse veículo, projetado para se deslocar de modo seguro, sem a presença de um humano e contando com a ajuda de sensores para não bater em postes, nem atropelar pedestres, é capaz de atingir a mesma velocidade que os carros convencionais. O que o deixa vagaroso e atravanca a pista por onde deveria correr são os entraves jurídicos que levantam questões como, por exemplo, a quem caberia a responsabilidade por um acidente com um carro autônomo? Ao condutor – que, aliás, nem estaria conduzindo nada –, ao fabricante do veículo?

Dúvidas sobre responsabilidades legais em relação às tecnologias que se tornam exponenciais e disruptivas também estão presentes na medicina, na qual os avanços tecnológicos vêm provocando transformações profundas em uma velocidade impressionante. Essas incertezas na medicina têm a mesma origem que faz os carros autônomos andarem limitados a baixa velocidade: se um paciente falecer ou sofrer sequelas graves em uma cirurgia robótica, quem é o responsável? O médico que estava no controle do console? O fabricante? O técnico responsável pela manutenção do equipamento? O fornecedor das peças de reposição? A empresa que fornece o tráfego pela internet?

IMPASSE JURÍDICO

Afinal, por que o carro autônomo entrou neste capítulo, que falará de equipamentos e procedimentos médicos exponenciais? *Porque eu, David Sena, acredito que a adoção das novas tecnologias na medicina só deslanchará integralmente quando o impasse jurídico que hoje cerca o carro autônomo for ultrapassado. Os veículos sem motorista vão acelerar pela estrada, e a medicina os seguirá imediatamente – os dois estarão liberados pela legislação e as suas velocidades serão estonteantes.*

Carros autônomos e a medicina exponencial se movimentam empurrados pelo mesmo combustível: a Internet das Coisas (IoT, do inglês *Internet of Things*), a inteligência artificial, a robotização. Todos eles aperfeiçoam processos que envolvem *machine learning* e *deep learning*. Com eles, carros são capazes de "aprimorar" sua percepção dos obstáculos que surgem à sua frente e dirigir com cada vez mais precisão e segurança. Pelo lado da medicina, um robô-cirurgião é capaz de "aprender" estilos particulares de operar e colocá-los em prática, após armazenar em sua memória a maneira como um determinado cirurgião maneja o bisturi e faz suturas.

Apesar desses obstáculos no caminho, a fila das tecnologias médicas exponenciais continua andando, criando novos empregos e extinguindo outros tantos. No momento em que esses impasses jurídicos forem solucionados, será como virar uma chave. Haverá uma grande demanda por serviços de inteligência artificial, IoT e robotização, e surgirão inúmeras outras aplicações que não conseguimos ainda vislumbrar. Será criado um círculo virtuoso no qual o aumento da oferta tecnológica criará outras possibilidades e necessidades que resultarão em mais avanços técnicos. Tudo isso de uma maneira exponencial.

Haverá uma grande demanda por serviços de inteligência artificial, IoT e robotização, e surgirão inúmeras outras aplicações que não conseguimos ainda vislumbrar.

Nós, profissionais, teremos de nos adaptar rapidamente. Da mesma maneira que os motoristas estão condenados a desaparecer por conta dos carros autônomos, outras ocupações também serão colocadas em xeque. Afinal, as soluções que permitem que um veículo seja capaz de se deslocar sozinho e com segurança são as mesmas que serão aplicadas em outras áreas. *Assim, em pouco tempo, Luciano Eifler e eu, David, perderemos nosso emprego como cirurgiões e passaremos a ser operadores de robôs-cirurgiões. Muitas outras funções vão surgir, substituindo aquelas que já não farão mais sentido tecnológico.*

REVOLUÇÃO INDUSTRIAL

A humanidade já atravessou outros momentos disruptivos como o atual. Naquela que é considerada a primeira revolução industrial, iniciada por volta de 1780, o uso dos músculos humanos deu lugar à máquina a vapor, permitindo um grande salto para a industrialização, principalmente da indústria têxtil, e o surgimento das locomotivas a vapor. Os artesãos transformaram-se em operários, as distâncias geográficas diminuíram e o processo de urbanização teve início (NEVES; SOUSA, 2022).

A segunda revolução industrial, que tem como marco inicial a década de 1850, inaugurou a produção em massa, aperfeiçoando as máquinas existentes. É nesse período que a eletricidade e a gasolina começam a ser utilizadas para movimentar motores, iluminar casas e ruas, criar novidades como rádio, telefone, cinema e televisão (BEZERRA, 2022).

É considerada como a terceira revolução o nascimento da tecnologia da informação. A partir do final da Segunda Guerra (1939-1945), surgem os primeiros computadores, até chegarmos aos satélites, aos *chips*, à internet e aos *smartphones* (TERCEIRA..., 2020).

Há um consenso de que a data que marca a chegada da quarta revolução industrial é aquela do lançamento do livro, em 2016, *A quarta revolução industrial* (SCHWAB, 2016), do engenheiro e economista alemão Klaus Schwab, fundador do Fórum Econômico Mundial, realizado anualmente em Davos, na Suíça.

Schwab (*apud* SCHULZE, 2020) definiu essa nova era como "[...] uma revolução tecnológica que está eliminando as fronteiras entre as esferas física, digital e biológica". Parece uma descrição precisa, se nos lembrarmos dos robôs que acompanham doentes e idosos e realizam cirurgias; dos *wearables*, aparelhos presos ao corpo capazes de monitorar e enviar nossos sinais vitais a médicos que estão a centenas de quilômetros de distância; as tecnologias de reconhecimento facial; os comandos ativados por voz... ou seja, nesta quarta revolução, que ainda está dando os primeiros passos, a tecnologia está cada vez mais entranhada na vida humana, quase como se tivesse surgido um novo órgão em nosso próprio corpo.

É muito provável que, ao longo desses últimos 250 anos, sempre que as pessoas se viam diante de mudanças disruptivas, imaginavam que a humanidade nunca havia passado por uma transformação tão profunda como aquela que viviam. Eles não deixavam de ter razão. Imagine o quão impactante seria você não precisar mais andar por três dias para ir da sua casa até a cidade para vender as galinhas que criava, os sacos de milho que havia colhido, já que, de um dia para o outro, havia surgido a oportunidade de fazer o mesmo percurso em três horas, sentado em um vagão de trem? Ou não ter mais de esperar dias pela resposta de uma carta pedindo notícias de um familiar, bastando solicitar uma ligação pela central telefônica? Foram experiências disruptivas, sem dúvida.

No entanto, há um consenso entre os especialistas de que esta quarta revolução é a mais disruptiva entre todas. O que os faz pensar assim é que, ao contrário do avanço linear das transformações do passado, a atual se dá em um ritmo exponencial. As novas invenções geram, de maneira quase imediata, mais avanços – que, por sua vez, se desdobram em outras novidades, triplicando, quadruplicando, quintuplicando a velocidade de criação e de adesão aos avanços tecnológicos.

POKEMON EXPONENCIAL

Uma comparação que mostra essa diferença de velocidade na absorção das novidades é feita entre o telefone fixo e o Instagram. O número de usuários dos telefones só chegou a 100 milhões 75 anos depois de esse dispositivo ter sido inventado. Já a rede social Instagram alcançou esse mesmo número de usuários em apenas dois anos (SCHULZE, 2020). Se olharmos para o mundo dos *games*, os números são ainda mais impressionantes. O jogo *Pokemon* Go (NINTENDO, 2022), que utiliza geolocalização e realidade aumentada para permitir que os jogadores capturem monstrinhos virtuais, foi baixado para *smartphones* e iPhones 100 milhões de vezes em apenas um mês de seu lançamento, em julho de 2016. No início de 2019, o número de *downloads* chegava a um bilhão (MOON, 2016). É ou não é um crescimento em ritmo exponencial?

Mas por que a adesão às novidades se dá em um ritmo tão intenso assim? Certamente a facilidade de comunicação proporcionada pela tecnologia da informação é um dos fatores que facilitam a adoção de novas invenções. Mas, de novo, a capacidade de os fabricantes oferecerem produtos totalmente disruptivos ao mercado provavelmente seja o diferencial. Um exemplo é o ultrassom, um equipamento que, quando foi lançado, tinha o tamanho de uma geladeira e era desengonçado como um cabideiro.

Hoje o ultrassom é encontrado na versão de bolso, do tamanho de um *smartphone* (MOBISSOM, 2020). Os médicos não precisam mais da ajuda de um técnico especializado para fazer os exames e o levam para cima e para baixo com a mesma facilidade com que carregam estetoscópios dependurados no pescoço. Aliás, também os estetoscópios já não são mais os mesmos. Tornaram-se digitais e, utilizando as redes Bluetooth e Wi-Fi, auscultam o paciente e enviam o som dos batimentos cardíacos para um médico localizado remotamente – mesmo que ele esteja do outro lado do mundo.

GALINHA DOS OVOS DE OURO

Tecnologias disruptivas, por serem capazes de mudar de maneira acelerada o que era conhecido até então, trazem enormes benefícios para as pessoas. E podem ser implacáveis com aqueles *players* que, mesmo tendo total controle sobre determinado mercado, não dispõem da vontade ou da velocidade requeridas para se adaptar à nova realidade.

Um exemplo clássico de como uma organização dominante no mercado pode simplesmente ir à falência é aquele da Kodak, empresa que por mais de um século dominou o mercado mundial de fotos analógicas. Criada em 1888, em Rochester (EUA), pelo empresário George Eastman, a empresa chegou a faturar mais de 4 bilhões de dólares com a venda de câmeras, filmes, papéis fotográficos e produtos químicos para revelação de fotos. Nos seus melhores momentos, empregou mais de 100 mil pessoas (HISTORY..., 2017).

No entanto, surgiu a fotografia digital. Filmes e toda aquela química e parafernália utilizada para transformar as películas em fotos de papel estavam com seus dias contados. Ironicamente, a Kodak havia desenvolvido sua própria câmera digital, antes mesmo de qualquer outro concorrente, mas não acreditou nessa inovação. Aquilo era um perigo para os seus negócios, acreditavam seus dirigentes, pois quase todo o faturamento da organização era originário da venda daqueles filmes e insumos químicos para a revelação de fotos.

A empresa temia que as câmeras digitais fossem matar aquela galinha que botava ovos de ouro. Era melhor colocar aquela ideia na gaveta, trancá-la e esquecer de tudo aquilo. A decisão, todos sabemos, foi um equívoco. A câmera digital não era uma exclusividade da Kodak. Outras empresas a ofereceram ao mercado. A empresa perdeu a iniciativa e insistiu no antigo formato do negócio. Em 2012, depois de ver o consumo de seus produtos e seu faturamento virarem pó, a empresa entrou com um pedido de falência (DIAMANDIS, 2016a). A galinha mudou-se, levando os seus ovos de ouro, para outros quintais. Quintais digitais.

O que fez a galinha atravessar a estrada foi o fato de a Kodak estar casada com o negócio dos papéis e químicas, que era a sua divisão mais lucrativa. As câmeras digitais – que foram desenvolvidas na empresa em 1976! – pertenciam ao departamento de pesquisa e desenvolvimento, algo que os executivos veem equivocadamente como um custo, não um investimento, conforme avalia o médico e engenheiro Peter Diamandis (2016a), um dos fundadores da Singularity University* e coautor do livro *Abundância – o futuro é melhor do que você imagina* (DIAMANDIS; KOTLER, 2019).

OS SEIS "DS"

Na sua obra, Peter Diamandis traçou seis etapas pelas quais uma iniciativa deve passar para que possa merecer ser considerada disruptiva. É o que ele chama dos seis "Ds" (Figura 14.1). Essa proposição é aceita por todos aqueles envolvidos com inovações como uma análise precisa do caminho que deve ser percorrido por qualquer ideia susceptível de gerar um crescimento exponencial.

O primeiro desses seis Ds é a "digitalização". Diz respeito ao fato de que todo negócio que se torna digital ganha tração para se disseminar em uma velocidade altíssima, de maneira exponencial. Para aqueles que digitalizam o seu negócio, a possibilidade de ele crescer é muito provável. Já quem assiste à digitalização do concorrente e não se move está caminhando para a irrelevância.

---

*O Singularity Education Group oferece serviços de consultoria em inovação e programas de educação executiva e é uma incubadora de empresas. (SINGULARITY GROUP, 2022b).

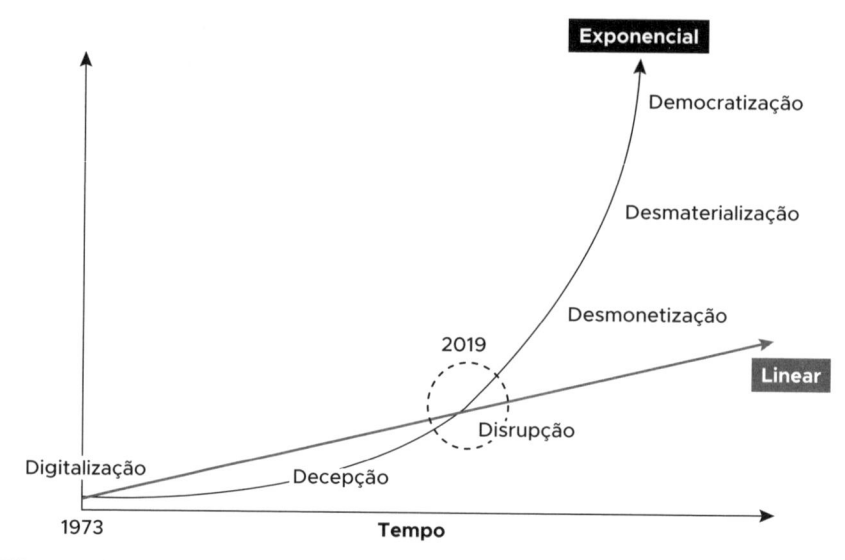

Figura 14.1 Os 6 Ds dos exponenciais. Reproduzida, com autorização, de Diamandis, Peter. *Abundância: o futuro é melhor do que você imagina.* Rio de Janeiro: Alta Books, 2018.

"Decepção" é o segundo D. Curioso isso, não? Decepção com o quê? De acordo com Peter Diamandis, quando algo começa a se tornar digital, o período inicial de crescimento em geral decepciona os empresários. Isso acontece porque negócios exponenciais não costumam deslanchar rapidamente de início. É a hora de ter paciência e maturidade; se o negócio for bom, seu crescimento se dará no ritmo de 2, 4, 8, 16, 32, 64... ultrapassando em muito a marcha linear dos empreendimentos comuns: 1, 2, 3, 4, 5, 6... (DIAMANDIS, 2016b).

A fase da decepção costuma ser traiçoeira. Tanto para os empreendedores, que podem desembarcar do negócio antes que ele decole, como para aqueles que, ao verem as dificuldades dos que investiram na digitalização, se convencem de que os negócios serão sempre analógicos. Em pouco tempo, serão atropelados por concorrentes digitais. E isso fatalmente vai acontecer. Peter Diamandis sugeriu a "disrupção" como o terceiro D do seu esquema, exatamente por saber que os negócios disruptivos superam os demais, pelo fato de oferecerem produtos e serviços mais eficientes e mais baratos.

Sim, no universo digital, a tecnologia costuma ser mais barata do que no mundo analógico. O preço do *software* é bem menor do que o do *hardware*, e os negócios têm um enorme potencial de escalabilidade. É disso que fala a quarta letra D, "desmonetização" – a carga pesada dos preços altos da economia convencional tende a desaparecer. Aplicativos disruptivos, capazes de acessar e gerar milhares de informações, podem ser adquiridos inclusive sem qualquer custo, de graça, baixados da internet.

A "desmaterialização", o D seguinte, está também relacionada à desmonetização. Coisas pesadas ou caras, como câmeras, rádio, GPS, televisores, CDs, telefone e a lista telefônica, mapas, cartas e relógios despertadores perderam a sua materialidade. Foram colocados dentro de *smartphones* que pesam 140 gramas e cabem no seu bolso. Essa desmaterialização torna a vida mais acessível e mais leve.

A última letra D, de "democratização", costuma ser a preferida daqueles que abraçam tecnologias motivados por trazer benefício aos outros. "Quando algo é digitalizado, mais pessoas terão acesso a isso. Tecnologias poderosas já não estarão mais somente ao alcance dos governos, das grandes empresas e dos ricos", afirma Peter Diamandis (2016b,).

ANTÍDOTO A NEGATIVIDADES

Esta é, de fato, a melhor parte das tecnologias disruptivas; elas trazem uma sólida promessa de mudar absolutamente tudo que conhecíamos até então e acelerar as mudanças que poderão resolver os grandes desafios globais. Enfim, mais riqueza, mais empoderamento, mais felicidade para todos. É uma grande notícia. O futuro será melhor do que temos hoje e o bem-estar que ele poderá trazer será mais democrático. Não é por acaso que Peter Diamandis escolheu o subtítulo *O futuro é melhor do que você imagina* para o livro que escreveu. Livro, aliás, que foi recomendado pelo ex-presidente dos EUA, Bill Clinton, como um antídoto às notícias negativas (DIAMANDIS, 2014).

Entre todas as áreas do conhecimento, a medicina é aquela em que o impacto das tecnologias exponenciais será mais intenso.

Entre todas as áreas do conhecimento, a medicina é aquela em que o impacto das tecnologias exponenciais será mais intenso.

É desconcertante o fato de que, embora estejamos vivendo a quarta revolução industrial, uma fatia enorme da humanidade ainda está enfrentando problemas básicos como a ausência de médicos, a longa espera para ser atendido em uma consulta ou a falta de acesso a bons tratamentos por não ter dinheiro suficiente para pagar por esses cuidados.

Avanços tecnológicos como a telemedicina; robôs-cirurgiões; *wearables*, que permitem o monitoramento de dados vitais a distância; aplicativos que permitem o acompanhamento preciso do tratamento de um paciente; a impressão 3D, com a qual é possível reconstruir ossos e órgãos internos; a inteligência artificial; *machine learning* e outros que são tratados neste livro empurrarão o tratamento e a manutenção da saúde humana para um patamar muito mais elevado do que somos capazes de vislumbrar neste momento.

Distâncias geográficas não farão mais diferença, e a medicina se tornará mais barata e estará ao alcance da grande maioria das pessoas. Essas mudanças já estão em curso e vão acelerar de maneira exponencial. Onde estaremos daqui a cinco anos? Que novas tecnologias surgirão na área médica? É impossível prevermos isso. E, talvez, essa imprevisibilidade, aliada à certeza de que continuaremos indo para a frente a toda velocidade, seja o que há de mais sedutor nesta fase atual da inovação e do desenvolvimento tecnológico.

Poderemos trazer benefícios para cada vez mais pessoas. Produziremos mais valor para todos e para nós mesmos. Esse novo cenário criará oportunidades para que sejamos algo além de médicos. Há possibilidades se abrindo de maneira generosa, o que nos dá a chance de desenvolvermos nosso lado empreendedor e nos engajarmos nesse movimento de inovação. Todos nós, os sete médicos que escreveram este livro, somos, cada um à sua maneira, empreendedores. Buscamos incorporar as soluções tecnológicas às nossas vidas profissionais.

SEM HUMANIDADE, SEM EMPREGO

Quando se fala de tecnologias disruptivas na medicina, sempre surgem duas questões. Nós já as respondemos inúmeras vezes – em alguns casos, mais de uma vez no mesmo dia. A primeira delas questiona se todas essas novidades tecnológicas não farão com que o atendimento aos pacientes perca a sua humanidade – afinal, são tantas automações: máquinas, robôs fazendo cirurgias e interagindo com os pacientes, teleconsultas, etc.

A outra dúvida é a respeito da manutenção dos empregos para os médicos. Seremos todos substituídos por máquinas? Como vamos competir com a inteligência artificial? Se a internet estará em todas as coisas, ela não ocupará os espaços dos médicos de carne e osso? O Brasil forma muitos médicos todos os anos, ainda haverá demanda no mercado por eles?

A primeira pergunta, se a tecnologia substituirá o calor e a empatia humanos, é um tema clássico. *Eu, Luciano, respondo a essa dúvida três, quatro vezes por dia. Mas posso garantir: isso não vai acontecer e não está acontecendo. A empatia em relação ao paciente se estabelece ou não em qualquer forma, qualquer mídia que esteja sendo utilizada para o contato entre médicos e clientes.*

Em março de 2019, uma polêmica surgiu quando, em um hospital em Fremont, na Califórnia, um médico que atendia a um paciente com graves problemas pulmonares por meio da tela de um robô de telepresença anunciou ao próprio doente, de 78 anos, que este "talvez nem conseguisse voltar para casa", pois morreria em questão de dias (LUIZ, 2019). Familiares que acompanhavam o doente ficaram chocados com a frieza utilizada para dar essa notícia, principalmente, com o fato do diálogo ter se dado sem que o médico estivesse pessoalmente presente.

O paciente faleceu no dia seguinte, e a controvérsia foi registrada pelos meios de comunicação em todo o mundo. A falta de empatia de um médico em relação a um cliente pode se manifestar em qualquer forma de comunicação que estiver utilizando. Pela tela de um robô, pelo telefone, por *email* e, claro, presencialmente. O episódio deixou claro que ainda será necessário algum tempo para que profissionais e pacientes desenvolvam uma etiqueta a respeito de como deve se dar a interação entre eles quando ela for intermediada por uma tela ou por um robô.

Bons e conscienciosos médicos sempre vão tratar seus pacientes com humanidade, apreço, calor. Talvez devêssemos nos focar mais nos imensos benefícios que a tecnologia, principalmente a que possibilita o atendimento remoto, pode trazer a quem está enfrentando algum problema de saúde. A possibilidade de alguém ser atendido por um profissional competente, mesmo quando vive em um lugar remoto ou carente de médicos, é algo fantástico, um salto de séculos na história da humanidade.

Já em relação à segunda questão, que também suscita dúvidas, a que pergunta sobre a ameaça de a tecnologia eliminar empregos, é preciso ter claro que, sim, muitas das funções atuais dos profissionais da saúde vão desaparecer com o avanço das tecnologias exponenciais – sobretudo aquelas que consistem em tarefas mecânicas, repetitivas. O necessário é que o médico se adapte, ou, já na faculdade, que os estudantes se informem e se aliem à nova maneira de fazer medicina.

Ao longo das revoluções industriais pelas quais a humanidade vem passando nos últimos três séculos, várias profissões desapareceram, e aqueles que as exerciam foram obrigados a se adaptar. O mesmo vai acontecer a partir de agora. Os médicos não vão desaparecer, nem seu trabalho será extinto, mas eles terão de se adaptar aos tempos exponenciais.

Os médicos não vão desaparecer, nem seu trabalho será extinto, mas eles terão de se adaptar aos tempos exponenciais.

Quem entender o novo momento, absorver essas novas tecnologias, como inteligência artificial, *big data* e *small data* – temas do próximo capítulo –, e for capaz de desenvolver uma mentalidade digital continuará a ser um profissional significativo. E é preciso que isso seja feito desde já, inclusive, porque não se trata exatamente de uma opção: a história não anda para trás, e as profissões analógicas tendem a ficar todas no passado. A tecnologia digital e exponencial é a realidade.

CAPÍTULO 15

BIG DATA, SMALL DATA, INTELIGÊNCIA ARTIFICIAL, *MACHINE LEARNING,* *DEEP LEARNING* E SUAS APLICAÇÕES NA SAÚDE

Alessandra Menezes Morelle, Cristiano Englert, David Ponciano de Sena e Salvador Gullo Neto

Pode ser verdade ou pode haver um certo exagero. Ainda assim, esta é uma história que ilustra bem o impacto que o *big data*, um dos assuntos deste capítulo, pode trazer à vida de todos nós. O fato foi relatado pela confiável *The New York Times Magazine*, em sua edição de 16 de fevereiro de 2012 (DUHIGG, 2012), e, rapidamente, se transformou em um clássico sobre o assunto.

Certo dia, conta o artigo da revista, na cidade americana de Minneapolis, um homem entrou em uma das lojas da Target, um dos maiores grupos de varejo dos Estados Unidos, nervoso e exigindo falar com o gerente. Quando foi atendido, jogou sobre a mesa alguns folhetos que tinham sido enviados pela loja à sua casa. "Minha filha recebeu isso pelo correio", disse. "Ela é uma adolescente, e vocês estão mandando para ela cupons de desconto para que ela compre roupas de bebês e berços?", perguntou enraivecido. "Vocês estão a incentivando a engravidar?" (DUHIGG, 2012).

O gerente não tinha ideia do que aquele homem estava falando, mas olhou para os folhetos e confirmou que eram da loja e que, sim, tinham sido enviados à filha dele. Também era evidente que eles estavam impressos com anúncios de roupas de grávidas, móveis para bebês e fotos de criancinhas sorridentes. Pediu desculpas, pois ele não sabia o que havia acontecido, provavelmente era um engano. Como bom gerente que era, telefonou alguns dias mais tarde para reiterar o seu pedido de desculpas (HILL, 2012).

Dessa vez, o pai da adolescente o atendeu com um humor diferente. Já não estava mais enraivecido, mas envergonhado. "Eu conversei com a minha filha", ele contou. "Aparentemente, aconteceram algumas coisas aqui em minha casa que eu não estava percebendo, e o bebê está previsto para nascer em agosto." E, após um desconfortável silêncio: "Sou eu que lhe devo desculpas." (HILL, 2012).

Como era previsível, a descrição do episódio no artigo publicado pela *New York Times Magazine* provocou uma ampla discussão na imprensa (ELLENBERG, 2014) e até nos meios acadêmicos (SIDHU, 2013) a respeito dos limites, cada vez mais porosos, que separam interesses econômicos da privacidade pessoal. Como um estabelecimento comercial era capaz de ter acesso, antes mesmo da família, a uma informação tão íntima como a da gravidez de uma jovem dependente dos e morando com os pais? A resposta estava na tecnologia da informação (TI).

O *BIG DATA* ESTÁ DE OLHO EM SEUS COMPORTAMENTOS

Os motores que tornam esse olhar eletrônico capaz de atravessar as paredes das casas e escritórios e revelar e antecipar tendências, segredos e desejos de seus ocupantes são os algoritmos associados à inteligência artificial (IA); e o combustível que os movimenta é o *big data*, o Big Brother dos tempos digitais. Algoritmos (ALGORITMOS, 2022), no universo da TI, são um conjunto de instruções que se repetem, transformando dados recebidos em informações. *Big data* são amplos conjuntos de dados aleatórios que, após serem analisados por computadores, se transformam em padrões, tendências e correspondências que se referem especialmente ao comportamento humano (SAS, c2022a).

De uma maneira simplificada, poderíamos dizer que, no caso da adolescente grávida, o *big data* que a Target coletaria a respeito dela seria formado por toda a navegação que ela fez no *site* da loja. Nesses dados estariam incluídos os mais variados itens: tênis, escovas para o cabelo, vestidos, revistas, chocolates, cremes de hidratação, óculos escuros, livros... uma série de buscas que indicariam um comportamento que se repetia ao longo do tempo.

No entanto, em um determinado momento esse padrão se modificou. A adolescente passou a se interessar por itens que não tinham consistência com o seu comportamento anterior. Ela passou, por exemplo, a examinar ou a comprar loção para a pele sem perfume, suplementos vitamínicos, algodão em bolas, calça de moletom com elástico. O algoritmo da Target detectou a súbita mudança de interesse e enviou os dados para a inteligência artificial que, por sua vez, acionou o *software* responsável por traduzir padrões de consumo em esforço de vendas (ELLENBERG, 2014).

"Hmmmm...", a inteligência artificial "pensou", "algodão em bolas, loção sem perfume, moletom... estes são produtos que interessam às grávidas. Essa cliente está provavelmente grávida!" E o computador "decidiu": "Vamos enviar para ela folhetos oferecendo produtos que as futuras mamães precisam, como berços, fraldas, brinquedos... assim aumentaremos as nossas vendas!". E é isso que eventualmente assusta as pessoas: o *big data*, com a cumplicidade dos algoritmos e das análises potentes da inteligência artificial, é capaz de ver coisas que nós não enxergamos, inclusive uma filha grávida morando sob o nosso próprio teto.

DEPÓSITO DE SUCATA

Eu, David Sena, gosto de comparar o big data *a um gigantesco depósito de sucata. Ali você encontra de tudo, todos os dados estão amontoados de uma maneira fortuita, sem qualquer pré-seleção. Sabemos que ali, naquele enorme campo repleto de informações de toda espécie, poderemos encontrar preciosidades, dados riquíssimos para o nosso trabalho. Mas eles estão misturados a outros, que nenhum valor têm para nós, e encontrar o que nos é útil é um trabalho quase impossível.*

Levaríamos anos para encontrar, nesse depósito, as informações de que precisamos, caso fizéssemos isso à mão. Contudo, felizmente, a inteligência artificial é capaz de executar a garimpagem necessária assim que fornecemos a ela os parâmetros corretos, especificando o que queremos encontrar naquela montanha de dados desencontrados. O *big data*, então, por meio da IA, transforma-se em small data, uma pequena área dentro do depósito de sucata na qual estão separados os dados que têm importância para os nossos projetos.

No caso ocorrido com os folhetos da Target, o *big data*, o grande depósito de sucata, abrangeria todas as compras dos milhares de itens que os muitos milhares de clientes daquela loja de departamentos fizeram. O *small data*, selecionado pelos algoritmos e pela IA, consistiria nos clientes que compraram aqueles itens determinados, como a loção sem perfume e o algodão em bolas, ou seja, potenciais mulheres grávidas. Dessa quantidade de dados menor e mais específica, um *software* selecionaria os endereços dessas clientes e enviaria para elas a publicidade de produtos específicos que possivelmente interessariam a mulheres que estivessem esperando um bebê.

Desde aquele 2012, quando o caso da adolescente grávida de Minneapolis chegou à mídia, até os dias atuais, a capacidade de transformar *big data* em informações organizadas e úteis evoluiu de uma maneira exponencial, sobretudo com aplicações na medicina, na qual o "depósito de sucata" é alimentado com a gigantesca quantidade de informações que o atendimento nos postos de saúde, consultórios, clínicas, prontos-socorros e hospitais produz o tempo todo.

Exames laboratoriais, dados de consultas, descobertas de padrões, estatísticas, pesquisas, artigos científicos, avanços farmacológicos, tudo isso é um vasto *big data* que os médicos podem utilizar para prestar serviços cada vez melhores aos seus clientes e para fazer avançar os seus negócios.

O SUPERCOMPUTADOR WATSON

Um dos exemplos mais conhecidos de uso do *big data* na área da saúde é a facilidade proporcionada pelo supercomputador Watson, da IBM (2022a). Usuários da área médica podem se conectar ao computador para, por exemplo, desenvolver um novo medicamento, algo que exigiria a consulta de um enorme número de artigos científicos, livros, patentes e outras bibliografias.

Uma tarefa como essa demandaria meses, talvez anos, caso fosse executada da maneira tradicional por um ser humano que pesquisasse bibliotecas e *sites* especializados. Isso sem dizer que ainda correria o risco de não conseguir acesso, por falta de tempo ou exaustão, a muitas informações de relevância. Com a base de dados do Watson, essa é uma tarefa possível de ser feita em minutos! É suficiente digitar os termos da busca, e o computador acessa toda a base científica à qual ele tem acesso e produz uma lista com os artigos e pesquisas que trazem os termos desejados.

No dia a dia do consultório, essa possibilidade de acessar o *big data* e extrair informações dele com a ajuda da IA é também providencial. Por exemplo, um médico pretende receitar um remédio a um paciente com um linfoma de Hodgkin (INCA, 2021) e se informar sobre as possíveis interações medicamentosas daquela droga; ele pode acessar a base de dados e pesquisar sobre drogas usadas para tratamento desse linfoma, e a IA coloca à sua disposição toda a literatura médica a respeito de possíveis interações que algum dia tenha sido registrada naquele *big data*. Há várias possibilidades de os médicos se cadastrarem em iniciativas que lhes darão acesso gratuito a esses sistemas.

No dia a dia do consultório, essa possibilidade de acessar o big data e extrair informações dele com a ajuda da IA é também providencial.

Ainda assim, esses dados coletados estão em uma base bastante ampla, contendo trabalhos científicos ou descrições de práticas feitas em qualquer lugar do planeta. Isso pode dar a ideia de que a IA se presta exclusivamente a trabalhar com bases gigantes, longe do trabalho do dia a dia dos médicos, o que não é verdade. O *small data* se integra às consultas e pode trazer excelentes resultados. Por exemplo, ao chegar pela primeira vez ao consultório, é pedido ao paciente que forneça seus dados pessoais, como idade, sexo, profissão, além de seus dados de saúde, como cirurgias feitas, histórico de doenças e tratamentos, medicamentos que toma, queixas, sintomas, dados vitais. Essas informações são armazenadas no banco de dados do médico. Com o tempo, acumulam-se informações de vários clientes no computador desse profissional. Com o auxílio da IA, esse médico é capaz de encontrar padrões biométricos semelhantes entre os seus clientes e, assim, desenhar um perfil de pacientes que compartilham comportamentos e características comuns. Assim, tem-se algo como o cliente típico daquele médico. Sabe-se a idade que ele tem, o horário em que prefere marcar suas consultas, se toma ou não café antes de ser atendido, uma variedade de informações que aumentará à medida que a base for construída.

Este é, portanto, o *small data*, acurado e sintético, e uma preciosa orientação para o médico tomar decisões sobre onde e como investir na melhoria dos seus serviços, como precificar suas consultas, qual o percentual de clientes que faltam às consultas, quantos seguem o tratamento exatamente como prescrito, etc. Se estiver, por exemplo, entre os planos desse médico ampliar seu consultório – talvez transformá-lo em uma clínica –, ele terá dados suficientemente confiáveis para determinar qual será o seu retorno sobre o investimento feito. Ao conhecer bem o perfil dos seus clientes, será possível, ainda, decidir até que ponto valeria a pena investir em outro tipo de público, o qual poderia lhe trazer mais resultados, ou entender que tipo de equipamentos deveria adquirir para o consultório a fim de atender com mais precisão as necessidades dos clientes.

AS MÁQUINAS APRENDEM

É hora de trazermos aqui um pouco de história. O gerenciamento da enorme quantidade de dados produzidos em *big data* tornou-se mais acurado a partir da segunda metade da década de 2000, quando entrou em cena uma evolução da IA, o *machine learning*, ou aprendizado de máquina, como é chamado em português (IBM, 2022b). Trata-se de uma tecnologia que permite aos computadores "aprender", a partir dos padrões de comportamento ou das repetições de ações, a antecipar decisões, estabelecendo seus próprios padrões de respostas.

Os fundamentos do *machine learning* vêm sendo estudados desde a década de 1950, mas esse campo da ciência da computação começou sua expansão meteórica a partir de outubro de 2006. Naquele mês, a Netflix, à época uma locadora de DVDs, desafiou a comunidade de desenvolvedores de TI a melhorar o seu algoritmo de recomendação de filmes, o Cinematech (BENNETT; LANNING, 2007). A empresa anunciou que daria um cheque de 1 milhão de dólares para os autores dessa proeza.

Não era uma tarefa fácil, já que o *big data* da Netflix era composto por 100 milhões de avaliações feitas de maneira anônima pelos usuários dos filmes que a empresa distribuía. O sistema gerava uma média de 30 bilhões de indicações por dia (VAN BUSKIRK, 2009). Um desafio e tanto, que foi aceito por 50.051 empresas que se interessaram em concorrer ao prêmio (VAN BUSKIRK, 2009). Três anos depois, em setembro de 2009, caberia à Bellkor's Pragmatic Chaos, uma empresa formada por engenheiros americanos, canadenses e austríacos, receber aquele 1 milhão de dólares (AMATRIAIN; BASILICO, 2012). Seu feito foi conseguir melhorar a *performance* do algoritmo da Netflix em aproximadamente 10% (VAN BUSKIRK, 2009).

Estaria ali o passo inicial para o desenvolvimento do *machine learning* em grande escala. Durante os três anos em que se estendeu a disputa, houve uma forte troca de informações, inclusive o compartilhamento de códigos, entre os mais de 50 mil participantes do concurso. Com tantas mentes sintonizadas, os aperfeiçoamentos do *machine learning* vieram com uma velocidade e tanto (BENNETT; LANNING, 2007).

Não é por uma coincidência, portanto, que a Netflix seja um dos bons exemplos para que se assista ao *machine learning* em ação. Quando você faz uma busca na galeria de filmes e séries em sua plataforma, ela mostra uma seleção de filmes e séries com percentuais de relevância de 98%, 90%, 87%. Essa relevância, ou *match*, como pode surgir em inglês na tela, é o resultado do trabalho do *machine learning* que, baseado em suas preferências e perfis registrados anteriormente, designa qual é a chance daquele filme ou série específica se encaixar no seu gosto pessoal. Quanto mais alta a relevância, maior a probabilidade de o filme ou a série lhe agradar. Raramente ele erra.

OS *COOKIES* TAMBÉM APRENDEM

Os *cookies*, que pedem autorização para serem instalados no nosso computador ou *smartphone* quando iniciamos a navegação em algum *site*, são também uma expressão de *machine learning*. Pequenos arquivos de texto que um *site* coloca com uma "etiqueta de identificação" no sistema do seu *hardware* (BATISTA, 2019), eles registram o seu comportamento ao navegar pelo *site* e recolhem seus dados pessoais.

Em tese, os *cookies* têm a função de passar suas informações para o *site* que, dessa maneira, vai reconhecê-lo ("Boa tarde, fulano! Seu último acesso foi na semana passada", ele vai dizer) e facilitar o seu acesso aos produtos ou serviços que você pesquisou. O *site* é capaz de fazer isso porque recebeu dos *cookies* as informações sobre quais páginas ou artigos mais despertaram sua atenção.

Essa é uma ferramenta do *marketing* digital que talvez provoque o desconforto de tornar seu computador mais lento (PIMENTA, 2020). Mas os *cookies* podem, também, recolher informações a seu respeito com intenções maliciosas. De posse de suas preferências, dados pessoais e perfil econômico, muitas empresas vendem essas informações para terceiros, que passarão a assediá-lo digitalmente com fins comerciais (PIMENTA, 2020).

O exemplo mais clássico do uso eficiente do *machine learning* na medicina é aquele que diz respeito à análise de exames de imagem. A radiologia tem sido uma das áreas pioneiras no uso da IA, porque ela traz um ingrediente fundamental para o aprendizado de máquina – reconhecer padrões pré-estabelecidos em um número grande de dados; no caso da radiologia, imagens de raios x, tomografias ou ressonâncias.

Para explicar o processo, vamos imaginar o que acontece em uma clínica que faz diagnóstico por imagem de câncer de mama. Há determinados elementos que surgem nas imagens e indicam a possível presença de um tumor. Eles são amplamente conhecidos e documentados pela medicina, formando, portanto, um padrão bem descrito. A análise individual de uma imagem por alguém que tenha o conhecimento técnico necessário pode apontar, com assertividade, a presença de um indício de tumor.

Mas se essa mesma pessoa for examinar 80, 120 ou 200 imagens desse exame em um só dia, a possibilidade de o cansaço a fazer deixar passar algumas imagens suspeitas é grande. Isso não acontece com uma máquina. Devidamente alimentada com os parâmetros que diferenciam uma mama saudável de uma comprometida pela doença, ela é capaz de fazer essa análise, sem cansaço nem tédio, por um tempo indefinido.

Entre as muitas dezenas de imagens, ela vai apontar aquelas que podem trazer a suspeita de serem testemunhas de alguma anomalia e marcá-las para uma posterior pesquisa mais aprofundada. Caberá ao técnico a análise final dessas imagens que têm alguma indicação de uma possível alteração. Será ele o responsável pelo julgamento definitivo.

O *DEEP LEARNING*

A IA é capaz de aperfeiçoar crescentemente a sua habilidade de identificar tumores, em um processo que se chama *deep learning*, ou aprendizagem profunda. O *deep learning* está presente quando o aprendizado de máquina passa a ser autônomo, ou seja, os algoritmos do sistema computacional passam a acrescentar informações e padrões aos seus dados sem que estes tenham sido fornecidos por um ser humano.

Um sistema complexo que exige grande poder computacional, o *deep learning* é capaz de classificar imagens, detectar objetos, reconhecer sons e descrever conteúdos (SAS, c2022b). Suas aplicações estão em programas de reconhecimento de voz, como a Siri, aplicativo da Apple, e a Cortana, da Microsoft, que são capazes de obedecer a comandos de voz para executar tarefas. O *deep learning* também está presente nos carros autônomos, que identificam obstáculos à frente, e em outras aplicações (SAS, c2022b).

Como o *deep learning* poderia ser uma ferramenta de impacto na prática médica atual? *Eu, Salvador, uso novamente como exemplo o tratamento do câncer de mama. Imaginemos que um médico que trate essa enfermidade tenha acesso a um computador que é alimentado não só com imagens dos tumores, mas com artigos, pesquisas e procedimentos relacionados ao tratamento dessa doença.*

A máquina com a qual ele trabalha acumula dados alimentados por técnicos humanos: em determinado estágio do tratamento da doença, um medicamento trouxe um resultado limitado; outra droga, no entanto, produziu um impacto muito positivo. E, ainda, um estudo feito apontou uma alternativa que se mostrou como um avanço mais significativo no tratamento da doença, quando esta estava em um estágio mais avançado. E por aí vão as informações dadas, ou seja, o computador é "ensinado" a reconhecer e analisar várias fases da doença.

Colocando em funcionamento seus algoritmos, a máquina avança nesses conhecimentos e passa a desenvolver outras análises, de maneira independente, sem interferência direta dos programadores. Quando então é colocada diante de um quadro de câncer de mama, é praticamente capaz de fazer por si mesma o diagnóstico e indicar o tratamento, sugerindo medicamentos e intervenções baseando-se nas experiências que foram introduzidas em sua memória, como uma espécie de "raciocínio", propondo uma abordagem fundamentada em uma enorme quantidade de informações, que dificilmente estariam ao alcance do médico.

CONHECER POTENCIAIS

Avanços como esses, trazidos pela tecnologia da informação à área médica, não podem mais ser ignorados pelos profissionais da saúde. *Eu, Cristiano Englert, acredito que não é necessário saber programar o* machine learning, *nem ter qualquer outro conhecimento especializado sobre algoritmos. O que é preciso saber é o potencial que essas inovações são capazes de trazer para os negócios. Como, por exemplo, identificar um padrão de comportamento dos clientes que seja capaz de melhorar sua experiência ou fazer uma triagem mais assertiva para que suas dores sejam bem atendidas e superadas.*

O que é preciso saber é o potencial que essas inovações são capazes de trazer para os negócios.

Operadoras de planos de saúde trabalham hoje com *machine learning* para avaliar os perfis de seus segurados, prever tratamentos mais assertivos e diminuir os seus custos operacionais com sinistros. Os médicos, que não têm um envolvimento direto com a produção de dados para alimentar esses sistemas, devem ter pelo menos duas posturas. A primeira delas é estarem cientes de que hoje existe uma capacidade computacional e de processamento de dados que automatizará uma série de processos que até então eram feitos de maneira artesanal, tomavam tempo e produziam resultados aquém do que seria possível.

O segundo ponto é não ter medo dessas novidades. Os avanços da tecnologia não vieram para nos substituir. E, no lugar de nos opormos a elas ou as ignorarmos, devemos tomar a iniciativa de nos tornarmos aptos a trabalhar com essas ferramentas. Aqueles que resistirem serão, sim, substituídos. *Eu, Salvador, estou convencido de que os médicos que procurarem se adaptar ao que a IA e as soluções de* machine learning *estão trazendo para as suas especialidades serão beneficiados por uma melhoria significativa em seu desempenho profissional e em sua carreira.*

Essas tecnologias passarão a avançar em maior velocidade quando as pessoas e entidades começarem a vê-las como capazes de agregar valor aos seus negócios. Posso dizer isso com conhecimento de causa, pois a plataforma que desenvolvi, o Safety4Me – na qual um paciente atendido em um hospital pode registrar a sua percepção sobre os protocolos de segurança da instituição, de acordo com as seis metas de segurança recomendadas pela Organização Mundial da Saúde (OMS) – passou a interessar sobretudo às operadoras de planos de saúde. Isso ocorre porque estas são obrigadas a reportar dados de satisfação e de segurança dos pacientes para serem acreditadas junto à Agência Nacional de Saúde Suplementar (ANS) (BRASIL, 2022), órgão ligado ao Ministério da Saúde e encarregado de regular o mercado de planos privados de saúde do país.

AGREGAR VALOR

Já vimos, então, que qualquer novidade tecnológica na área da saúde só será amplamente adotada quando o valor que ela pode agregar aos médicos, hospitais, seguradoras e outros *players* do setor for entendido. No caso da IA, esse valor ainda não foi visto de maneira ampla. Outra barreira, não menos importante, diz respeito à dificuldade em prover a base de dados de saúde no Brasil com informações suficientemente consistentes para alimentar o *big data* necessário à operação dos algoritmos da IA.

Há, ainda, outro desafio que eu, Alessandra, enxergo. Trata-se da formação dos médicos para assumir um novo papel que será exigido a partir das transformações trazidas pela tecnologia. Uma delas acredito que se solidificará em poucos anos e será um grande salto de qualidade no atendimento a quase toda população brasileira: a telemedicina.

Esse avanço permitirá que mesmo pessoas que vivem em locais distantes, nos quais não há médicos fisicamente presentes, possam ser atendidas com uma qualidade semelhante àquela praticada nas grandes cidades. Quando isso acontecer, muitos médicos terão de transformar a maneira como costumam atender seus clientes. Terão que focar mais na escuta dos problemas dos pacientes, estar verdadeiramente presentes nas interações com eles, ter tempo para ouvir. Aquele comportamento mecânico, o atendimento em ritmo industrial que vemos hoje, não terá mais lugar. Falaremos especificamente sobre oportunidades e tendências da telemedicina no Capítulo 22.

No próximo capítulo, trataremos de outro relevante avanço tecnológico, o *blockchain*, de importância vital na segurança das trocas de informações *on-line*, que estão cada vez mais presentes na medicina.

CAPÍTULO 16
O QUE É *BLOCKCHAIN* E COMO USÁ-LA NA SAÚDE?

Cristiano Englert, David Ponciano de Sena
e Luciano Silveira Eifler

Talvez a mais clara e romântica definição já feita sobre o que são as *blockchains* seja aquela dada pelo americano Kevin Webach, professor de Estudos Legais e Ética Dos Negócios na Wharton School, da Universidade da Pensilvânia. Autor de um livro sobre o assunto (WEBACH, 2018), Webach define as *blockchains* como "máquinas de confiança", que seriam de grande utilidade ao permitir transações entre instituições e pessoas que não acreditam muito na honestidade uns dos outros (CUKIER, 2019).

Comparar *blockchains* a uma máquina é uma liberdade poética à qual Webach se permite, já que as *blockchains* têm a mesma imaterialidade dos *softwares*, embora elas não sejam exatamente um programa de computador. O professor não deixa de ter razão: as *blockchains* formam o ambiente mais seguro até então já desenvolvido para garantir o sigilo das informações e dos dados que circulam pela internet.

Deixando as comparações de lado, as *blockchains* são a expressão de uma tecnologia capaz de "quebrar" as informações enviadas pela rede em blocos, que são repartidos entre milhares de diferentes computadores. Isso impede que a integridade de uma informação possa ser interceptada por alguém não autorizado, um *hacker*, para definir esse "não autorizado" com todas as suas letras.

No entanto, os blocos nos quais essa informação foi fatiada mantêm uma ligação entre si, como um fio que une as contas de um colar – daí o nome "*blockchain*", algo que poderia ser traduzido como "blocos encadeados". Essa ligação, o fio do colar, vai permitir que os blocos sejam reunificados quando chegarem ao seu destino autorizado, voltando ao seu formato original, o que permitirá que a mensagem enviada faça sentido para o seu destinatário.

Restabelecer esse "colar", com seus blocos na posição correta, é algo feito mediante uma chave de acesso, um *token*. Tal chave é conhecida exclusivamente pelo emissor da informação. Outras pessoas só terão acesso a essa informação caso o emissor revele a elas a sua chave codificada. Sem a chave, a porta dos dados permanecerá trancada e intransponível.

SEGURANÇA GARANTIDA POR UMA AMPLA REDE

Parece bem seguro, não é mesmo? Mas a proteção proporcionada pelas *blockchains* vai muito além disso. A maior delas é que ela é um arquivo público dividido entre inúmeros computadores que formam uma rede. Dentre essa constelação de equipamentos constam, desde equipamentos poderosos de propriedade de grandes instituições, até o *desktop* de uma dona de casa, que o utiliza também para guardar suas receitas culinárias. Esse conjunto garante a segurança e a inviolabilidade do que circula pela rede.

A gestão, se é que podemos dizer que há uma gestão na *blockchain*, é totalmente descentralizada. Os dados estão espalhados por todos esses computadores, pelos cinco continentes. Se alguém no Rio de Janeiro tiver acesso a algumas linhas de uma informação, os outros blocos podem estar na Nova Zelândia ou em Roma – não há como saber em que equipamento.

Quando são públicas, pois elas também podem ser organizadas em um ambiente privado, as *blockchains* não são coordenadas por ninguém. Não possuem um gerente, um administrador ou proprietário. É como uma montanha, o oceano, o vento, a lua... ou todas as outras coisas que não têm dono.

As informações e os dados ficam depositados nesse ambiente formado por uma gigantesca rede de computadores. Não há uma centralização, portanto não há alguém com capacidade de capturar essas informações. Tampouco os piratas de dados, com o poder de fazer maldades que têm atualmente, conseguem *hackeá-las*.

Eu, Luciano Eifler, considero as blockchains *muito mais fortes do que uma senha encriptada, mais do que uma assinatura digital. As* blockchains *são mais conhecidas pela criptomoeda* bitcoin, *que as utiliza como garantia da sua confiabilidade. No entanto, a grande revolução tecnológica não são os* bitcoins, *mas as* blockchains. *A característica principal desse ambiente é permitir que os dados enviados sejam confiáveis, acessíveis, universalmente distribuídos, rastreáveis e, claro, blindados contra fraudes.*

REGISTRO INFINITO

Além do colar de contas, há outra analogia que permite entender a confiabilidade dos dados, sobre a qual fala Luciano Eifler, que é a comparação das *blockchains* a um livro de registro infinito. Podemos entender isso imaginando que João vende um carro para Maria por meio de uma transação pela internet. Quando ela se dá em um ambiente *blockchain*, e aqui vai mais uma característica dessa tecnologia, a informação é registrada e não pode ser deletada ou modificada por ninguém – como se estivesse gravada em uma pedra.

Se, após estar de posse do carro, Maria contestasse o valor cobrado e, desonestamente, tentasse pagar menos do que a quantia acertada, modificando o documento que João a havia enviado, o sistema não daria espaço, nem tempo para que ela sobrescrevesse as informações das mensagens anteriores a fim de modificar para baixo o preço do carro. Isso seria o resultado da arquitetura utilizada para desenvolver essa tecnologia, conforme explica a seguir David Sena.

Neste ambiente, as informações são quebradas em blocos e "empilhadas" sobre outros pedaços de informações produzidas por milhares de outras fontes. Dessa maneira, a primeira porção fatiada de uma informação seria seguida por centenas, ou milhares, de outras, antes que o segundo pedaço fosse registrado naquele ambiente. Se você quisesse deletar os dados inseridos ou recebidos, teria de apagar todos os outros blocos que sucederam àquele primeiro, algo praticamente impossível, pois a cada segundo milhares e milhares de outros pedaços de informações, vindas de todas as partes do mundo, já teriam se inserido entre essas duas frações.

Se as *blockchains* surgem como uma barreira intransponível para os mal-intencionados, por outro lado são uma bem-vinda garantia de que as informações que você coloca nesse ambiente são, de fato, suas, pois ninguém poderá modificá-las ou utilizá-las sem o seu consentimento. Isso é especialmente relevante para os dados relativos à saúde das pessoas, algo que vem experimentando um valor crescente no mercado.

O prontuário médico, no qual estão registrados os dados de saúde de alguém, será imutável e estará protegido de ser copiado, caso esteja em um ambiente blockchain.

O prontuário médico, no qual estão registrados os dados de saúde de alguém, será imutável e estará protegido de ser copiado, caso esteja em um ambiente *blockchain*. Ele não estará armazenado, por exemplo, no computador de uma indústria farmacêutica ou de uma operadora de plano de saúde, que poderia utilizar esses dados em proveito próprio, comercializá-los ou até mesmo impedir o acesso daquela pessoa a determinados tratamentos cujas informações médicas estivessem registradas nesse arquivo.

Dados de saúde têm valor porque podem ser usados por pesquisadores, planos de saúde e indústrias farmacêuticas, por exemplo, em estatísticas que indicarão as enfermidades mais comuns em determinadas populações. Essas informações podem ser bem utilizadas – como, por exemplo, na criação de políticas públicas de saúde –, mas também podem ser "roubadas" para definir estratégias que visem a trazer lucros para empresas sem que elas paguem um centavo ao legítimo proprietário dos dados. Aproveitando-se da quase impossibilidade de as pessoas controlarem as informações a seu respeito que circulam pelas redes sociais, oportunistas podem captar, manipular e lucrar com esses dados como se fossem sua propriedade.

Quando as pessoas estiverem "blindadas" pela *blockchain*, elas serão finalmente donas dos seus próprios dados e poderão, se for este o seu interesse, comercializá-los, doá-los ou impedir que sejam conhecidos por qualquer outra parte. O controle sobre as informações pessoais torna-se total e intransferível, por quanto tempo o seu proprietário considerar necessário.

PROBLEMAS NA CHAVE

A inviolável privacidade proporcionada pelas *blockchains* tem, também, produzido efeitos capazes de gerar celeumas a respeito de onde – e se – devem ser estabelecidas barreiras ao alcance dessa tecnologia. Dois casos (dramáticos) envolvendo a posse de *bitcoins*, que é, ainda, a mais conhecida aplicação no ambiente das *blockchains*, mostram como a posse exclusivamente individual da chave de acesso pode gerar situações complexas.

Em junho de 2021, o romeno Mircea Popescu, um dos mais influentes personagens no universo dos *bitcoins*, se afogou quando nadava em uma praia, considerada imprópria para banhistas, na Costa Rica (BITCOINS..., 2021). Aos 41 anos, Popescu foi um *early adopter*, um dos primeiros a comercializar os *bitcoins* quando foram lançados, em 2009 (SAIBA..., 2021). Sua fama era a de ser um dos maiores proprietários de *bitcoins* em todo o mundo, com uma fortuna avaliada em US$ 2 bilhões.

Não se sabe, ainda, se Popescu revelou para alguém as chaves criptografadas que permitem movimentar ou resgatar o valor das suas criptomoedas. Caso não tenha feito isso, os US$ 2 bilhões permanecerão para sempre no além, já que não são feitos registros físicos da posse dos *bitcoins*. A pergunta se Mircea Popescu tem ou não herdeiros é muito significativa para aqueles que participam desse mercado, já que sua fortuna em *bitcoins* é tão significativa que analistas garantem que, caso alguém decidisse resgatar essa fortuna de uma só vez, haveria uma profunda repercussão no valor dessa criptomoeda (BITCOINS..., 2021).

No mesmo mês de junho, um fato ainda mais chocante manteve essa discussão em pauta. Dessa vez, foi o suicídio de John McAfee, o criador do antivírus McAfee, vendido por ele, em 2010, por US$ 7 bilhões à Intel (RIGGS, 2021). Trancafiado em uma prisão na cidade de Barcelona, na Espanha, McAfee aguardava sua extradição para os Estados Unidos, onde responderia a um processo por sonegação de impostos (CARRANCO, 2021). Ele também era investigado por ter supostamente lucrado em torno de US$ 23 milhões com operações envolvendo *bitcoins*, que teriam lesado várias pessoas (CARRANCO, 2021). John McAfee enforcou-se em sua cela, e o destino de suas criptomoedas permaneceu desconhecido.

PRESENÇA NA SAÚDE

Já a discussão a respeito de a quem poderiam pertencer os dados vitais de alguém, caso essa pessoa viesse a falecer sem compartilhar a chave de acesso que garante o sigilo dos dados, ainda não está na ordem do dia.

Isso se deve tanto ao fato de que investimentos financeiros e dados de saúde são grandezas medidas por réguas bem diferentes, como pelo fato de ainda ser modesta a presença das *blockchains* na medicina.

Para mim, Cristiano Englert, a blockchain *é uma tecnologia que deve crescer bastante nos próximos anos, porém ainda cresce devagar na saúde – não apenas no Brasil, mas em todo o mundo. Essa tecnologia está muito mais presente no mercado financeiro por meio das criptomoedas. A* blockchain *pode ser utilizada por hospitais, por exemplo, como forma de rastreabilidade na compra e distribuição de insumos e até mesmo auxiliar na logística de* supply chain*. Vejo, ainda, que muitas instituições não estão suficientemente maduras e com a tecnologia à sua disposição para utilizarem essa possibilidade em suas operações hoje. Uma grande preocupação atualmente é, sim, com a segurança dos dados e das informações de pacientes: estes ficarão cada vez mais vulneráveis se não houver investimentos adequados e robustos para se evitar ataques cada vez mais frequentes de criminosos digitais que objetivam roubá-los. O uso da tecnologia pode realmente ser um* turning point *para garantir a segurança da informação para cada instituição e seus pacientes.*

Um dos melhores exemplos da aplicação dessa tecnologia na saúde foi dado pelo governo da Estônia, pequeno país do norte da Europa que é notável pela sua rápida adesão às novidades digitais. Com um programa implementado pela Guardtime, uma empresa holandesa especializada em segurança de dados, o país criou um ambiente baseado na *blockchain* como suporte de uma iniciativa que distribuiu *smartcards* para todos os seus cidadãos, nos quais estavam armazenados vários dados relevantes para usufruir dos serviços públicos.

Nesses cartões também constavam informações médicas em um prontuário eletrônico, protegidas pela tecnologia *blockchain* para impedir que os dados fossem manipulados. O que se buscou foi não apenas proteger o cidadão, mas vigiá-lo, a fim de evitar danos ao Estado. As medidas de segurança objetivavam, entre outras questões de segurança, evitar a ocorrência de fraudes no sistema de saúde nacional, já que o programa permitia a auditagem das informações coletadas (ANGRAAL; KRUMHOLZ; SCHULZ, 2017).

Um segundo exemplo de uso da *blockchain* é o de um projeto experimental que foi iniciado pelo Media Laboratory do Massachusetts Institute of Technology (MIT) com uma instituição médica de Israel, Beth Israel Deaconess Medical Center. Nessa iniciativa, a intenção era dar aos pacientes a possibilidade de controlar e acompanhar as eventuais tentativas de acesso aos seus dados médicos. No ambiente da *blockchain*, os pacientes eram capazes de permitir ou não que os seus dados fossem vistos ou utilizados por terceiros (ANGRAAL; KRUMHOLZ; SCHULZ, 2017).

PROTEÇÃO AO SUS

O Brasil vem dando os seus primeiros passos nessa tecnologia. Recentemente, foi iniciado no Ministério da Saúde um projeto que tem como objetivo dar às pessoas acesso exclusivo sobre os próprios dados de saúde. A intenção seria, também, assim como foi feito na Estônia, evitar fraudes ao Sistema Único de Saúde, o SUS, que costuma sofrer com casos de falsificação de permissões a intervenções médicas visando ao desvio de recursos (ANTUNES, 2020).

Outro objetivo do projeto, anunciado em 2020, seria o de criar um ambiente confiável para que as instituições geradoras de dados médicos trocassem, entre si e os órgãos públicos, as informações coletadas. De acordo com o então coordenador de Desenvolvimento de Sistemas do Ministério da Saúde, Elmo Raposo Oliveira, 150 mil estabelecimentos de saúde no Brasil produzem cerca de cinco bilhões de informações a cada ano, mas não trocam esses dados entre si, algo que seria exequível com o advento de uma rede segura ancorada na *blockchain* (GUSSON, 2020).

Garantir que a troca de informações entre instituições se dê em uma dimensão segura e protegida contra os ataques maliciosos significará um avanço de grande importância para os médicos e os seus pacientes, pois é exatamente no meio do caminho percorrido durante a troca de informações entre dois *players* que a pirataria de dados costuma realizar seus ataques mais bem-sucedidos, conforme nos explica Cristiano Englert:

A área de saúde tem muitos sistemas que falam entre si. O hospital se conecta com um dado de imagem, gerado em uma instituição; as informações do prontuário do paciente vêm de outro lugar; resultados do

> *Se todo esse sistema de comunicação estiver trancado com uma chave de acesso, não haverá vazamentos ou usos não autorizados.*

laboratório estão em seus próprios bancos de dados; a operadora do plano de saúde também tem os seus computadores. É quase inevitável haver brechas de segurança em uma, ou várias, dessas conexões. Se todo esse sistema de comunicação estiver trancado com uma chave de acesso, não haverá vazamentos ou usos não autorizados.

MOVIMENTO RASTREÁVEL

A revolução trazida pelas *blockchains* será capaz de proporcionar a rastreabilidade de todo esse intenso movimento e dar garantias de que não haverá desvios nessas trocas de informações. Afinal, o paciente ter direito ao controle total sobre as próprias informações médicas parece algo tão natural quanto ele escolher que roupa vai vestir para usar no trabalho ou o que vai comer no café da manhã.

No entanto, não é assim que o mundo da medicina vem girando. Atualmente, os laboratórios e as instituições médicas utilizam-se desses dados como se fossem de sua propriedade. Podem vendê-los e planejar suas estratégias tabulando-os. Essas instituições têm até mesmo a liberdade de se recusar a compartilhar as informações de saúde de um paciente com o médico que o acompanha.

Eu, David Sena, estou convencido de que as blockchains *vão empoderar de forma inédita as pessoas. De posse da sua chave, elas poderão repassar aos médicos que consultarem todas as informações sobre a sua saúde, mesmo que tenham sido geradas em diferentes instituições. Como as indústrias farmacêuticas precisam desses dados, as pessoas poderão até mesmo vender os seus dados para elas e para pesquisadores, e até mesmo impedir que esses sejam usados sem a sua aprovação – o que é algo ainda mais inovador.*

Uma crítica recorrente feita às instituições brasileiras é que há estabelecido nelas um comportamento exageradamente cartorial e regulatório, que resistiria às inovações de modo geral e, em especial, àquelas que ameacem privilégios e poderes estabelecidos. É verdade que, em alguns aspectos da vida nacional, o excesso da regulamentação parece frear os movimentos da livre iniciativa e enxergar, com olhos desconfiados, a chegada de inovações tecnológicas, dificultando as suas implantações.

Também é verdadeiro que o avanço das *blockchains* tornará dispensável uma série de salvaguardas, supervisões e validações hoje exigidas com a pretensão de garantir o controle, a segurança e a rastreabilidade de muitas atividades na área da saúde. É provável que privilégios e influências sejam desafiados. O temor de que haja resistência das autoridades que lidam nesses campos, no entanto, não é um privilégio dos brasileiros (ANGRAAL; KRUMHOLZ; SCHULZ, 2017).

Eu, Luciano Eifler, acredito que a resistência às blockchains *não será tão forte assim. Diferentemente da telemedicina, por exemplo, que, por permitir que as pessoas se consultem com médicos que estão fora até mesmo do seu país, pode ser vista como uma ameaça real a vários interesses, a* blockchain *será entendida muito mais como uma nova técnica, um avanço da tecnologia contra o qual é inútil tentar resistir.*

O que se espera é que, ao contemplar as vantagens que esse ambiente traz para a segurança do tráfego de dados e sua capacidade de proporcionar o direito óbvio aos pacientes em dispor como queiram sobre a circulação de seus dados médicos, a sociedade aceite a *blockchain* como algo desejável e de grande utilidade. Assim como essa tecnologia, outros avanços e inovações que surgem para a prática médica serão aceitos pelos óbvios benefícios que trazem para a humanidade. Entre essas tecnologias está a robótica, assunto do próximo capítulo.

CAPÍTULO 17

O USO DA ROBÓTICA NAS CIRURGIAS E NA TELEMEDICINA

Luciano Silveira Eifler e Salvador Gullo Neto

Imagine esta cena: você terá de passar por uma cirurgia. Algo não muito banal, uma prostatectomia para a retirada de parte da sua próstata. É uma cirurgia que apresenta algum risco. Caso ela não ocorra da maneira esperada, pode causar efeitos fortemente indesejados, como incontinência urinária ou impotência sexual. Esse risco potencial, claro, o deixa apreensivo, mas não angustiado. Afinal, o seu plano de saúde indica que a sua cirurgia será feita por um robô, o mais indicado "cirurgião" para uma intervenção como essa, na qual movimentos delicados e precisos são fundamentais para o sucesso do procedimento. E há uma notícia ainda mais tranquilizadora, você poderá escolher entre os três maiores especialistas do mundo, estejam eles em que país estiverem, para acompanharem a sua cirurgia, e não pagará nem um centavo a mais por isso.

A primeira parte dessa pequena história é uma possibilidade real. A cirurgia realizada por meio de braços robóticos é uma realidade, e já há planos de saúde que só autorizam a realização dessas intervenções caso sejam feitas por robôs, guiados, é claro, por mãos humanas. Já a possibilidade de contar com a assistência do melhor especialista disponível é algo que acontecerá em pouco tempo. *Softwares* que controlam os equipamentos de cirurgia robótica serão capazes de assimilar, por meio da inteligência artificial (IA), o estilo em que um determinado cirurgião realiza as operações. Dessa maneira, o robô-cirurgião será capaz de reproduzir fielmente a maneira com que os melhores especialistas executam o seu trabalho.

1,2 MILHÃO DE CIRURGIAS

Embora ainda tenhamos de esperar por robôs capazes de atuar como avatares dos mais competentes profissionais da área médica, a robótica já é uma realidade inquestionável da medicina. Até o início de 2020, havia em todo planeta um total de 5.582 robôs-cirurgiões da Intuitive Surgical, empresa americana que domina amplamente o mercado mundial para esse tipo de equipamento. Ela os comercializa sob a marca Da Vinci Surgical System*. A maior parte deles, 3.531 robôs, estava instalada em hospitais nos Estados Unidos. De acordo com dados da empresa, apenas em 2019 foram realizadas, em todo o mundo, mais de 1,2 milhão de cirurgias com o auxílio desses robôs (INTUITIVE SURGICAL, c2022).

Embora os robôs-cirurgiões representem um dos mais impressionantes avanços da tecnologia médica, ainda estamos longe de termos robôs autônomos, capazes de realizar cirurgias sem a assistência de um médico de carne e osso. A cirurgia robótica ainda é performada, na verdade, por um cirurgião bem treinado. Os movimentos do robô são comandados por um cirurgião, que pode estar na mesma sala em que é realizado o procedimento ou, no caso de se utilizar a telemedicina, em qualquer parte do mundo.

Os comandos do robô-cirurgião são semelhantes a anéis, nos quais o médico encaixa seus dedos, que estão acoplados a um console com uma tela, que mostra os órgãos no interior das cavidades do paciente. Os movimentos feitos pelo cirurgião são reproduzidos pelos vários instrumentos do robô (DA VINCI..., c2022), mas com vantagens. Ou seja, o artista ainda é o cirurgião; a máquina só proporciona a fineza dos traços e as pinceladas certeiras.

O que o robô proporciona, portanto, é uma precisão maior nos cortes que devem ser realizados, já que não apresenta o tremor biológico natural dos seres humanos. Além disso, a microcâmera que é introduzida na

---

*Da Vinci Surgical *System* é a marca comercial dos robôs produzidos pela empresa Intuitive Surgical (INTUITIVE SURGICAL, c2022).

região interna do corpo na qual está sendo feita a intervenção proporciona uma maximização da imagem, além de um enquadramento mais estável. Outra vantagem sobre os cirurgiões convencionais é a possibilidade que tem o braço do robô de girar os instrumentos em 360 graus, algo que o punho humano é incapaz de fazer. Tais avanços resultam em cirurgias nas quais há menos perda de sangue e, consequentemente, menos necessidade de transfusões; menos dor para os pacientes; períodos de hospitalização mais curtos; e retorno mais rápido do paciente às suas atividades normais (ESTEY, 2009).

CIRURGIAS BARATAS, ROBÔS CAROS

São exatamente esse menor número de intercorrências e, principalmente, o menor período de hospitalização que vêm fazendo com que os planos de saúde se interessem cada vez mais pelas cirurgias feitas por robôs. Menos tempo no hospital e menor possibilidade de precisar voltar a ele, caso haja algum problema relacionado com o procedimento, significam cirurgias mais baratas para os planos de saúde.

Robôs-cirurgiões e seus componentes ainda são caros, em parte porque a Intuitive Surgical, a fabricante dos robôs Da Vinci Surgical System, praticamente detém o monopólio mundial desses equipamentos, sendo, portanto, proprietária das quase 600 patentes relativas aos diversos equipamentos que formam essas máquinas. As primeiras patentes datam de 1996 e começaram a cair a partir de 2016. As últimas delas deverão expirar em 2022 e, daí em diante, outras empresas passarão a participar desse crescente mercado.

O aumento da oferta desses robôs por diferentes marcas poderá remover um dos grandes obstáculos à rápida expansão desses equipamentos, que é o preço cobrado por eles. Um robô-cirurgião pode custar 2 milhões de dólares (ABATE, 2016), com o agravante de que algumas das suas peças precisam ser periodicamente substituídas, como as pinças que têm a função de cortar, separar e prender os tecidos e órgãos nas, cirurgias, o que torna ainda mais dispendiosa a manutenção desses equipamentos.

Algumas grandes corporações já começaram a se movimentar nesse sentido (TINDERA, 2019). A Medtronic, empresa produtora de equipamentos médicos há quase sete décadas, já anunciou sua entrada nesse mercado (ENGINEERING..., c2022). Também estão no páreo grupos como a Verb Surgical (JOHNSON & JOHNSON, 2019), uma parceria entre a farmacêutica Johnson & Johnson e a Alphabet, *holding* controladora do Google. Empresas chinesas, como a MicroPort (MCCULLOGH, 2020), também já estão presentes nesse mercado.

Com o crescente domínio dessa tecnologia, cada vez mais procedimentos estão sendo feitos com a assistência de robôs-cirurgiões. Além da prostatectomia e de outras intervenções que utilizam a laparoscopia, também neurocirurgias, cirurgias ortopédicas, cardíacas, bariátricas, ginecológicas, intervenções de emergência (BEASLEY, 2012) e até alguns tipos de transplantes (HAMEED, 2018) vêm sendo feitos por robôs, sempre com um médico no comando do equipamento.

> **Com o crescente domínio dessa tecnologia, cada vez mais procedimentos estão sendo feitos com a assistência de robôs-cirurgiões.**

É claro, como qualquer outro ato médico, as cirurgias feitas com o auxílio de robôs não são infalíveis. Complicações no pós-operatório, necessidade de realizar uma nova operação, infecções e morte do paciente são riscos reais que sempre podem acontecer. Mas levando-se em conta o nível de preservação de vasos e de estruturas nervosas que os robôs são capazes de alcançar, já não se admite mais que algumas cirurgias, especialmente as mais delicadas, continuem a ser feitas da maneira convencional, na qual os maus resultados costumam ocorrer em uma quantidade relevante.

Como foi mostrado no início deste capítulo, a prostatectomia – a retirada total ou parcial da próstata – é uma dessas cirurgias delicadas, que pode ser feita por meio dos robôs com ótimos resultados. As possíveis complicações dessa intervenção, que ocorrem com mais frequência nas versões convencionais e na laparoscópica, como a incontinência urinária e a impotência sexual, são bem menos presentes nas intervenções realizadas com esses equipamentos. Não é por acaso que, hoje, essa é a indicação mais ampla e divulgada em todo o mundo no que concerne à cirurgia robótica.

ROBÔS NA GUERRA

A possibilidade de os robôs-cirurgiões serem controlados à distância é outro grande trunfo dessa tecnologia. Com a facilidade proporcionada pela telepresença, um cirurgião renomado é capaz, por meio da internet, de controlar remotamente a máquina, mesmo estando em um local distante de onde será realizada a cirurgia. Isso permite que profissionais especialmente habilidosos possam aplicar sua experiência em locais distantes de onde residem. Mesmo assim, o procedimento com robôs-cirurgiões exige que sempre haja, na sala em que está sendo realizada a cirurgia, um médico habilitado a continuar o procedimento, como uma precaução caso a conexão com o médico que atua a distância seja interrompida.

Essa possível atuação remota, aliás, foi a mais forte motivação para o desenvolvimento dos robôs-cirurgiões. Na década de 2000, o Departamento de Defesa dos Estados Unidos financiou pesquisas em empresas no Vale do Silício a fim de se desenvolver um sistema capaz de permitir que cirurgiões fizessem cirurgias em soldados feridos em combate, operando remotamente robôs-cirurgiões (TINDERA, 2019). Ao longo daquela década, os americanos estiveram profundamente envolvidos na Guerra do Iraque e no Afeganistão. A ideia de robôs-cirurgiões em áreas conflagradas não prosperou, mas os recursos liberados pelo governo americano propiciaram um grande avanço dessa tecnologia.

Mesmo longe dos campos de batalha, os robôs-cirurgiões ainda demandarão, cada vez mais, um exército de médicos capaz de fazer frente às oportunidades de mercado que o inevitável aumento desses equipamentos vai proporcionar. Isso exige que se invista em treinamento, pois não é algo banal capacitar-se para operar essas máquinas. Acreditamos que a curva de aprendizado para alguém habilitar-se a realizar cirurgias com esses robôs demande a participação em 70 a 100 dessas operações, sempre acompanhado por um mentor já experiente.

É claro que, antes mesmo de começar a ser treinado nesses equipamentos, o interessado deve possuir um *background* em cirurgia-geral ou na cirurgia correspondente à especialidade em que atue. Uma destreza em videolaparoscopia também facilitará a solidificação das habilidades necessárias para operar esses robôs. O trabalho com videolaparoscopia habitua o cirurgião a trabalhar com duas dimensões, já que esses equipamentos não proporcionam uma imagem tridimensional.

FORA DAS FACULDADES

Até 2020, estavam em operação no Brasil cerca de 50 robôs-cirurgiões, instalados sobretudo nos maiores hospitais particulares do país. Apesar de esses equipamentos já estarem em franca atuação no país e de haver uma tendência de que seu número aumente rapidamente, as faculdades de medicina brasileiras não têm disciplinas voltadas para a robótica. E mesmo os médicos residentes dificilmente terão contato com essa tecnologia, ao contrário do que ocorre com as cirurgias laparoscópicas, que estão ao alcance daqueles que cursam residência médica.

Isso faz com que o treinamento para operar os robôs-cirurgiões seja uma exclusividade das empresas que os fabricam. A verdade é que a robótica ainda é acessível para um número pequeno de médicos, dada a restrição imposta pela modesta quantidade de equipamentos, pelo seu preço e pelo baixo número de instituições dispostas a bancar esses serviços. Mas essa é uma restrição momentânea, assim como foi com a videolaparoscopia, que só se tornou viável no Brasil depois que o SUS passou a reconhecer alguns desses procedimentos e a pagar por eles. Foi apenas depois disso que o treinamento em videolaparoscopia começou a ser feito em larga escala, incluindo até mesmo os médicos residentes.

Atualmente, as autorizações para o uso da robótica em cirurgias de prostatectomia, feitas por alguns planos de saúde, são entregues a médicos específicos e de reconhecida *expertise* nessa técnica. Autoriza-se os doutores A, B e C, cirurgiões treinados e certificados pelos fabricantes. Médicos residentes não entram nessa lista. Talvez, no futuro, seja possível que esse rigor se transforme e médicos recém-saídos da graduação já possam seguir uma especialidade em cirurgia robótica.

A própria Intuitive Surgical promove *workshops* e treinamentos em hospitais brasileiros. Esses cursos são feitos inicialmente de maneira virtual, a partir de consoles que simulam cirurgias, algo que lembra videogames. O responsável por treinar o candidato para tornar-se cirurgião com robôs, chamado de *proctor* (em português, inspetor ou supervisor), é indicado conjuntamente pelo hospital contratante e pela Intuitive e tem a função de acompanhar, lado a lado, as intervenções feitas por intermédio do robô pelo aluno.

No início, esse *proctor* realiza quase toda a cirurgia pessoalmente, mas, à medida que novas operações são feitas, permite que o médico em treinamento realize algumas das etapas do processo. Após 30, 40, 50 casos, o cirurgião passa a fazer as intervenções do início ao fim, mas por algum tempo ainda sob supervisão do *proctor*. Esse procedimento se segue até que este considere que o médico já está dominando o processo e pronto para realizar cirurgias em voo solo.

Não é um caminho curto, mas é uma via sem retorno. Questões como a chegada da rede 5G, que permitirão as cirurgias transcontinentais e maior velocidade na internet, e o barateamento dos robôs-cirurgiões, com o fim das patentes da Intuitive Surgical, prometem que nos próximos anos o número desses equipamentos instalados no Brasil e a sua utilização aumentarão de maneira exponencial.

É certo que haverá uma ampla disseminação no uso desse recurso médico. Ser capaz de manejá-lo será, portanto, uma habilidade absolutamente necessária e recompensadora para o cirurgião do futuro. O profissional que não acompanhar essa tendência será superado nos próximos anos e terá menos oportunidades no mercado de trabalho. Os próprios pacientes passarão a exigir essa formação dos seus médicos.

Eles não vão mais se conformar em se submeter a uma cirurgia delicada feita diretamente pelas mãos do cirurgião. Desejarão a precisão e a alta eficácia dos robôs e serão exigentes na escolha do médico que comandará o equipamento. Uma parte deles, inclusive, estará disposta a pagar por um profissional de um centro de excelência no exterior. É uma tendência que se tornará realidade em breve. O Conselho Federal de Medicina e algumas leis internacionais terão de mudar e se adaptar a essa nova realidade: a medicina será cada vez mais globalizada e livre das fronteiras.

ATENDIMENTO AOS PACIENTES

Ainda que a utilização mais óbvia dos robôs na medicina que nos vem à cabeça seja realizar cirurgias, nem de longe essa

> *O Conselho Federal de Medicina e algumas leis internacionais terão de mudar e se adaptar a essa nova realidade: a medicina será cada vez mais globalizada e livre das fronteiras.*

é a única função que essas máquinas têm desempenhado junto aos pacientes. Robôs que são capazes de se deslocar sobre rodas e se comunicar com as pessoas têm um importante papel no atendimento aos pacientes.

No Capítulo 5 deste livro eu, Luciano Eifler, expus algumas possibilidades de uso de robôs de telepresença no atendimento aos pacientes. A mais comum delas é a de monitorar pessoas idosas ou que sejam portadoras de questões de saúde que exijam um acompanhamento próximo. Esses robôs são aparelhados com câmeras ou tablets *que podem transmitir remotamente imagens para os médicos, ou permitir que o profissional converse com os pacientes e faça uma anamnese, mesmo que eles estejam localizados em lados opostos da Terra. Durante a pandemia do coronavírus, esses robôs foram especialmente úteis para preservar os médicos do risco de contaminação (VARELLA, 2020) e proporcionaram a muitos familiares de pacientes internados e isolados a chance de se comunicar com eles.*

O uso desses aparelhos vem crescendo graças ao seu rápido barateamento e à importação, por empresas brasileiras, de modelos produzidos na China, Estados Unidos, Alemanha e outros países, que podem ser adquiridos por alguns milhares de dólares. Vários hospitais já adotaram esses robôs, usados tanto para recepcionar pacientes como para permitir a participação de médicos em reuniões com as diretorias clínicas, quando estes estão distantes de suas bases.

Eu, Salvador, moro com a minha família em San Diego, Califórnia. Ainda assim, continuo participando de reuniões periódicas em uma operadora de plano de saúde localizada em Porto Alegre, para a qual presto assessoria sobre inovação e transformação digital. Quando é marcada uma reunião, recebo, algumas horas antes, a informação sobre em qual sala da empresa será o encontro.

Na sala da secretária da presidência há um console; se a reunião está marcada para a sala 3, por exemplo, eu ligo o robô pelo meu celular. Assim que está operacional, o robô diz "Olá!" para a secretária e sai andando, sobre as suas rodas, pelo corredor até a sala de reuniões. Ali, as pessoas estão sentadas à mesa, mas foi deixado um lugar vago, sem cadeira, para que eu estacione o robô. Dessa posição, eu consigo ouvir tudo o que é dito, enxergar toda a sala e participar da reunião falando pelo alto-falante do tablet, *acoplado ao robô. Uma das poucas restrições é a de que não é possível tomar o cafezinho servido à mesa.*

Já estão disponíveis no Brasil robôs capazes de trabalhar com geolocalização de maneira que se desloquem automaticamente por um hospital até um paciente determinado. Isso permite, por exemplo, que um médico que está atendendo por intermédio de um equipamento desses visite os seus pacientes e converse com eles no leito em que estão, mesmo se for em uma enfermaria, onde há mais pessoas acomodadas. Se houver obstáculos à frente, o robô é capaz de desviar deles, mantendo o rumo correto.

Os robôs presenciais são parte relevante de uma grande transformação no atendimento às pessoas, a telemedicina. Acelerada pelo distanciamento social imposto pela pandemia do coronavírus de 2020, essa modalidade torna-se ainda mais eficiente e confortável com a intermediação desses robôs. A anamnese feita pelos médicos pode contar com – além da conversa com o paciente por meio das telas, microfones e alto-falantes acoplados ao robô – os dados clínicos emitidos pelos *wearables*, os biossensores acoplados ao corpo que são capazes de medir temperatura, pressão arterial, frequência cardíaca e outros parâmetros. Esses dados são enviados pela internet e podem ser avaliados em tempo real pelo médico durante o atendimento.

Não está distante o dia em que as consultas feitas pela telemedicina, ajudadas ainda por avanços tecnológicos, como a realidade virtual – assunto do próximo capítulo –, se tornarão indistinguíveis das consultas presenciais.

CAPÍTULO 18

TECNOLOGIAS IMERSIVAS: DA REALIDADE VIRTUAL, QUE TRAZ SEGURANÇA E PRECISÃO PARA A MEDICINA, ÀS APLICAÇÕES DA REALIDADE ESTENDIDA

Cristiano Englert, Carlos Eurico Pereira,
Luciano Silveira Eifler e Pedro Schestatsky

No dia 21 de outubro de 1967, em Washington, capital dos Estados Unidos, foi tentada o que seria uma das maiores demonstrações do poder da mente de que se tem notícia. Naquele dia, um sábado, cerca de 35 mil pessoas se reuniram em frente ao Pentágono, sede do Departamento de Defesa dos Estados Unidos, com o objetivo de, por meio da força de sua concentração, fazer levitar o gigantesco prédio por 90 metros (THE BANNERS..., 2002).

A tentativa de fazer flutuar o Pentágono se dava no contexto de uma série de protestos nos Estados Unidos contra o envolvimento do país na Guerra do Vietnã (1964-1975). A proposta, feita, entre outros, pelo ativista social Abbie Hoffman*, garantia que a subida aos ares da construção funcionaria como uma espécie de exorcismo, que dissiparia as "emissões maléficas" (THE BANNERS..., 2002) ali existentes, responsáveis pela agressividade das forças armadas americanas.

---

*Abbie Hoffman (1936-1989) seria julgado em 1969, juntamente com outros seis militantes, pela sua participação em protestos contra o envolvimento dos Estados Unidos na Guerra do Vietnã. O episódio foi tema do filme "Os 7 de Chicago". Produzido pela Netflix e dirigido por Aaron Sorkin, a obra recebeu seis indicações para a premiação do Oscar de 2021 (LORENTZ, 2021).

No entanto, o Pentágono não se deslocou nem um milímetro. Além do fracasso da missão, os manifestantes tiveram de amargar a prisão de 200 de seus companheiros, além de serem castigados a coronhadas e jatos de gás lacrimogêneo pelos soldados mobilizados para defender aquele órgão governamental (BUCK, 2017).

Se aquele protesto ocorresse hoje, cinco décadas mais tarde, o resultado seria outro. Os participantes poderiam, sim, fazer levantar o prédio à altura que desejassem, ver e ouvir aquela multidão de manifestantes ao seu lado e até mesmo correr dos soldados, se assim o desejassem.

E ainda teriam uma grande vantagem sobre os ativistas de 1967: o risco de ser preso ou levar um golpe de cassetete na cabeça seria zero. Eles poderiam participar daquela sessão de levitação sentados na sala de suas casas, vestidos, inclusive, de pijama, graças à realidade virtual. Essa tecnologia pode tornar "concretas" para a nossa mente até mesmo fantasias mirabolantes como levitar prédios utilizando a força do pensamento.

REALISMO CONVINCENTE

A realidade virtual é um sistema digital que, utilizando imagem e som transmitidos por meio de óculos especiais e fones, dá a impressão a quem os usa de que se está imerso no cenário virtual criado por *softwares* (VELASCO, 2019). A sensação de realismo é extremamente convincente, mesmo quando o ambiente proposto beira o absurdo, o surreal.

É possível até mesmo viajar para o passado. *Eu, Pedro Cristiano, assisto a um show dos Beatles com os meus óculos virtuais. Viro o rosto para um lado e vejo e ouço os fãs pulando e gritando, quase esbarrando em mim, olho para o palco, e ali estão John Lennon e Paul McCartney cantando a poucos metros de distância.*

O realismo é tamanho que, mesmo quando se tem a consciência de que tudo aquilo não passa de uma emissão de sinais eletrônicos, o nosso cérebro é "enganado". Nossos sentidos registram aquelas imagens e sons como se fossem reais e estivessem acontecendo naquele momento, diante de nós.

Nossos sentidos registram aquelas imagens e sons como se fossem reais e estivessem acontecendo naquele momento, diante de nós.

Passei também por outra experiência que mostrou de maneira ainda mais contundente essa quase inacreditável capacidade que a realidade virtual tem para influenciar o nosso cérebro. Estávamos em um grupo de mais ou menos 20 pessoas em uma demonstração com óculos de realidade virtual. Pediram para subirmos em uma tábua, colocarmos os óculos e olharmos para baixo. O que nós "vimos" era que estávamos em pé na beirada do parapeito de um prédio muito alto. Lá embaixo, estavam a rua e seus carros do tamanho de formigas. Os responsáveis pela demonstração, então, ordenaram: "Pule!". Como assim, pular? Estávamos no topo de um arranha-céu, aquilo seria morte certa, o cérebro garantia. Eles insistiram: "Pule! Você está em cima de uma tábua de cinco centímetros de altura, pule, não vai acontecer nada!"

SALTAR DE UM PRÉDIO

Nós sabíamos que, de fato, não havia nada ali. Sabíamos que estávamos usando óculos de realidade virtual. Mas o que surgia como "realidade" para os nossos sentidos mostrava outra coisa. E bem assustadora. No final, das 20 pessoas que ali estavam, só cinco encontraram coragem para desafiar a ilusão e saltaram de cima daquela tábua de cinco centímetros de altura. Eu pulei, porque já conhecia a tecnologia, mas se não conhecesse, talvez faltasse coragem. E, confesso, mesmo sabendo do que se tratava, admito que fiquei um pouco tonto com toda aquela confusão dos sentidos.

A realidade virtual é bem conhecida por quem gosta de *games*. O grande realismo que ela produz deixa os jogadores encantados. Não é para menos. Imagine a emoção de estar em uma corrida de carros, em que os outros pilotos tentam jogá-lo para fora da pista a uma velocidade de quase 300 quilômetros por hora? Você olha pelo retrovisor e vê o outro carro se aproximando, obrigando-o a desviar no último segundo. Em outro jogo, você recebe uma missão. Mas ao tentar cumpri-la, surgem inimigos armados com metralhadoras e granadas para tentar impedi-lo de atingir seu objetivo. Alguém aponta uma arma e você tem de, literalmente, se abaixar para escapar de uma bala que passa zunindo a milímetros da sua cabeça.

Tudo isso parece uma diversão inofensiva. Algo mais adequado para crianças ou jovens em férias. No que isso pode interessar a nós, médicos? A capacidade de despertar a emoção é o que torna a realidade virtual capaz de ir muito além de divertir os *gamers* de jogos de ação. E a emoção pode ter um grande valor terapêutico. Tanto isso é verdade que já há aplicações da realidade virtual na medicina que se valem desse poder de acessar os mais diversos sentimentos das pessoas para livrá-las de algumas de suas dores.

Assim como acontece nos *games*, a realidade virtual introduz um paciente em uma dinâmica lúdica. Ela cria uma dimensão diversa daquela em que a pessoa se encontra e na qual, eventualmente, experimenta sofrimentos. Esse ambiente virtual criado é suficientemente convincente para induzir alguém a distanciar-se da sua realidade cotidiana e, dessa maneira, observar de maneira crítica os comportamentos que têm no mundo real e eventualmente transformá-los. Isso é bastante terapêutico.

EMOÇÕES POSITIVAS

Uma vez que a realidade virtual é capaz de produzir esse tipo de vivência, eu, Pedro Schestatsky, acredito que ela seja uma poderosa ferramenta para levar os pacientes a uma imersão em ambientes e situações virtuais que gerem bem-estar e emoções positivas capazes de contribuir para o tratamento de quadros depressivos, por exemplo. Combinada com terapias que utilizam estímulos elétricos, a realidade virtual mostra-se eficiente para tratar, por exemplo, transtornos alimentares, como a compulsão por doces.

Enquanto assiste a um vídeo que mostra receitas saborosas e realistas o suficiente para darem água na boca, o paciente tem partes específicas do seu cérebro estimuladas por pequenas descargas elétricas. Essa forma de tratamento pode, efetivamente, ajudá-lo a combater essa compulsão, que lhe traz bastante desconforto.

Pessoas que foram vítimas de acidente vascular cerebral (AVC) podem experimentar ganhos significativos no seu tratamento quando a realidade virtual é empregada. Ela poderá lhes dar a sensação de que estão movimentando membros, como as mãos, por exemplo, cuja mobilidade havia sido perdida depois do episódio da hemorragia ou de uma isquemia que comprometeu suas funções cerebrais. Nessa terapia, um enfermeiro movimenta os control pads* que controlam o software, dando a impressão ao paciente, que utiliza os óculos de realidade virtual, de que ele é novamente capaz de movimentar os membros do seu corpo, até então paralisados.

Da mesma maneira, em pacientes amputados que sofrem com dor do membro fantasma**, a realidade virtual pode minorar o seu sofrimento. Nesse caso, o paciente, por meio das imagens que surgem nos óculos especiais, é capaz de perceber como existente o membro que lhe foi amputado. Isso produz uma reorganização cerebral que, junto com a estimulação elétrica, auxilia o paciente a superar essa percepção de dor ou incômodo.

Até mesmo desafios aparentemente menos impactantes, como fobia de vacinas e agulhas (descrita cientificamente como aicmofobia), podem ser enfrentados pela realidade virtual. Eu, Pedro, costumo mostrar nas minhas aulas o exemplo de uma criança que vai ser submetida a uma punção por uma enfermeira. Quando o pequeno paciente vê a agulha, é provável que se foque na somatização, na dor, se sinta angustiado e se debata.

Para diminuir essa reação negativa, projeta-se nos óculos de realidade virtual um ambiente completamente diferente daquela enfermaria ou consultório. Por exemplo, um passeio pela Disneylândia ao lado do Mickey e da Minnie. Com a atenção focada naquele ambiente encantador para as crianças, com personagens coloridos e alegres, a percepção de dor pela criança diminuirá ou até mesmo se tornará inexistente.

A realidade virtual também pode ser um excelente antídoto à solidão e ao isolamento e um tratamento preventivo à depressão. *Um exemplo disso foi o que eu, Luciano, ofereci para o meu pai, um idoso de 88 anos.*

---

*Dispositivo com função semelhante a um *joystick*, que controla os movimentos produzidos pelo equipamento de realidade virtual.
**Sensação de dor de uma parte do corpo que tenha sido removida. O paciente costuma sentir algo parecido a um formigamento que acompanha toda a extensão do membro que foi amputado (SARZI; SOUZA, 2015).

Como ele estava recolhido na época da pandemia do coronavírus, levei até ele óculos de realidade virtual que simulavam um passeio em Cancún, aquela cidade mexicana famosa por suas praias e resorts. *Isso o divertiu e tornou um pouco mais leve um período em que ele era impedido de fazer as coisas de que gostava.*

TREINAR MÉDICOS

Se esses exemplos apontam para um emblemático e feliz casamento entre os avanços tecnológicos e a oferta de novos tratamentos para as pessoas, o emprego da realidade virtual na prática médica é, sem dúvida, ainda mais disruptivo. Esse dispositivo vem sendo usado para treinar médicos a executarem intervenções delicadas em órgãos humanos virtuais, o que os livra dos riscos de realizar essas ações, em geral cirurgias, em pacientes vivos sem que tenham ainda desenvolvido essa habilidade inteiramente.

É uma cautela similar àquela proporcionada pelos simuladores de voo usados pelos pilotos. Usando esse equipamento, eles podem errar as manobras sem haver qualquer possibilidade de provocarem uma tragédia. Se no simulador a aeronave parece cair, bater em um prédio ou explodir durante o pouso, tudo que o piloto tem a fazer é reiniciar o programa e tentar novamente.

Eu, Luciano, vejo que, assim como acontece com os comandantes, para os quais a repetição, os replays *e a análise do que foi feito de incorreto os deixam mais bem preparados para o momento em que vão se sentar na cabine de comando de um avião real, os médicos e os estudantes de medicina também se tornam profissionais mais habilidosos treinando com a realidade virtual.*

Entre as intervenções médicas que carregam riscos relevantes está, por exemplo, a intubação de pacientes, prática que ficou bastante em evidência no período em que o aumento dos casos de coronavírus obrigou muitos médicos a realizarem esse procedimento. A intubação é uma intervenção delicada que, mal-conduzida, pode levar até mesmo à morte do paciente (HALPERN; CREMONESI, 1990).

Treiná-la é, portanto, algo imprescindível. A realidade virtual permite ao profissional visualizar a cavidade oral, a faringe, as pregas vocais e a laringe (THEES, 2020) com realismo. Por sua delicadeza, a manobra de intubação deve ser repetida várias vezes virtualmente, até que a pessoa domine a técnica e possa realizá-la em um paciente real, com uma grande chance de êxito.

No entanto, mesmo com as suas evidentes vantagens, a realidade virtual ainda está, na maior parte das suas aplicações na saúde, em fase experimental. Na medicina, novas técnicas ganham credibilidade por um processo de validação, que inclui serem publicadas em revistas médicas consagradas, como The New England Journal of Medicine (1812-) ou Journal of the American Medical Association (JAMA, 1883-). Eu, Luciano, acredito que essas inovações, aos poucos, se tornarão algo rotineiro. No momento, elas são vistas com reservas pelos médicos mais tradicionais por conta de suas aplicações na medicina serem, ainda, recentes.

MAX E GISELE

Assim como ainda há alguma cautela quanto à utilização da realidade virtual na medicina, já há empresas que estão se valendo dessa tecnologia para introduzir novidades, sobretudo, no ensino médico. *A MedRoom (c2022) – uma* startup *que eu, Cristiano, conheci há 5 anos e foi acelerada inicialmente pela Grow+ e logo após pela incubadora do Hospital Albert Einstein, a Eretz.bio. – recriou todo o corpo humano em realidade virtual.*

Com a consultoria de médicos e professores, a empresa, que está localizada em São Paulo, produziu dois avatares, o Max e a Gisele, que detalham o corpo humano com fidelidade. Utilizando os óculos de VR (*virtual reality*), o estudante é capaz de dissecar o corpo em camadas, deixando à mostra o funcionamento dos órgãos internos, sistema vascular, sistema nervoso, sistema linfático, estrutura óssea, entre outros. É possível estudar isoladamente um órgão, "segurar" o coração nas mãos, examinar de perto o sangue correndo pela aorta e pelas outras artérias que percorrem o cérebro, os rins, o estômago, etc.

Max e Gisele são, claro, preciosos para o ensino nas faculdades de medicina, mas não apenas para as aulas de anatomia. Com esses avatares é possível, ainda, treinar procedimentos médicos. Para fazer isso, a MedRoom utilizou a mesma tecnologia que foi aplicada para se obter os efeitos especiais de expressão facial no filme Planeta dos Macacos: A Guerra (PLANETA..., 2017) – considerado uma das melhores realizações de efeitos visuais de Hollywood (EFEITOS..., 2017).

A qualidade que foi alcançada permitiu que os avatares interagissem de maneira realista com os alunos que aprendiam a fazer anamneses de pacientes. A interação é bem real. Quando o estudante, por exemplo, aperta a barriga do avatar, este faz uma expressão de dor, como se de fato estivesse sofrendo.

Durante a pandemia de coronavírus, a MedRoom criou um ambiente virtual para o treinamento de equipes em algumas manobras específicas que o tratamento da doença costuma exigir. Entre elas, a manobra de pronação, na qual o paciente é colocado deitado de barriga para baixo, o que facilita a respiração.

A criação desses cenários, dos avatares, dos detalhes que os constituem e de movimentos demanda muitas horas de trabalho de desenvolvimento por *web designers* e programadores. Este é, inclusive, um dos desafios à rápida expansão da realidade virtual: o desenvolvimento dos programas ainda é caro.

DESENVOLVIMENTO CRESCENTE

Neste começo da década de 2020, a realidade virtual ainda não é uma tecnologia capaz de substituir totalmente o contato físico dos médicos em formação com pessoas de carne e osso, nem de oferecer um treinamento com avatares como alternativa 100% confiável. *Eu, Cristiano, imagino que ela, associada à realidade aumentada*, ganhará espaços de maneira crescente na medicina.* Já para Carlos Eurico, *com o advento do metaverso,*

---

*Algumas vezes confundida com a realidade virtual, a realidade aumentada é uma tecnologia que sobrepõe objetos virtuais sobre objetos reais. Uma das mais conhecidas aplicações de realidade aumentada foi o jogo da Nintendo, Pokemon Go, lançado em 2016, no qual os jogadores conseguiam visualizar e "capturar" figuras virtuais apontando o celular para lugares como praças, ruas e até mesmo o interior de suas próprias casas (ANDRADE, 2020).

talvez nos próximos anos, iremos contradizer essa afirmativa e criar esse ambiente interativo inovador confiável e com imensas aplicações na saúde.

Já há, porém, médicos realizando as primeiras cirurgias com o auxílio da realidade aumentada. O profissional utiliza óculos de realidade aumentada para visualizar, com alta precisão, o fígado do paciente, por exemplo, com o objetivo de mapear os vasos sanguíneos no interior do órgão e analisar a localização de um tumor. As imagens do fígado e da sua organização interna aparecem sobrepostas nos óculos, permitindo que o médico faça incisões de modo seguro e preciso nos locais indicados, sem colocar o paciente em risco.

A realidade virtual é uma tecnologia que não deverá ameaçar empregos na área médica. Ao contrário, o mais provável é que ela incentive o surgimento de cursos e treinamentos, pois haverá necessidade de técnicos, especialistas e desenvolvedores de *softwares*. Além dos benefícios que virão para os pacientes, é um novo mercado para os hospitais e as operadoras de planos de saúde, que ganharão mais clientes atraídos por essa tecnologia.

O seu uso mais imediato talvez se dê em clínicas, em tratamentos de modulação da dor e como tratamento complementar para enfrentar fobias. *Eu, Pedro Schestatsky, costumo usar duas siglas para classificar os tratamentos disponíveis na medicina. Ou eles são PASB ou são CAIC. O primeiro é formado pelas iniciais de plausível, acessível, simples e barato. As práticas CAIC indicam algo complexo, arriscado, inacessível e caro.*

É verdade que os valores exigidos para o desenvolvimento da realidade virtual ainda são elevados, mas eu a classificaria como PASB, por saber que, com o passar do tempo, as tecnologias tendem a se tornar exponenciais e por isso barateiam.

METAVERSO NA SAÚDE

Já citamos os papéis da realidade virtual e aumentada na saúde, mas temos ainda uma terceira forma de realidade imersiva, como são chamadas essas tecnologias, que é a nova *hype** do momento, enquanto escrevemos estas páginas, que é a aplicação de realidade mista para criar um universo paralelo – o metaverso. Será esta só mais uma *hype* ou uma nova tecnologia disruptiva que vai transformar o mundo pós-pandemia? Só o tempo dirá.

Difundido recentemente por Mark Zuckerberg, CEO da empresa Meta (ex-Facebook), que descreve o metaverso como "um conjunto de espaços virtuais onde você pode criar e explorar com outras pessoas que não estão no mesmo espaço físico que você" (SILVA, 2021), o metaverso é mais uma das invenções trazidas à realidade a partir da imaginação de escritores de ficção científica.

A palavra foi mencionada pela primeira vez pelo escritor Neal Stephenson no romance de *cyberficção Snow Crash* (STEPHENSON, 2000), cuja primeira edição foi publicada em 1992. Usada no universo *gamer* desde os anos 2000, com jogos como Second Life ou, mais recentemente, nos jogos Roblox e Minecraft, que dominam a atenção da garotada, esse fenômeno surge agora com força total em ambientes imersivos, por meio do uso de óculos de realidade virtual e indo além das fronteiras dos jogos.

Existem inúmeras possibilidades a serem exploradas na saúde com o uso do metaverso (THOMASON, 2021): por meio da simulação do mundo real, no que vem sendo chamado de tecnologia gêmea digital, na qual podemos simular, testar e coletar *feedbacks* de projetos no digital, isentos de risco e a baixo custo, antes de implementar no mundo real, na rotina. Um exemplo seria testar a jornada de um cliente dentro de uma clínica, um centro cirúrgico, hospital ou laboratório.

---

*Hype é o exagero de algo, é um assunto que está dando o que falar, é algo que está na moda e que é comentado por todo mundo (HYPE, 2022).

Uma das aplicações citadas anteriormente e mais óbvias do metaverso é o uso em educação e treinamento, o que já vem sendo colocado em prática por algumas empresas, como a pioneira Veyond Metaverse (2022), que propõe uma plataforma colaborativa de cuidados à saúde no metaverso.

Quase tudo o que fazemos hoje em telemedicina, como teleconsultoria, telediagnóstico e até mesmo a teleconsulta, poderá, em um futuro muito próximo, ser realizado no ambiente do metaverso. Claro, depois de evoluirmos em algumas questões éticas, de segurança da informação e legislações. Nas palavras do Carlos Eurico: não se surpreenda se essa evolução e seus usos ocorrerem muito mais rapidamente do que você imagina.

A radiologia, provavelmente, será uma das primeiras especialidades médicas, além da educação médica, que se apropriarão do metaverso para utilizar as imagens de tomografia e ressonância no ambiente virtual, para planejamento cirúrgico, diagnósticos, consultorias e colaboração.

Ainda na sua área, a pneumologia, Carlos Eurico observa a crescente necessidade de discussão multidisciplinar em casos complexos, como, por exemplo, em asma de difícil controle ou em asma grave, e nas doenças intersticiais pulmonares. O ambiente do metaverso pode ser perfeito para facilitar as interações e a colaboração entre pneumologistas, cirurgiões torácicos, radiologistas, reumatologistas e patologistas, vindo a ser, no futuro, o padrão-ouro para estabelecer indicação de medicações de alto custo.

A realidade virtual e o metaverso poderão estar cada vez mais presentes na medicina. Serão difundidos, assim como outros, principalmente pela atuação das *health techs*, que são o assunto do nosso próximo capítulo. Elas são *startups* que vêm trazendo avanços tecnológicos para a saúde das pessoas e estão crescendo aceleradamente no Brasil.

CAPÍTULO 19
AS *HEALTH TECHS* VOARÃO CADA VEZ MAIS ALTO NO BRASIL?

Alessandra Menezes Morelle, Carlos Eurico Pereira e Salvador Gullo Neto

No início de novembro de 2020, eu, Alessandra, vivi uma experiência que me trouxe dois insights *poderosos. Em primeiro lugar, essa vivência impactou a minha visão sobre as possibilidades que estão abertas para o desenvolvimento das* startups *no Brasil, sobretudo para as* health techs. *O segundo* insight *me trouxe a percepção sobre a dimensão das disparidades que ainda temos em relação aos ecossistemas existentes nos países mais avançados.*

Isso aconteceu quando estávamos participando de um programa de incubação que envolvia potenciais parceiros em Londres e avaliadores do Imperial College of London estudavam a nossa startup*. *Já de imediato, percebemos como o investidor estrangeiro, diferentemente daqueles do Brasil, é muito mais acessível e receptivo ao nosso contato e tem foco e entusiasmo para criar soluções que possam ajudar as pessoas, uma ênfase que ainda não se vê com tanta frequência por aqui.*

Para se ter uma ideia de como é marcante essa disposição em conversar, em apenas um dia eu participei de nove reuniões com possíveis investidores. Mesmo quando eles não se mostravam suficientemente envolvidos ao ponto de fechar negócio, eles nos escutavam, incentivavam e davam sugestões importantes. Isso trouxe a percepção, também muito clara, de que no Brasil ainda há uma visão muito engessada sobre o que é investir

---

*Alessandra Morelle é fundadora da plataforma Thummi, voltada para complementar o acompanhamento médico de pacientes com câncer, conforme é relatado no primeiro capítulo deste livro.

em uma startup. *E não é por falta de dinheiro. Sabemos que existe capital disponível para ser investido no país, mas nós, empreendedores, temos de nos esforçar arduamente para convencer os investidores a aplicarem esses recursos nas* startups.

Quando procuramos investidores no Brasil, temos de provar de uma maneira indiscutível que o negócio é capaz de dar resultado, embora saiba-se que todo investimento tem risco, principalmente em startups. *Além disso, o* valuation *desses negócios sempre é menor e mais baixo do que o capital necessário para o negócio avançar e escalar, mesmo quando é feito pelos fundadores.*

Uma conversa que eu tive com um dos mentores do Imperial College, para quem eu apresentei o meu primeiro pitch* *no evento que citei, mostrou isso de maneira clara. O mentor e eu nos reunimos um dia antes da realização do* matchmaking *e ele pediu que eu apresentasse meu projeto, como se fosse um ensaio* (MATCHMAKING..., 2019).

Fiz o meu pitch *para ele e, quando terminei, ele elogiou e perguntou: "Qual vai ser a sua proposta para o investidor?" Eu respondi que pediria 100 mil dólares e expliquei que com essa quantia eu conseguiria tocar o projeto. "O quê?!", ele se assustou. "Por esse valor vai ter gente que nem vai se interessar em conversar com você! É um valor muito baixo, vocês não podem se desvalorizar dessa maneira".*

ATRASO NA ADOÇÃO DE TECNOLOGIA

Isso me mostrou claramente como ainda é largo o gap *entre a visão de negócios dos países que investem fortemente em* startups, *entre elas as* health techs, *e a daqueles que caminham de maneira ainda tímida, como é o caso do Brasil. Entre nós, há pelo menos duas razões que explicam essa distância dos países mais maduros. A primeira é que o ambiente de saúde brasileiro ainda tem um longo caminho a percorrer para incorporar as novidades digitais já disponíveis. Tanto o atendimento particular quanto*

---

*O *pitch* é uma apresentação sumária, de 3 a 5 minutos, com objetivo de despertar o interesse da outra parte (investidora, investidor ou cliente) pelo seu negócio. Assim, deve conter apenas as informações essenciais e diferenciadas (SPINA, 2022).

o público estão atrasados, mesmo que em graus diferentes, na adesão à tecnologia.

Um exemplo disso são os prontuários eletrônicos, uma tecnologia simples e relativamente barata para armazenar de maneira segura e confiável dados de saúde dos pacientes.

Tanto o atendimento particular quanto o público estão atrasados, mesmo que em graus diferentes, na adesão à tecnologia.

Mesmo sendo *softwares* já há muito conhecidos, calcula-se que apenas 25% da rede hospitalar brasileira possua essa tecnologia. Grande parte dela ainda armazena essas informações em pastas de papel. O Ministério da Saúde lançou um programa para a implantação desse prontuário nos municípios brasileiros, impondo, inclusive, restrições orçamentárias àqueles que não atendessem à exigência, mas, até 2017, 65% desses municípios não tinham conseguido atender ao programa (DESAFIOS..., 2017). Mesmo entre os hospitais privados de primeira linha do país, a adesão aos prontuários eletrônicos não é total. Em maio de 2018, 84% deles tinham a ferramenta (SANTOS, 2018), enquanto o razoável é que todos, 100%, estivessem há muito afinados com essa tecnologia, que, aliás, nem é tão nova assim*.

A relativa pouca inserção da tecnologia na prática médica no Brasil é a provável responsável pela segunda razão pela qual os investimentos nas *health techs* ainda são tímidos em nosso país. *Eu, Carlos Eurico, acredito que falta aos brasileiros conhecimento sobre as possibilidades de investimentos relacionados à tecnologia. Além disso, há uma visão desconfiada, que considero extremamente prejudicial; algumas vezes os potenciais investidores nacionais não sentem confiança em aplicar recursos em* startups *criadas por brasileiros.*

É uma crônica falta de autoconfiança na capacidade brasileira de propor soluções inovadoras, o que muitos chamam de "síndrome de vira-lata". Isso me chamou a atenção quando fui ao Vale do Silício, nos Estados Unidos, e conheci muitas pessoas envolvidas em startups

---

*A utilização de prontuários eletrônicos nos hospitais e nas clínicas dos Estados Unidos é recomendada pelas autoridades reguladoras desde o início da década de 2000 (GUNTER; TERRY, 2005).

brasileiras, mas que precisaram sair do Brasil para serem reconhecidas. Hoje estão lá, no Vale do Silício, recebendo aportes de investidores – pasmem! – brasileiros, gerando recursos financeiros e impostos para aquele país, não para o nosso, embora muitos deles tenham sido financiados com o dinheiro dos nossos impostos para realizarem seus doutorados e pós-doutorados, com dinheiro público brasileiro.

Essa tendência de valorizar as inovações apenas depois que elas recebem um aval de fora do Brasil foi testemunhada também por mim, Alessandra. Depois que divulguei o quanto a nossa iniciativa havia sido elogiada no processo de incubação na Inglaterra e, recentemente, após termos passado por uma aceleração na cidade americana de San Antonio, no Texas, meus contatos começaram a se interessar e passaram a pedir informações sobre o negócio.

HEALTH TECHS EM CONSOLIDAÇÃO

Se não estamos ainda no melhor dos mundos, o quadro atual para as *health techs* não merece ser visto com pessimismo. De um lado, há a possibilidade de que se consolide um cenário econômico no Brasil que desencoraje o rentismo, ou seja, o hábito de aplicar exclusivamente em produtos de renda fixa, e incentive o investimento em atividades produtivas, desde que a taxa Selic seja mantida no longo prazo em níveis razoáveis, como acontece nas principais economias do mundo*. Em 2020, já foi percebido um crescimento nos investimentos em *startups*.

Mesmo que ainda estejamos atrás dos maiores centros internacionais em número de *health techs*, os números brasileiros impressionam. De acordo com estatísticas divulgadas no Mining Report de 2020 da Distrito**, desde 2014 cerca de 430 milhões de dólares foram investidos

---

*A taxa Selic é uma referência muito importante para o cálculo dos juros de diferentes transações financeiras envolvendo empréstimos, financiamentos e aplicações. É determinada pelo Banco Central (SALIBA, 2021).

**A Distrito é um *hub* de *startups* e mantém um ecossistema de inovação voltado principalmente para impulsionar pequenas empresas tecnológicas. (DISTRITO, c2022).

em *health techs* no Brasil, em 189 rodadas de *venture capital*. Até o final de 2020, a Distrito contava 542 *health techs* no país. Mais da metade delas estava em operação há menos de cinco anos, ou seja, o setor ainda é jovem e tem muito espaço para crescer e consolidar-se.

A partir de 2016, o setor vinha crescendo em um ritmo médio de 68 novas *health techs* ao ano, mas esse ciclo foi quebrado com a pandemia do coronavírus em 2020, quando apenas quatro novas empresas foram fundadas. Os dados da Distrito (c2022) também indicam como as *health techs* estão concentradas geograficamente no país. Entre essas *startups*, 64% localizam-se no Sudeste, e 23,7% estão na região Sul. Levando-se em conta os Estados, 43,1% das *health techs* estão em São Paulo; 10% em Minas Gerais; 9,8% no Rio Grande do Sul; e 8,5% no Rio de Janeiro.

Essa concentração também se aplica a outros negócios baseados em inovação e tecnologia, mas o ritmo de crescimento nos últimos anos (de 2015 a 2020, o número de *health techs* dobrou) é um sinal alentador e aponta para a existência de uma excelente e muito possível oportunidade para o desenvolvimento de negócios, mesmo que o país ainda esteja atrás de regiões como América do Norte e Europa.

ALÉM DE UMA BOA IDEIA

E quais seriam as etapas que um médico, ou um grupo deles, deveria percorrer para criar uma *health tech*? A resposta esperada talvez fosse "ter uma boa ideia" sobre uma solução para uma dor experienciada pelas pessoas. Isso, claro, é uma verdade, mas é possível encontrar uma porta que leve a esse universo de negócios em expansão, mesmo quando não se tem ainda um projeto desenhado e finalizado na cabeça.

Eu, Carlos Eurico, sou um dos que começou a se interessar pela área mesmo sem ter qualquer projeto definido. Primeiro fui buscar informações sobre o estágio em que se encontrava o ambiente de inovação na medicina. Li e pesquisei muita coisa. O segundo passo foi me aproximar das pessoas que já estavam nessa área de inovação. Nesse processo de me informar, visitei o Vale do Silício, nos Estados Unidos, em uma viagem destinada a conhecer empresas inovadoras na área da saúde. Ou seja, fui buscar informações na mais qualificada fonte de inovação tecnológica existente.

Voltei para o Brasil com bastante foco nos próximos passos que deveria dar, os quais incluíram procurar profissionais de saúde, daqui mesmo no Rio Grande do Sul, que já estivessem na estrada da inovação e das health techs. Passei a acompanhá-los nas mídias sociais, a ir a eventos que eles frequentavam, assistir às suas palestras. Com isso fui fazendo conexões, aumentando a minha rede de contatos e ganhando experiência.

Um dos resultados dessa caminhada resultou neste livro, pois vários dos autores foram nomes que me indicaram ainda no Vale do Silício, pessoas de quem eu deveria me aproximar. E eu fiz o dever de casa – tanto a ponto de ser um dos autores e organizador desta obra e de ter me tornado sócio da Dra. Alessandra Morelle na startup *Thummi Global, na qual, enquanto escrevo estas linhas, ocupo o C-level de Chief Innovation Officer – Chefe de inovação (CIO ou CINO).*

É cada vez mais fácil ter contato com esses ambientes em que estão as *startups*. Basta procurar na internet, ao digitar "*startup*" ou "*health tech*", surgirão várias possibilidades. Há eventos sobre esses assuntos quase todos os dias. Muitos deles são *on-line*, portanto não é preciso nem sair de casa. Grande parte deles é gratuita. Basta querer e já se tem um caminho para dentro desse universo.

O contato com esse ambiente também é capaz de trazer uma reflexão para você a respeito do que de fato o motiva a querer empreender e investir seu tempo e o seu dinheiro em *health techs*. Ou seja, o grande número de possibilidades existentes nesse ecossistema vai exigir que nos aprofundemos no nosso autoconhecimento. O que eu quero com isso? Ganhar mais dinheiro? Agregar outra área de atuação à minha prática médica? Ou é apenas curiosidade? Não há como seguir em frente sem saber exatamente o que nos move.

Não há como seguir em frente sem saber exatamente o que nos move.

TESTAR A IDEIA

Para mim, Alessandra, a experiência em criar startups *voltadas para a área de saúde percorreu os passos que costumam ser mais comuns aos empreendedores nesses negócios. Como já tinha uma ideia do que gostaria de realizar, o primeiro passo foi o de testar de maneira aprofundada a viabilidade do meu projeto.*

Eu, Salvador Gullo, digo que, assim como todo negócio, uma health tech *só será capaz de prosperar se atender a uma necessidade – a uma dor real – das pessoas. Por esse motivo, é imprescindível pensar no problema que estamos nos propondo a resolver e usar a criatividade para desenvolver a melhor forma de enfrentá-lo. É o momento de conversar com aqueles para os quais desejamos apresentar nossa solução e verificar se de fato eles se interessariam pela nossa proposta. Além disso, é preciso pesquisar se já não há no mercado outra resposta que atenda com eficiência àquela dor.*

À medida que estivermos convencidos de que, sim, nossa ideia será bem aceita e haverá pessoas dispostas a adotá-la, é o momento de procurarmos parceiros para levar adiante a empreitada. Formar um time é essencial, já que ninguém faz nada sozinho, especialmente uma *startup* com uma proposta inovadora. Precisamos encontrar quem acredite na nossa ideia e convidá-los a investir o seu tempo e, eventualmente, seu dinheiro para fazer com que a proposta progrida e comece a tomar forma.

A disposição em colocar dinheiro no negócio é relevante, pois no início do projeto é necessário um mínimo de investimento para testar a ideia. E esse recurso, nos primeiros momentos, vem dos próprios fundadores ou de suas famílias. E não é apenas o dinheiro. Investir tempo e expectativas em um negócio que ainda não se mostrou completamente confiável é um processo que pode ser longo e impor alguma dose de desafios. Isso exigirá dos envolvidos que eles tenham algumas características pessoais capazes de lhes dar a resiliência necessária para caminhar por uma estrada que, nos seus trechos iniciais, poderá ser esburacada e repleta de curvas fechadas.

Entre essas qualidades necessárias estão persistir e saber lidar com frustrações, uma vez que, quando nos envolvemos em iniciativas inovadoras, há grandes chances de precisar corrigir nosso rumo. Ter coragem para assumir riscos e acreditar no que se está fazendo são duas outras habilidades que sempre terão um papel importante na condução de uma startup.

Outra característica importante é a de ter humildade para receber feedbacks. Essa é uma habilidade que nem sempre encontramos entre nós, médicos, pois temos, geralmente, a tendência a nos considerar pessoas que sabem tudo, que têm uma capacidade superior à dos demais. É claro que isso é uma ilusão, mas é um sentimento corrente entre boa parte de nossa classe.

Nem sempre é simples para nós ouvir uma crítica ou alguém dizer que estamos equivocados. Isso mexe com nossos egos, valores e currículos cheios de títulos. Mas a trajetória nas startups costuma passar por um caminho no qual há mais "nãos" do que "sins" – sem contar as inúmeras vezes em que potenciais investidores sequer dão retorno. Portanto, temos de saber lidar com esses obstáculos.

Outro desafio que nós, médicos, teremos de enfrentar ao nos tornarmos empreendedores é o de estarmos dispostos a aprender. Temos conhecimento técnico sobre questões ligadas à medicina; no entanto, são poucos os médicos com formação empreendedora que lhes permita conversar com investidores, saber administrar tanto negócios quanto pessoas, fazer conexões, etc. É preciso desenvolver, portanto, essas habilidades que nunca nos foram oferecidas na faculdade.

E saber administrar e inspirar pessoas é algo vital no desenvolvimento de uma *health tech*, já que conseguir montar um bom time para tocar o negócio costuma ser um ponto crítico para o sucesso do empreendimento. Um grupo de pessoas afinado, no qual todos compartilhem a confiança de que a ideia inicial é algo pelo qual vale a pena trabalhar, é capaz de fazer uma *health tech* avançar em todas as frentes necessárias.

FLEXIBILIDADE PARA APRENDER E REALIZAR CORREÇÕES DE RUMO

A nossa experiência mostra que estar confiante de que a proposta da *startup* é útil para as pessoas e, portanto, tem chances de sucesso, é um sentimento diferente de se apaixonar pela ideia. Isso pode parecer paradoxal, mas é preciso ter uma visão crítica e um distanciamento suficiente para que não acabemos morrendo teimosamente abraçados a uma proposta.

Não é incomum que as ideias iniciais se mostrem, ao longo do processo, inviáveis ou incapazes de despertar o interesse dos clientes em potencial como era esperado. Por isso, é fundamental estarmos em estado de atenção e de aprendizagem contínuo. Dessa maneira, não teremos dificuldade em mudar o rumo do negócio, caso fique claro que ele não está caminhando na direção correta.

Há uma frase corrente entre os empreendedores que deixa claro qual é a atitude que você deve ter: "apaixone-se pelo problema, não pela solução". O que realmente traz resultados, essa frase ensina, é estar focado no problema, na dor, no que se quer enfrentar, sem um apego excessivo à solução que consideramos mais correta ou charmosa.

É comum vermos empreendedores, muitos deles bem jovens, que desenvolvem equipamentos ou *softwares* aparentemente fantásticos, mas que, ao serem trazidos para o mundo real, não conseguem entregar grande coisa para as pessoas. Se eles focarem estritamente nessas soluções que propuseram, e não no problema a ser solucionado, o tempo, o esforço e o capital que investiram poderá não produzir coisa alguma.

DENTRO DO ECOSSISTEMA

Para mim, Alessandra, o salto mais importante na caminhada da nossa startup *veio quando nos juntamos a um ecossistema empreendedor*, no caso o Tecnopuc**. Começamos o Thummi no final de 2018, época em que trabalhávamos em casa, fazendo contatos, buscando mostrar nosso projeto para as pessoas. Quando fomos aprovados na seleção para incubação do Tecnopuc, as portas se abriram: passamos a fazer conexões de uma maneira que dificilmente aconteceria caso estivéssemos fora desse ambiente. Aconselhamos fortemente àqueles interessados em empreender em uma* startup *que procurem um ecossistema empreendedor. E há vários deles espalhados pelo Brasil.*

O nosso processo de aproximação com o Tecnopuc foi semelhante ao que acontece em qualquer outro ecossistema empreendedor. Primeiro,

---

*Ecossistema empreendedor é um ambiente que reúne diferentes personagens envolvidas com o empreendedorismo, como os criadores de soluções, investidores, órgãos governamentais, instituições de ensino e pesquisa e outros *stakeholders* que trabalham em regime não hierárquico de cooperação (VOCÊ..., 2018).

**Parque científico e tecnológico ligado à universidade PUCRS. (TECNOPUC, 2020).

passamos por uma entrevista em um processo seletivo, na qual tivemos de convencer os responsáveis pela área de startups *de que o que estávamos propondo fazia sentido. Uma vez aprovados, passamos a utilizar o espaço de* coworking *das* health techs. *Nesse momento, estabelecemos contatos com os demais empreendedores e começamos a nos inteirar da dinâmica de funcionamento do ecossistema.*

Estando dentro da estrutura, temos acesso às facilidades que o Tecnopuc oferece, como o acesso a desenvolvedores, contatos com potenciais investidores, com a equipe de inteligência artificial, etc. Mais ainda, o fato de estarmos presentes nesse ecossistema funciona como um aval institucional que nos permite ser ouvidos pelos demais stakeholders *que circulam nesse ambiente tecnológico e pelos investidores que, em outro momento, não teriam tempo para nós.*

Se continuássemos trabalhando isolados em casa, talvez nunca seríamos recebidos por eles para expor nosso projeto, ou os desenvolvedores nos colocariam no fim da sua fila de atendimento. Foi essa facilidade que permitiu, por exemplo, que fizéssemos contato com o Imperial College of London e que tivéssemos conversas com alguns investidores-anjo. Integrar um ecossistema empreendedor é, portanto, algo estratégico para que uma boa ideia possa se transformar em realidade.

Esses ecossistemas empreendedores estão em expansão no país. Até antes da pandemia do coronavírus, que foi um cisne negro totalmente inesperado, as *health techs* vinham sendo criadas ao ritmo de três novas empresas a cada quinzena. Isso mostra que o ambiente no Brasil é promissor para esse tipo de negócio. A tendência é a de que o setor se consolide rapidamente e conquiste cada vez mais a confiança dos investidores, o que fará com que as *startups* da área de saúde possam se firmar em uma velocidade cada vez maior.

Essa expansão será acompanhada de outras mudanças, que passarão a ter o foco muito mais na promoção da saúde do que na cura de doenças, trazendo um impacto significativo para o bem-estar das pessoas e na sua expectativa de vida.

3

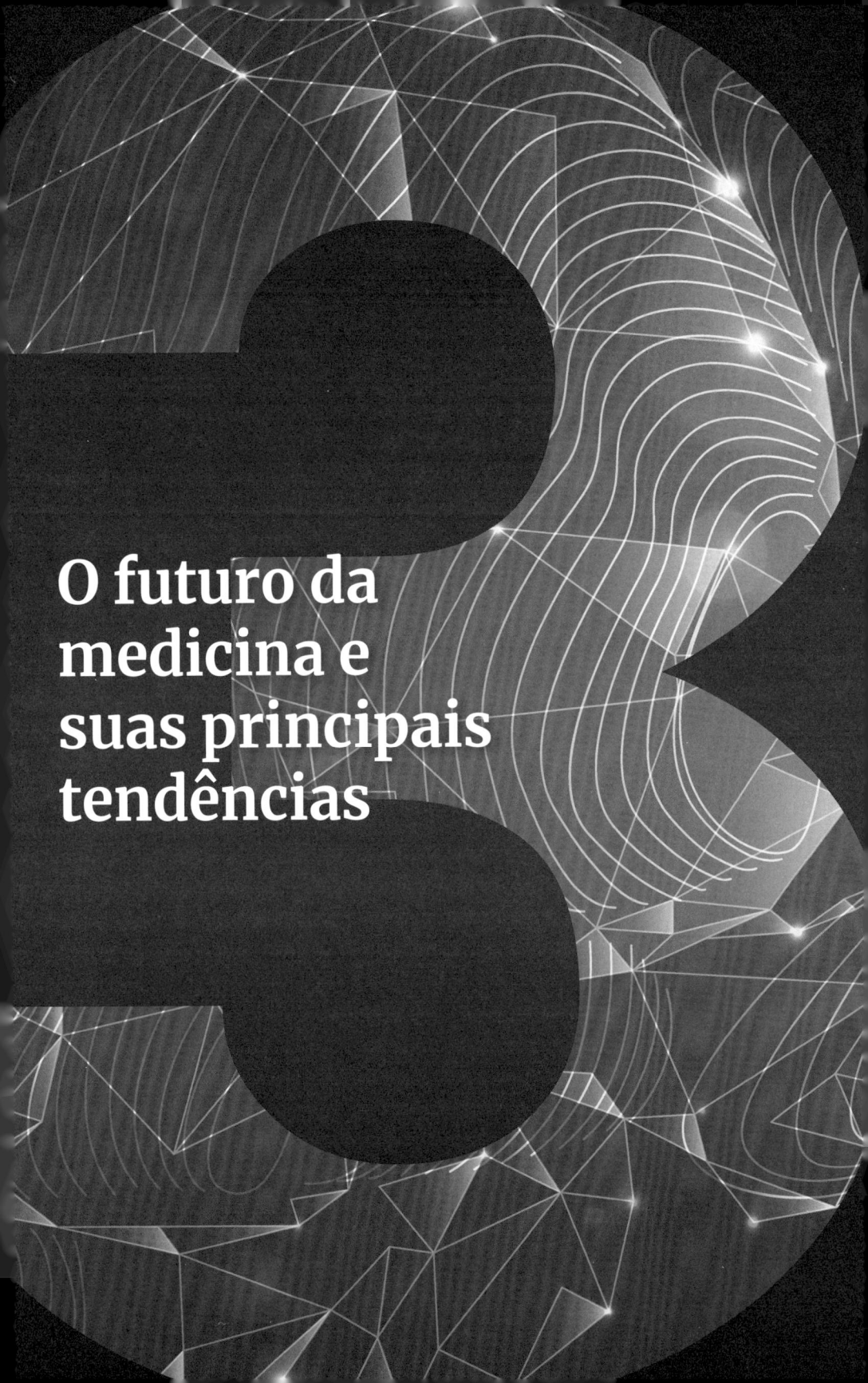

O futuro da medicina e suas principais tendências

CAPÍTULO 20

PRATICAR A MEDICINA JÁ NÃO É MAIS APENAS TRATAR DOENÇAS, MAS PROMOVER A SAÚDE E O BEM-ESTAR DAS PESSOAS

Carlos Eurico Pereira, Luciano Silveira Eifler, Pedro Schestatsky e Salvador Gullo Neto

Um dos autores deste livro, Pedro Schestatsky, tem como uma das suas atividades favoritas o ciclismo. Em uma ocasião, levou a sua bicicleta a uma loja para um pequeno reparo. Quem o atendeu examinou a bicicleta, notou um problema e disse: "Doutor, quem sabe trocamos esse quadro, ele pode quebrar a qualquer momento". Imediatamente, na mente de Pedro, surgiu o pensamento: "Hummm, não vou trocar, isso vai dar trabalho, além disso, vai ficar em uns 500 reais. Vou esperar quebrar, aí faço o conserto."

Pedro Schestatsky agradeceu e recusou o serviço. Saiu da loja sem gastar 500 reais, mas acompanhado por uma reflexão: *Eu poderia ter escolhido a proatividade e trocado, ali, o quadro da minha bicicleta. Mas preferi a reatividade, o esperar acontecer para agir depois. Comecei a pensar que é assim que costumamos nos comportar em relação à nossa saúde, quando somos os pacientes. Nós esperamos que tanto as bicicletas como nós mesmos quebremos, para então procurarmos alguém que nos remende, nos cure. Fazemos isso por inúmeros motivos: pela negação, pelo custo, por uma pretensa praticidade, para não perdermos a nossa momentânea "estabilidade" e mobilidade... muitas vezes, nos arrependemos dessa postura. E quando surge outra situação semelhante, voltamos a protelar nossa decisão.*

Essa postura do paciente que enxerga a medicina como algo que tem valor muito mais pela sua capacidade de curar e remediar do que promover a prevenção das enfermidades é uma visão fortemente presente entre nós. No entanto, começa a mudar. A tendência é a de que o enfoque tradicional da medicina, aquele que emprega seus esforços de maneira quase exclusiva no tratamento e na cura das doenças já instaladas, dê lugar a iniciativas capazes de antecipar e evitar a ocorrência de problemas.

Eu, Pedro, vejo quatro jogadores atuantes no campo da medicina: a indústria farmacêutica, a indústria alimentícia, o médico e, principalmente, o paciente. Cada um desses envolvidos tem seus próprios interesses. Todos querem que seus desejos prevaleçam sobre os dos demais. Isso não funciona, e o resultado é que temos hoje, no mundo, quase 5 milhões de pessoas morrendo anualmente por doenças crônicas. Muitas dessas mortes poderiam ser evitadas.

Entre esses quatro jogadores, o que tem o poder, de fato, embora nem sempre esteja consciente disso, é o paciente, ou seja, o cliente. É ele quem tem o privilégio da decisão final. Se os clientes não se engajarem integralmente em um comportamento que evite ou minimize problemas à sua saúde individual, de nada adiantaria mudar os currículos das faculdades de medicina para uma abordagem médica voltada para prevenção; os efeitos seriam limitados se as empresas farmacêuticas desistissem de ofertar remédios para as pessoas; ou a indústria de alimentos passasse a produzir apenas produtos saudáveis.

PROATIVIDADE INDISPENSÁVEL

Está claro que todos os envolvidos na área da saúde têm um papel a cumprir. Nenhum deles é capaz, sozinho, de tornar realidade o salto em direção à promoção da saúde e da prevenção às enfermidades. E é a proatividade das pessoas o mais indispensável movimento em direção a essa transformação da medicina, de exclusivamente curativa para preventiva.

Eu, Luciano Eifler, acredito que o paciente necessita empoderar o seu conhecimento, entender a dinâmica da sua saúde, saber que o corpo dele reage de uma maneira positiva ou negativa aos seus hábitos e aos alimentos que consome. Enfim, compreender que é ele a melhor pessoa para cuidar de si. Eu vejo um movimento inicial das pessoas nessa direção. No entanto, para cada um que se exercita e se alimenta de maneira saudável, ainda há milhares que correm atrás dos hambúrgueres das cadeias de fast-food *e consomem litros e litros de refrigerantes.*

Houve uma melhora, não há dúvida. Essas milhares de pessoas que ainda acreditam que a saúde é uma dádiva divina e não exige cuidados já foram milhões, até pouco tempo. Entretanto, é uma maioria, infelizmente, que ainda coloca a inação e o pagar barato como prioridades quando pensam na própria saúde. Não levam em conta que o pensamento de que sempre poderão se curar mais tarde sai muito mais caro e, não é raro, custa a própria vida.

Certamente os médicos sempre estarão prontos para examinar seus pacientes, receitar medicamentos, fazer cirurgias. Mas a quem de fato interessa a sua saúde cardiológica? Ao seu cardiologista ou a você mesmo? O cardiologista sempre estará preocupado com seu cliente. Terminada, porém, a consulta, e feitas as devidas recomendações de tratamento, ele se preocupará com o próximo paciente, enquanto aquele primeiro volta para casa com arritmia e pressão elevada, sem estar seriamente determinado a mudar seu estilo de vida. Mesmo que existam cada vez mais tecnologias possibilitando o monitoramento de dados vitais a todo o tempo, na maior parte da vida a sua saúde estará sob sua própria responsabilidade e supervisão.

Na visão de uma medicina mais proativa, há um importante espaço dedicado à desospitalização, ou seja, ao esforço de tornar o tratamento de alguém em um ambiente hospitalar uma das últimas alternativas. É bom que seja assim, pois hospitais podem ser locais perigosos para estarmos. Ali há procedimentos invasivos, possibilidade de eventos adversos e de infecções hospitalares. O ideal é ficarmos o mais longe possível deles.

Como evitar os hospitais? Eu, Luciano Eifler, acredito que fazendo uso da telemetria, que permite monitorar os dados do paciente a distância; da telemedicina, com a qual as consultas são realizadas remotamente;

decidindo seguir uma dieta balanceada; praticando atividades físicas; aplicando os cinco pês, que o Pedro Schestatsky propõe*, etc.

Enfim, empoderando o próprio paciente a fim de que ele se sinta relevante e responsável por si mesmo. Dessa maneira, ele não terá qualquer fundamento para considerar que a culpa pelos seus problemas cardíacos é do cardiologista e vai interiorizar a certeza de que será sempre ele o principal responsável em zelar pela própria saúde.

Assim, vamos tirar as pessoas de dentro dos hospitais. O melhor movimento é na direção contrária, ou seja, elas devem se cuidar em casa e, caso tenham alguma enfermidade, seu tratamento deve ser realizado com orientação médica, na maior parte do tempo em casa, e em uma menor parte em visitas ao consultório, clínica e/ou unidade básica de saúde. Não há dúvida, é claro, de que os casos agudos sempre vão exigir uma internação, uma cirurgia. É preciso uma mudança de mindset *e, no lugar de tratarmos doenças, promovermos a saúde.*

O sucesso de uma medicina com um viés preventivo dependerá, portanto, fortemente do engajamento das pessoas.

O sucesso de uma medicina com um viés preventivo dependerá, portanto, fortemente do engajamento das pessoas. A boa notícia é que isso não é tão difícil de acontecer quando se dá, literalmente, o primeiro passo. Quando começam a se exercitar com alguma regularidade e prestar atenção à qualidade dos alimentos que consomem, as pessoas perdem peso e ficam mais bem dispostas, e os resultados de seus exames médicos melhoram muito.

---

*A medicina do futuro, na visão de Pedro Schestatsky, deve ser: **Preditiva**, buscando, a partir da revisão de dados clínicos e laboratoriais, descobrir males em potencial e engajar o paciente em atitudes preventivas; **Preventiva**, incentivando ações para a prevenção de doenças crônicas; **Proativa**, buscando identificar tendências e fatores de risco sutis de cada indivíduo com o objetivo de prevenir doenças agindo; **Personalizada**, considerando as particularidades de cada indivíduo; e **Parceira**, na medida em que o médico, no cenário atual, já não é a única autoridade diante do paciente, tornando-se criador da saúde de maneira conjunta com o seu cliente (SCHESTATSKY, c2020).

Essa transformação costuma se propagar de maneira "infecciosa". Tanto para aqueles que, ao perceberem uma melhora geral da própria saúde, se sentirão incentivados a se aprofundar nessas boas práticas, como para outros que estão próximos destes. Por verem de perto os bons resultados de uma vida mais saudável, se sentem inclinados a mudar o seu estilo de vida, reproduzindo o de quem está atingindo bons resultados.

A FORÇA DAS FARMACÊUTICAS

No meio do caminho daqueles que finalmente decidiram correr em busca de uma vida mais saudável estão as empresas farmacêuticas. Estas podem ser vistas por ângulos diversos. No entendimento de muitas pessoas, o lado negativo costuma surgir como o mais visível. Neste, há tanto argumentos que apontam evidências de que algumas delas praticam preços abusivos, quanto desconfianças de que existem outras que utilizam do seu *marketing* para induzir o público a consumir um excesso de medicamentos que podem criar vários tipos de dependências.

Foi o que se viu em um escândalo, que em nada contribuiu para o prestígio da indústria farmacêutica, envolvendo a empresa Valeant, em 2015. Executivos da companhia, movidos pela ganância, desenvolveram estratégias que tinham como objetivo multiplicar o seu valor de mercado: passaram a comprar empresas farmacêuticas menores, que tinham em seu portfólio medicamentos imprescindíveis para doenças relativamente raras; em seguida, demitiam ou encolhiam drasticamente os departamentos de pesquisa e desenvolvimento, que sempre são dispendiosos; e, finalmente, aumentavam exageradamente o preço desses medicamentos essenciais (LU, 2017).

Esse método foi estabelecido de maneira mais agressiva pelo CEO da Valeant, Michael Pearson, em cuja gestão foram realizadas mais de 100 aquisições (PROFILE..., 2015). Do ponto de vista financeiro, Pearson foi um sucesso. Em 2008, quando chegou à empresa, as ações estavam cotadas a US$ 7,50. Seis anos mais tarde, subiram para US$ 262,52, uma valorização de quase 3.500%! (REIS, 2020). O lucro da empresa saltou de US$ 1 bilhão, em 2010, para mais de US$ 8 bilhões, em 2014 (MCLEAN,

2016). Em 2015, o valor de mercado da Valeant atingiu US$ 90 bilhões (MCLEAN, 2016)!

Todo esse ganho, no entanto, era resultado de uma estratégia desumana. A Valeant possuía um público cativo, portador de doenças crônicas que poderiam facilmente levar à morte, caso não se tomassem as drogas. Esses pacientes, então, não tinham outra escolha a não ser comprar os medicamentos produzidos pela farmacêutica. O filão de ouro para a Valeant estava ali. Ela era a única que fornecia essas drogas. Era pagar ou morrer.

O medicamento Cuprimine, indicado para controlar a doença de Wilson, uma condição que causa danos graves ao fígado e aos nervos, foi um daqueles cujo preço foi elevado exageradamente: 400% (POLLACK; TAVERNISE, 2015). O reajuste do Cuprimine foi assunto do jornal *The New York Times*, que contava o drama vivido pelo carpinteiro aposentado Bruce Mannes, que, por sofrer com a doença de Wilson, era obrigado a tomar aquele remédio desde os 13 anos de idade.

O novo preço era alto demais para o bolso de Bruce Mannes – e de vários outros pacientes dependentes da droga para se manter vivos –, e os planos de saúde não queriam bancar o valor determinado pela Valeant (POLLACK; TAVERNISE, 2015). Pressionada pela má repercussão, a empresa acabaria intimada pela justiça americana a dar explicações sobre esses aumentos desmesurados. Essa convocação fez com que as ações da farmacêutica começassem a perder valor de maneira acelerada, desabando de US$ 250 para US$ 75 em um mês (PFLANZER; KIERSZ, 2015). O resultado de tudo isso foi um prejuízo de US$ 75 bilhões para os acionistas e uma dívida de US$ 35 bilhões para a empresa (HE..., 2016).

Escândalos do calibre da Valeant são, felizmente, fatos raros e isolados e não representam, nem de longe, o conjunto das empresas farmacêuticas. No entanto, como toda atividade humana, problemas relacionados a medicamentos não deixam de surgir. E os pacientes não estão isentos de responsabilidade nessas questões.

Eu, Salvador Gullo, vejo desafios como a automedicação e a polifarmácia*, que não são, necessariamente, responsabilidade da indústria farmacêutica. Não enxergo essa indústria como vilã. Ao contrário, penso que devemos agradecer a existência de empresas dispostas a investir fortemente em pesquisa e desenvolvimento para trazer benefícios à nossa saúde e alívio às nossas dores. Elas cumprem um papel de grande relevância que nem sempre é bem compreendido pelo público, pela academia ou pelos governos.

E as farmacêuticas costumam assumir praticamente sozinhas os riscos inerentes às atividades de pesquisa e desenvolvimento, mesmo que não tenham lucro a curto e médio prazos. Elas entendem que trazer benefícios para a saúde humana é o que proporcionará perenidade aos seus negócios. Historicamente, são elas as responsáveis pelo relevante aumento na nossa expectativa de vida e por termos superado tantas doenças, conquistando uma vida com muito mais saúde e menos dores. Não devemos, por essas razões, tratar a indústria farmacêutica como inimiga.

O MUNDO IDEAL DAS SEGURADORAS

Os planos de saúde, instituições que também costumam ser vistas com ressalvas pelos seus segurados e médicos, poderão ter, também, um papel de grande relevância na promoção de uma medicina com uma orientação mais preventiva do que curativa. Colocado de uma maneira crua, poderíamos dizer que o melhor dos mundos para as operadoras dos planos de saúde seria ter segurados que pagassem suas mensalidades em dia e nunca utilizassem os serviços que elas oferecem.

Uma boa carteira de clientes com sinistralidade zero é uma realidade presente apenas no mundo das utopias. No entanto, uma carteira de clientes saudáveis que usem poucas vezes os serviços de saúde cobertos pelos

---

*Polifarmácia é definido pela Organização Mundial de Saúde como o uso rotineiro e simultâneo de quatro ou mais medicamentos por uma pessoa. Embora a prescrição de vários medicamentos possa ser necessária para alguns pacientes, há, também, a possibilidade de abuso na utilização de medicamentos, com consequências nocivas. (ISMP BRASIL, c2019).

convênios aos quais têm direito é uma possibilidade real, caso esses convênios tenham cada vez mais como estratégia o fomento a atividades que promovam uma vida saudável.

Já há seguradoras de saúde na América do Norte e na Europa que estão envidando esforços para conquistar esse mundo ideal. Elas fornecem descontos nas mensalidades para aqueles clientes que perdem peso, praticam atividades físicas, têm hábitos saudáveis e tomam medidas preventivas ao surgimento de doenças. Algumas dessas empresas oferecem programações de vida saudável, biossensores para medir os sinais vitais e acompanhamento de atividades físicas e premiam os clientes que se engajam nessas práticas com a diminuição do valor das suas mensalidades.

Eu, Luciano Eifler, considero que essa é uma postura bem lógica. Por que alguém que abusa da bebida, é fumante e obeso, e a todo momento corre até a emergência do hospital, vai pagar a mesma mensalidade de plano de saúde que uma pessoa que tem cuidado com a alimentação, pratica esportes com regularidade e não se intoxica com substâncias lícitas ou ilícitas? É apenas uma questão de tempo para que as operadoras passem a colocar o índice de sanidade dos segurados como uma variável para determinar os valores que vão cobrar. E elas não terão outra saída, pois agir dessa maneira se tornará uma exigência para garantir a sustentabilidade do negócio.

Ainda no plano dos negócios, o surgimento de uma medicina mais preventiva traz para a frente do palco uma discussão sobre o regime ideal de remuneração dos médicos: esse pagamento deve ser feito pelo serviços prestados, como hoje acontece, ou pela *performance*, ou seja, pelo resultado entregue aos clientes? Essas duas possibilidades são mais conhecidas pelas suas denominações em inglês: *fee for service* e *pay for performance*.

Atualmente, os serviços médicos são pagos em quase todo o mundo em troca dos serviços prestados. Nesse regime, o médico recebe pelas cirurgias feitas e pelo número de vezes que visita os leitos, enquanto os hospitais se beneficiam com longos períodos de internação e com tudo que é fornecido nesse período – drogas, exames e procedimentos diversos, que lhes são pagos pelos planos de saúde, da mesma forma que se paga pelos dias de estadia em um hotel e pelo consumo de serviços adicionais pelos hóspedes. Essas intervenções e períodos de hospitalização seriam bem diferentes, em termos numéricos, em um cenário em que as pessoas fossem mais saudáveis graças à orientação médica focada na prevenção e na preservação da saúde. Quando precisassem de uma intervenção, ficariam menos tempo nos hospitais, ou, o mais provável, nem precisariam ir até lá, pois seriam curadas por procedimentos não cirúrgicos.

Nesse último caso, os planos de saúde teriam interesse em pagar mais àqueles médicos cujos pacientes tivessem menos necessidade de remédios e procedimentos caros ou de serem internados. Esta seria, portanto, a remuneração pela *performance* do profissional, que orienta seus pacientes a serem mais saudáveis.

Eu, Carlos Eurico, acho que se houver uma mudança no regime de remuneração, saindo do fee for service *para o* pay for performance, *que faz parte de um universo maior – o* value based payment, *ou pagamento baseado em valor –, ocorrerá um profundo impacto sobre a maneira como a medicina vem sendo exercida ao longo do tempo. Os médicos e os clientes darão maior ênfase ao cuidado com a saúde e menos ao tratamento de doenças. O sistema de saúde como um todo funcionará com maior eficácia e dinamismo. Governos e famílias economizarão em seus gastos com enfermidades, assim como nós, médicos, seremos mais bem remunerados do que no modelo* fee for service *– pelo menos os médicos que prezam pela qualidade do cuidado acima de qualquer outra questão.*

Além de o modelo *pay for performance* oferecer um melhor alinhamento em prol da prevenção de doenças e maior foco na promoção da saúde, situações que requerem internações em hospitais terão um interesse ainda maior na rápida recuperação e na desospitalização dos pacientes. Situações em que pacientes são submetidos a exames, procedimentos e outros processos assistenciais além do necessário acontecerão com uma frequência muito menor.

No entanto, a realidade é que a base para a gestão de hospitais, clínicas e planos de saúde ainda está na remuneração por serviços. Da mesma maneira, os órgãos de regulamentação e as faculdades de medicina ainda pouco discutem a remuneração por *performance*. Também são poucos

Nós, médicos, sempre fomos treinados a lidar com as doenças depois de instaladas.

os médicos que sabem como conversar com pessoas saudáveis e ajudá-las a permanecer assim, saudáveis. Nós, médicos, sempre fomos treinados a lidar com as doenças depois de instaladas.

No entanto, como vimos, há sinais de que já está em curso uma mudança no mercado da saúde, saindo da indústria de tratamento de doenças rumo à indústria da saúde e do bem-estar. Mais uma vez, quem dará o tom e o andamento para como a medicina vai evoluir serão os pacientes. E eles já estão mostrando para onde sua atenção está apontando. Basta ver, nas redes sociais, a adesão crescente que postagens abordando hábitos saudáveis vêm experimentando.

Um novo relacionamento entre médicos e seus clientes está em gestação e é uma realidade próxima, a pouco tempo de distância. Sobre essa transformação, falaremos no próximo capítulo.

CAPÍTULO 21
O AVANÇO DA TECNOLOGIA ESTÁ MUDANDO RADICALMENTE A RELAÇÃO ENTRE MÉDICOS E CLIENTES

Alessandra Menezes Morelle,
Carlos Eurico Pereira, Luciano Silveira Eifler,
Pedro Schestatsky e Salvador Gullo Neto

Todos nós lembramos de como fazíamos para comprar, antes da pandemia do coronavírus, frutas, legumes, grãos, leite, aves, peixes e outros alimentos em um supermercado. Interrompíamos o que estávamos fazendo, saíamos de casa, pegávamos o carro, caso não tivéssemos a sorte de termos uma loja na vizinhança, fazíamos a compra e, então, voltávamos para o ponto de partida. A operação toda poderia exigir pelo menos uma hora para ser completada. Nesse período, nos dedicávamos inteiramente a essa missão. Eventualmente, ao chegar em casa, retomávamos a atividade interrompida.

Hoje, parece que fomos teletransportados para outro planeta. Por meio de nossos *smartphones*, entramos em um aplicativo, escolhemos o que precisamos comprar, pagamos e só vamos voltar a pensar naqueles alimentos quando alguém tocar a campainha e nos entregar a nossa compra. Não há mais rua para ser atravessada. Aquele tempo de uma hora ou mais para garantir as nossas refeições em casa foi reduzido para meros 2 a 3 minutos. E estamos satisfeitos com isso.

Não precisamos nos alongar em outros exemplos para demonstrar o quanto a tecnologia vem transformando o nosso cotidiano. O ponto que nos interessa destacar é o de que a percepção de quanto tempo é admissível investir em atividades corriqueiras mudou completamente. Grande parte das necessidades das pessoas pode ser encaminhada e atendida de maneira quase instantânea, graças às tecnologias digitais.

Essa instantaneidade é algo viciante. Queremos cada vez mais velocidade no atendimento das nossas necessidades. E, aí, pensamos: se podemos nos comunicar com um amigo que mora em outro estado ou no exterior em poucos segundos via aplicativos de comunicação instantânea, reservar uma mesa em um restaurante em 30 segundos e comprar uma geladeira em menos de 30 minutos, por que nos conformaríamos em esperar uma hora e meia para sermos atendidos em um consultório médico?

Em minhas palestras, eu, Carlos Eurico, sempre digo que não há mais pacientes hoje em dia. As pessoas sabem que, com a internet, já não precisam entrar em uma fila para ir ao banco, algo que sempre foi penoso. É só acessar o aplicativo de seu banco no smartphone *e ter todos os serviços financeiros disponíveis em tempo real na palma da mão. Então, elas pensam, também não faz sentido esperar um tempão em um consultório para serem atendidas. Elas esperam ter essa mesma experiência positiva na área da saúde, e isso faz sentido. Pacientes são aqueles que esperam, que estão em uma situação passiva e são guiados, que não têm voz ativa. As pessoas já não querem ser atendidas assim.*

A relação agora é outra. Os clientes estão cada vez mais informados, mais empoderados. Eles não estão dispostos a ficar ali esperando pacientemente pelos médicos. E estes precisam se adaptar a essa nova realidade. Se tratarem os seus clientes de maneira que eles considerem insatisfatória, eles vão reclamar nas redes sociais, comprometendo a reputação do profissional. Cada vez mais, os médicos que acreditarem que ainda estão lidando com pacientes, e não com clientes, terão problemas. A relação mudou, e o que temos de entregar, cada vez mais, é conveniência, qualidade e valor para aqueles que nos procuram.

> **Pacientes são aqueles que esperam, que estão em uma situação passiva e são guiados, que não têm voz ativa. As pessoas já não querem ser atendidas assim.**

RASTROS NA INTERNET

O empoderamento dos clientes a que Carlos Eurico se refere vem, em grande parte, da capacidade dos clientes de pesquisar nos buscadores e nas redes sociais por referências a respeito dos médicos que pretendem consultar. Hoje em dia, há uma grande oferta de especialistas no mercado. Estamos em um país em que os médicos já não são escassos. E, como é de conhecimento geral, todos nós deixamos rastros na internet, tanto aqueles que queremos que as pessoas conheçam, como outros que não são da nossa autoria e podem ser, inclusive, críticos à nossa atuação profissional.

Clientes que chegam aos nossos consultórios relatam com frequência que viram referências nossas em alguma rede social e até mesmo que decidiram pela consulta por considerarem os comentários e o número de avaliações positivas de outros clientes, o que os tranquilizou em relação à nossa capacidade de prestar um bom atendimento.

Eu, Alessandra Morelle, tenho certeza de que a maioria dos meus pacientes sabe quem eu sou por meio da internet. E devemos ser honestos em admitir que mesmo nós, médicos, quando vamos procurar o serviço de algum colega, fazemos uma busca das suas qualificações no Google e nas redes sociais, da mesma maneira que nossos clientes. Por essa razão, os profissionais que não acreditam que devem estar na internet, ou por desconhecimento ou por arrogância, vão perder ou já perderam clientes.

Em meu consultório, já constatei algumas vezes que os clientes chegaram até a mim exclusivamente pelo que viram a meu respeito nas redes sociais. E isso se deu, certa vez, de maneira curiosa. Um dia, ao olhar a minha agenda de atendimento, notei que havia o nome de um homem. Estranhei o fato, pois há muito tempo passei a tratar exclusivamente de cânceres ginecológicos e, portanto, só atendo mulheres.

Quando o cliente chegou, estava acompanhado pela esposa. Esta foi logo explicando que a consulta era para ela. Disse que marcou em nome do marido porque não queria que a oncologista com a qual ela vinha se tratando até então – e que trabalhava no mesmo hospital que eu – soubesse que ela pretendia mudar de médico. E disse mais: "Eu quero ser sua paciente porque todas as que são tratadas por você dizem nas redes sociais o quanto você é carinhosa. Todas elas gostam de você. A minha médica atual não tem esse perfil, por isso quero trocar."

Não é só a possibilidade de se consultar com alguém que os trate com empatia e lhes dê atenção e carinho que incentiva os clientes a pesquisar os perfis dos médicos. Eles também tentam garimpar, entre todos os perfis disponíveis nas redes sociais, aqueles capazes de recomendar tratamentos que não requerem a ida a hospitais, nem a realização de procedimentos e exames desnecessários. Pedro Schestatsky acredita que os clientes vêm se dando conta de que é possível ser bem atendido sem necessariamente se submeter aos excessos que a medicina tradicional costuma propor.

Os médicos precisam fazer com que os seus clientes enxerguem neles alguém que realmente seja capaz de criar soluções sem submetê-los a exames desnecessários. No ambiente em que se pratica o fee for service*, cirurgias e exames que seriam dispensáveis são muitas vezes oferecidos e executados em pessoas que não têm conhecimento suficiente para se negar a fazê-los.*

As implicações desse excesso de exames e intervenções são graves para os clientes. São muitos os que evitam ir ao médico. Não apenas para evitar os custos dessas práticas recomendadas, mas por terem medo de infecções e outros efeitos colaterais. Com isso, é perdida a oportunidade de o cliente ter um diagnóstico precoce de alguma enfermidade, o que poderia evitar um desfecho ruim para essa pessoa.

MEDICINA HUMANIZADA

A importância de a relação entre médico e cliente ser intermediada por habilidades que vão além dos conhecimentos técnicos do profissional de saúde é algo evidente há muito tempo. Qualidades como empatia, afeto, compaixão, positividade, encorajamento e disposição para escutar sempre foram reconhecidas como necessárias para um bom atendimento médico

---

*Pagamento por serviço prestado, que se contrapõe ao *pay for performance,* o pagamento por resultado. Vide capítulo anterior.

e, inclusive, já são ensinadas em boa parte das faculdades de medicina. Ou seja, a grande maioria dos profissionais sabe que deve tratar seus clientes de uma maneira que eles se sintam respeitados e, tão importante quanto, confiantes de que estão diante de alguém que de fato se interessa por sua saúde.

O que acontece, no entanto, é que a maneira como a medicina passou a se estruturar enquanto negócio tornou mais difícil a prática de uma medicina mais humanizada. Não que os corações dos médicos tenham ficado mais duros em relação às pessoas, mas eles se veem presos a uma estrutura que lhes dá poucas possibilidades de desenvolver a sua profissão da maneira que desejariam.

O domínio do mercado de assistência privada pelos planos de saúde, por exemplo, impôs baixos valores de pagamento para consultas e procedimentos diversos. Para conquistarem uma certa remuneração almejada, os médicos optam por diminuir o tempo da consulta para atender um elevado número de pessoas. É claro que isso os faz prestar um serviço de qualidade inferior, deixando os clientes insatisfeitos e propensos a se queixar do profissional nas redes sociais.

Certa vez, eu, Luciano Eifler, li uma pesquisa publicada no The New York Times *que mostrava que, em média, as consultas dos médicos americanos duravam oito minutos! (CHEN, 2013). Imagine isso: realizar um exame físico, pesquisar a anamnese e manter uma conversa com o cliente em oito minutos! E por que isso? Porque é exigido dos médicos ter produção, produção, produção! Eu já atendi para convênios médicos, já atendi em ambulatórios. Neles, havia sempre uma pilha de pastas com as fichas de pacientes para atender. Era preciso tocar o barco e pronto. Dessa maneira, a empatia, o olhar e o toque humano se perderam nessa medicina mercantilista que está sendo praticada. Não há tempo para nada.*

A empatia, o olhar e o toque humano se perderam nessa medicina mercantilista que está sendo praticada.

Os poucos minutos dedicados aos clientes também foram detectados em um estudo realizado em cidades brasileiras como Ribeirão Preto (SP), Campo Grande (MS), Fortaleza (CE), entre outras. O levantamento mostrou que, também por aqui, as consultas não passavam de 7 a 8 minutos de conversa (CYGLER, 2019). E, assim como nos Estados Unidos, onde os médicos interrompiam a descrição dos sintomas pelos clientes apenas 11 segundos depois de eles começarem a falar, os médicos brasileiros também não tinham tempo, ou paciência, para escutar as queixas das pessoas sobre seus problemas de saúde. Sem escutar apropriadamente a descrição dos males que as afligiam, como o médico poderia chegar a um diagnóstico correto?

Há, portanto, a necessidade urgente de se repensar o relacionamento entre os médicos e os seus clientes. E a tecnologia pode ser o fator de mudança, já que, por meio de vantagens como mais rapidez e assertividade nos diagnósticos, nos tratamentos e nas intervenções médicas – sobre as quais já, inclusive, tratamos neste livro –, ela vai devolver tempo aos médicos. A inteligência artificial, por exemplo, com o uso do *machine learning,* vai multiplicar a velocidade com que serão feitos os exames a partir de imagens, como na radiologia; na dermatologia e na patologia, dispositivos serão capazes de identificar células cancerosas entre centenas ou milhares de amostras em questão de segundos, economizando enorme tempo nos diagnósticos, proporcionando mais eficiência e precisão.

MEDICINA DE ANTIGAMENTE

Paradoxalmente, eu, Luciano Eifler, acredito que a tecnologia nos possibilitará praticar a medicina humanizada como faziam os médicos no início do século passado. Com a facilidade que os avanços tecnológicos nos dão, como a de permitir o contato rápido entre clientes e médicos, via plataformas de comunicação instantânea e aplicativos médicos, e a leitura dos seus sinais vitais em tempo real, voltaremos a ter tempo para aquele contato próximo e pessoal com os nossos clientes – algo que foi perdido na correria imposta pela mercantilização da medicina.

Ou seja, ao contrário do senso comum, a tecnologia não vai nos afastar ou nos encapsular, como muitos preveem. Os médicos que adotarem os avanços tecnológicos poderão, finalmente, democratizar o acesso à saúde. Terão os meios para atender pessoas que estiverem longe geograficamente, com a telemedicina. Com o auxílio dos *wearables*, terão acesso em tempo real aos dados vitais dos seus clientes. Dessa maneira poderão verificar de maneira quase instantânea variações na sua saúde, encurtando um caminho que hoje costuma se estender por meses ou até anos, que é o tempo para o cliente retornar a uma nova consulta.

A jornada do cliente se modificará completamente. O médico da família voltará à cena e, com ele, a proximidade entre os profissionais da saúde e as pessoas voltará a florescer. Será recuperada, então, uma prática da época analógica, com todas as grandes facilidades e eficiência da era digital atual. Com seus aplicativos e dispositivos presos aos seus corpos, e em breve talvez até implantados embaixo da pele, as pessoas, pode-se dizer, carregarão, em um futuro não tão distante, o seu médico no bolso, em um contato mais próximo do que alguma vez já foi estabelecido.

Essa proximidade, aliás, vai exigir uma transformação da dinâmica dos contatos entre os médicos e os seus clientes. Os dois anos em que os brasileiros enfrentaram a pandemia provocada pelo coronavírus mostraram como a demanda pela atenção dos médicos pode se tornar, em alguns momentos, impossível de ser atendida e provocar até mesmo a exaustão dos profissionais. Isso ocorreu, sobretudo, com aqueles que são especialistas em problemas respiratórios, como é o caso de Carlos Eurico, pneumologista. É ele quem conta:

É perfeitamente compreensível que os clientes queiram a atenção dos médicos em um momento de grande estresse psicológico, como foi o da pandemia. No entanto, a tecnologia precisará encontrar inovações que permitam às pessoas se sentirem acolhidas e terem as suas dúvidas respondidas sem que isso seja feito necessariamente pelo médico. Naquela época, meus clientes enviavam mensagens relatando seus sintomas e temores. Eu respondia às dúvidas. Eles agradeciam, mas replicavam com alguma outra questão e, assim, a comunicação nunca era encerrada. Com isso não só eu ficava impedido de atender outras pessoas, muitas delas com questões de saúde graves, como não havia tempo para coisas essenciais, como me alimentar ou dormir convenientemente. Apenas em março de 2021, eu atendi 714 pessoas, computadas no meu prontuário eletrônico, sem contar os retornos, pacientes hospitalizados e todos os contatos realizados. Foi insano, foram meses que eu não vivi, apenas trabalhei!

NOVOS COMPORTAMENTOS

Obviamente, o período em que a Covid-19 esteve mais fortemente presente entre nós foi uma época de exceção que, se espera, tão cedo não se repetirá. No entanto, mesmo sem um fenômeno tão exacerbado assim, o contato mais próximo entre os médicos e os seus clientes veio para ficar. Isso vai exigir novas diretrizes e comportamentos de todos os envolvidos.

Por exemplo, deve-se fornecer um WhatsApp ou outra forma de comunicação, como o Facebook, que permita aos clientes entrar em contato 24 horas por dia? Como será feita a cobrança de uma teleconsulta? Pelo mesmo preço de uma consulta presencial, ou mais barato? Será cobrada pelo tempo em que se estender a conversa entre o médico e o cliente, como se houvesse um taxímetro que fosse colocado a rodar no início da consulta? Fora dos horários convencionais, será aceitável estabelecer um preço mais alto aos clientes, ou o preço será fixo? E quanto aos pacientes de convênio? Eles serão atendidos em uma duração de tempo previamente fixada? Ou lhes será permitido alongar a conversa?

Há outra variável que eu, Pedro Schestatsky, considero que deve ser levada em conta quando pensamos no tempo que deve ser dedicado pelo médico ao cliente. Já li uma pesquisa em que era feita uma relação direta entre o tempo de duração da consulta e a possibilidade de uma pessoa ser internada em um hospital. Cada minuto a mais de conversa era responsável por diminuir em 16% a possibilidade de internação. Isso mostra a importância de escutarmos bem o relato dos clientes e sabermos lidar com seus medos e preocupações em relação à sua saúde. No entanto, não há dúvida de que esse tempo do profissional deva sempre ser remunerado.

Assim como parece não haver dúvidas de que estamos no limiar de um novo relacionamento entre médicos e clientes, com a tendência, como sinaliza Luciano Eifler, de haver um "retorno" ao tempo em que os médicos de família mantinham um vínculo muito mais estreito com aqueles que atendiam, não há como negar que o caminho à frente ainda é acidentado. É possível, até mesmo, que nós, médicos brasileiros, estejamos mais próximos de fixar uma nova relação com os clientes do que os colegas de outros países.

Nos Estados Unidos, por exemplo, a força com que a visão mais, digamos, mercantilista se instalou na medicina costuma causar estranheza nos brasileiros. Aos nossos olhos, a questão financeira parece sempre estar intermediando o relacionamento entre o médico e o cliente naquele país. Ali, há uma grande preocupação com a possibilidade de pacientes insatisfeitos processarem os profissionais, acusando-os de imperícia. Nas conversas com os clientes, o tema dinheiro costuma ocupar mais espaço do que nas interações que temos aqui no Brasil. Há muitos papéis e formulários a serem preenchidos exatamente para evitar mal-entendidos e reclamações. Os contatos entre as partes primam pela formalidade.

SEM PERGUNTAS

Eu, Salvador Gullo, comprovei essas diferenças de culturas pessoalmente. Moro há mais de três anos nos Estados Unidos e, nesse tempo, decidi levar minha filha a uma médica, já que ela estava sem ir ao pediatra. Havia coisas que eu desejava saber sobre vacinas, a ida presencial à escola em uma época de pandemia e outras questões. Chegando ao consultório, a minha filha passou primeiro pelo administrativo e, em seguida, foi atendida por uma enfermeira para coletar os parâmetros físicos. Finalmente a médica entrou no consultório. Foi educada e gentil, mas extremamente protocolar. Eu queria perguntar várias coisas, afinal era uma consulta pediátrica, estava preocupado com a minha filha. Mas não havia qualquer abertura para isso. Nada me foi dito além do estritamente necessário.

A frustração de Salvador Gullo não é, nem de longe, apenas a queixa de um estrangeiro que se viu diante de uma cultura diferente da sua. A discussão sobre a qualidade do relacionamento entre médicos e pacientes está presente em vários níveis na sociedade americana. As soluções possíveis tornaram-se até mesmo tema de debates e acaloradas divergências políticas. Em um artigo, o psicólogo e médico pela Universidade de Harvard Omar Sultan Haque afirmou que a desumanização da saúde nos Estados Unidos é endêmica. "Qualquer um que seja atendido em um hospital ou submetido a um tratamento, mesmo que de maneira adequada, vai sentir como se fosse tratado como um animal ou objeto", escreveram Haque e Waytz (2012).

Seria ingênuo dizer que este não é um problema existente no Brasil. Embora muitos insistam que há uma marca cultural relevante entre nós que nos torna mais afetivos e, portanto, propensos a atender as pessoas com maior elasticidade – "é isso que fez com que Carlos Eurico mantivesse seu celular ligado para ser encontrado pelos seus clientes *fora do horário de trabalho e nos finais de semana*", diz Salvador Gullo –, infelizmente temos muitos médicos que assistem aos seus pacientes de uma maneira mais próxima à dos colegas norte-americanos.

Um sinal dessa mudança comportamental está no exemplo dos médicos que trabalham exclusivamente com pacientes internados em hospitais, os profissionais chamados de hospitalistas (O QUE..., 2020). Existem claras vantagens técnicas nesse modelo de trabalho, pelo fato de esses médicos estarem presentes nas enfermarias durante todo o seu período de trabalho, acompanhando de maneira mais próxima e focada como os pacientes reagem às intervenções e aos tratamentos que recebem. As críticas existentes a esse modelo de trabalho se dão em relação à inexistência de vínculo entre hospitalista e o paciente internado, limitando sua atuação ao período em que está no hospital e em seu horário de trabalho.

Terminou o seu dia, o hospitalista vai embora para casa, não dá o telefone para ninguém e ainda desliga o aparelho, aponta Carlos Eurico. *Além disso, por ser empregado do hospital, dificilmente vai questionar os procedimentos que são feitos na instituição. Se um paciente é mal atendido, se o quarto em que ele está internado apresenta-se sujo, é muito improvável que ele denuncie essas irregularidades ou exija que o paciente seja transferido para outro lugar.*

Talvez possa parecer contraditório falarmos sobre clientes cada vez mais empoderados e dispostos a exigir um tratamento com mais qualidade e atenção e, de outro lado, mostrarmos a persistência de uma medicina que prioriza uma visão mais mercantilista. No entanto, a coexistência de tendências que parecem antagônicas é algo sempre presente nos momentos de grandes transformações, como é este que vivemos em relação à medicina.

O movimento transformador impulsionado pelo avanço da tecnologia, porém, se mostrará cada vez mais irresistível. Isso acontecerá porque a tecnologia mudará definitivamente a maneira com que teremos de nos relacionar com os pacientes. Inovações como os *wearables*, os robôs-cirurgiões e a telemedicina – assunto que, inclusive, será tratado no próximo capítulo – terão uma função libertadora para as pessoas. Ninguém mais vai se conformar com uma consulta de menos de dez minutos. Talvez isso seja ruim para os maus profissionais, mas sempre se mostrará como uma excelente oportunidade para aqueles que exercem a medicina com a qualidade técnica e o coração.

CAPÍTULO 22

A TELEMEDICINA DESBANCOU OS LIMITES GEOGRÁFICOS DE ATENDIMENTO: SEUS CLIENTES PODEM ESTAR EM DIFERENTES LUGARES DO PLANETA

Luciano Silveira Eifler, Pedro Schestatsky
e Salvador Gullo Neto

Poderia até parecer mágica, se não fosse tecnologia. Pela primeira vez, desde que Hipócrates começou a atender no seu "consultório", na remota ilha grega de Kos, há quase 2.500 anos (BOYLAN, [202-?]), a distância entre os pacientes e seus médicos, graças à telemedicina, passou a ser um fator irrelevante para um número significativo de procedimentos.

Vivemos em uma época em que os avanços da ciência e da tecnologia se dão em uma velocidade acelerada. Fatos que são, sem dúvida, impressionantes – como alguém sentado em seu sofá, na sua casa, em Belém, consultar em tempo real com um médico instalado em Porto Alegre, ou até no exterior – muitas vezes são vistos como naturais e quase banais.

A primeira e mais óbvia vantagem que a telemedicina traz é a de aumentar exponencialmente a facilidade de acesso das pessoas aos médicos. Estejam onde estiverem no planeta, elas têm, agora, a possibilidade de ser atendidas. Outro benefício, também gigantesco, é o de tornar mais racional a interação entre clientes e médicos. *Quando falo sobre esse assunto, eu, Salvador Gullo, costumo usar como exemplo um paciente que tenha feito uma cirurgia cardíaca e deve ingerir um comprimido anticoagulante dos mais tradicionais. A cada 30 dias, essa pessoa deve fazer um exame, o RNI, para controlar como está a sua coagulação.*

O paciente desse nosso exemplo mora em Uruguaiana, município gaúcho localizado na fronteira com a Argentina e o Uruguai. Com o resultado do exame na mão, ele compra uma passagem de ônibus e viaja 600 quilômetros até Porto Alegre, onde está o médico que o atende. O profissional olha o resultado do exame, confirma que está tudo certo e marca o retorno para dali a 30 dias. O paciente sai do consultório, vai até a rodoviária e viaja mais 600 quilômetros de volta para casa.

O paciente levou 18 horas – nove para ir, nove para voltar; perdeu um dia de trabalho; e ainda consumiu um horário do médico que, após poucos minutos de consulta, o mandou de volta para casa, pedindo para que, dali a um mês, tudo aquilo fosse feito novamente. Outra possibilidade seria essa pessoa ir com o próprio carro, arriscando-se a um acidente; ou na ambulância da prefeitura, custando dinheiro para o município e ocupando o lugar de alguém que poderia realmente necessitar daquela viagem médica. Com a teleconsulta, em 15 minutos tudo seria resolvido. Todos os riscos, os gastos, as filas, os desperdícios e o tempo investido seriam evitados, e, diga-se de passagem, o resultado e a qualidade, nesse caso, seriam iguais aos da visita presencial.

A acessibilidade e o conforto do paciente sempre serão as maiores vantagens das teleconsultas, assim como a economia de recursos para toda a cadeia de saúde, conforme colocou Salvador Gullo. O uso disseminado das teleconsultas possibilitaria o estabelecimento de um modelo de saúde mais enxuto.

O uso disseminado das teleconsultas possibilitaria o estabelecimento de um modelo de saúde mais enxuto.

No Brasil, há uma cultura hospitalocêntrica, ou seja, quando temos qualquer problema de saúde, mesmo algo banal, como uma dor de barriga, a primeira coisa que nos ocorre é buscar atendimento em um hospital. É um comportamento que desafia a lógica e os processos no atendimento médico. O exagero disso pode ser constatado por quaisquer médicos que já realizaram plantões em prontos-socorros.

PACIENTES VERDES E AZUIS

Nos serviços de urgência, as pessoas que chegam em busca de atendimento costumam receber uma classificação no momento em que passam pela triagem. Recebem pulseiras coloridas que, seguindo o Protocolo de Manchester*, indicam o grau de urgência e prioridade no atendimento médico. A experiência mostra que aquelas que recebem pulseiras verdes e azuis – as que demandam menos pressa no atendimento – formam em torno de 80% de todo o público que corre para os prontos-socorros. Talvez nem precisassem ser examinadas pessoalmente por um médico ou estarem ali, em um hospital.

Ou seja, há um número enorme de pessoas que poderia ser muito bem atendido por teleconsulta, desafogando os serviços de saúde e economizando uma grande quantidade de recursos. São pessoas que não vão necessitar de uma tomografia, de aplicação de soro na veia e menos ainda de internação.

Elas poderiam passar previamente por um serviço *on-line* de classificação, no qual descreveriam os seus sintomas, e, de acordo com isso, seriam orientadas automaticamente a procurar um atendimento de emergência ou realizar uma teleconsulta. *A economia de recursos para os hospitais, as empresas de saúde suplementar e o SUS seria imensa*, diz Salvador Gullo.

Embora não seja uma tecnologia exatamente nova, sendo, por exemplo, praticada nos Estados Unidos há mais de 30 anos (IPEMED, 2022), a telemedicina recebeu o seu impulso irreversível com a irrupção da pandemia do coronavírus, em 2020. Até então, sua expansão, independentemente das suas inúmeras vantagens para todos os envolvidos na questão do

---

*A classificação de urgência do Protocolo de Manchester é feita com pulseiras de cinco cores: **vermelha**, para os casos urgentes que necessitam de atendimento imediato; **laranja**, pacientes também graves, mas que podem esperar até 10 minutos pelo médico; **amarela**, existem riscos, mas não imediatos, o atendimento pode se dar uma hora depois; **verde**, casos menos graves, quando é aceitável que o paciente espere por até duas horas para ser atendido; e **azul**, para os casos mais simples, para os quais uma espera de quatro horas pode ter lugar (MORSCH, 2021).

atendimento à saúde – ou seja, absolutamente todas as pessoas – esbarrava em resistências fundamentadas, sobretudo, na reserva de mercado.

DÉCADAS DE ATRASO

No Brasil, o sinal verde dado pelo Conselho Federal de Medicina (CFM) para que os médicos pudessem praticar o teleatendimento percorreu caminhos também tortuosos. Em 2002, o CFM proibiu a teleconsulta no país (KLAJNER, 2019), mas diante da expansão da pandemia do coronavírus e da recomendação de que o distanciamento social fosse praticado, o órgão liberou, "em caráter de excepcionalidade e enquanto durar a batalha de combate ao contágio da Covid-19", a utilização da telemedicina (CFM, 2020).

Ficamos décadas atrasados em razão dessa postura. Eu, Luciano Eifler, penso que esse embargo social e tecnológico retardou em muito o desenvolvimento da telemedicina no Brasil. Com a pandemia, mesmo aqueles que se posicionavam contra a telemedicina começaram a se utilizar dela. Surgiram aplicativos, startups, *equipamentos e* gadgets *para auxiliar nesse processo, alguns dos quais não eram homologados pelo Instituto Nacional de Metrologia, Qualidade e Tecnologia (Inmetro) e/ou pela Agência Nacional de Vigilância Sanitária (Anvisa), o que é perigoso.*

Equipamentos médicos têm de ser aprovados pelo Inmetro, afinal, não se pode usar um medidor de pressão arterial que forneça dados incorretos ou um ventilador mecânico que possa provocar ferimentos graves e, talvez, fatais aos pulmões das pessoas. É preciso o aval não só do Inmetro, mas da Anvisa e da Agência Nacional de Telecomunicações (Anatel)*.

---

*O **Inmetro** (Instituto Nacional de Metrologia, Qualidade e Tecnologia) é uma autarquia vinculada ao Ministério da Economia, entre as suas funções está a de verificar a observância de métodos e instrumentos de medição. A **Anvisa** (Agência Nacional de Vigilância Sanitária) é uma agência reguladora vinculada ao Ministério da Saúde, responsável pelo controle sanitário, entre outros, de medicamentos e serviços de saúde. A **Anatel** (Agência Nacional de Telecomunicações) é uma autarquia administrativamente independente que tem entre suas funções certificar produtos que utilizem radiofrequências.

Ainda que existam argumentos e desconfianças em relação à utilização da telemedicina, este é um avanço irreversível que acabará por ser amplamente aceito. Os movimentos que provocam a disrupção de crenças e práticas estabelecidas costumam enfrentar a descrença e a oposição daqueles que se beneficiavam da antiga ordem, que passa a ser questionada.

Eu, Pedro Schestatsky, comparo esse momento da telemedicina à chegada do Uber às cidades. Houve resistência, protestos, mas ele se impôs de uma maneira inquestionável. Da mesma maneira, a telemedicina não é mais uma opção, mas uma evolução. Não é mais possível ir contra o Uber ou se opor à evolução da videolaparoscopia. São tecnologias inquestionáveis, porque se provaram úteis e incontestavelmente superiores às soluções até então existentes.

Para mim, a telemedicina já é uma realidade. Das consultas que realizo, cerca de 50% a 60% são on-line. Percebo que a satisfação dos clientes com esse tipo de consulta é cada vez maior, porque eu também me adaptei e tenho buscado criar uma experiência de atendimento cada vez mais significativa nesse novo contexto.

FATOR DE DECISÃO

Uma pesquisa realizada em maio de 2021, nos Estados Unidos, mostrou que a maioria das pessoas gostaria de voltar às consultas presenciais quando as restrições determinadas pela pandemia terminassem (JERCICH, 2021). No entanto, os organizadores do levantamento destacaram o fato de que dois em cada três respondentes afirmaram que o acesso à telessaúde seria um fator importante para decidirem onde procurariam atendimento no futuro. Um terço destes estava mais propenso a escolher a teleconsulta agora do que antes da pandemia. Ou seja, de acordo com os organizadores da pesquisa, a visão da relevância da telemedicina havia mudado de uma maneira definitiva e se estenderia mesmo quando o perigo da Covid-19 fosse superado (JERCICH, 2021).

Os pacientes adoram a telemedicina, mas chega um momento em que eles pedem para ter uma consulta presencial. Eu, Pedro Schestatsky, já observei esse comportamento entre os meus clientes. Sinto que há um momento em que eles precisam de um olhar mais próximo ou, literalmente, de um abraço. Claro, para algumas especialidades e eventos, como a ortopedia, ou as emergências, como quedas, atropelamento, fraturas, acidentes vasculares cerebrais (AVCs), é inevitável o contato presencial. Contudo, na minha área, a neurologia, consigo avaliar os pacientes e aplicar testes relativamente bem, mesmo a distância. Faço teleconsultas desde 2020, e os clientes e eu estamos felizes com o atendimento remoto.

A adaptação à telemedicina, tanto pelos médicos como por seus clientes, é facilitada pela oferta e pelo aperfeiçoamento de vários aplicativos que se multiplicaram de 2020 para cá. A possibilidade de se comunicar por vídeo e som já existia há algum tempo, com programas pioneiros como o Skype, por exemplo. Com o crescimento exponencial de pessoas trabalhando e se comunicando remotamente de casa, plataformas e aplicativos como Zoom, WhatsApp Vídeo, Google Meet e outros tornaram-se tão familiares para as pessoas quanto o uso dos *smartphones*. Essa familiaridade da comunicação por vídeo entre as pessoas facilita a adesão à telemedicina e traz vantagens para o atendimento médico, como a possibilidade de ler exames junto com o paciente, assistir a vídeos, compartilhar textos.

Embora as pessoas estejam já habituadas aos aplicativos de reuniões remotas, eu, Pedro Schestatsky, envio aos meus clientes um PDF com orientações sobre a consulta on-line*. Faço recomendações quanto à iluminação do ambiente e ao uso dos fones de ouvido, tanto por mim quanto pelo paciente – uma providência que pode quebrar resistências daqueles que temem que outras pessoas ouçam a conversa.*

Da mesma maneira, posso aproveitar que o cliente está em casa e pedir para que dê uma volta pelos cômodos, mostre se a escada é segura, se os ambientes são adequadamente iluminados. Podemos verificar juntos como está a sua alimentação, examinando o que há na geladeira, ou como é a ventilação da residência. Ponto para a teleconsulta, pois isso não seria possível em um atendimento presencial no consultório.

FLORESTAS E OCEANO

Se a teleconsulta pode levar o atendimento médico até mesmo à geladeira do cliente, ela também é fantástica ao dar acesso a serviços médicos estruturados para pacientes que eventualmente estejam em lugares remotos, como comunidades ribeirinhas na Selva Amazônica ou em plataformas marítimas de exploração de petróleo, em pleno oceano, a centenas de quilômetros da costa. Essa democratização do acesso ao atendimento médico é um dos pontos altos da telemedicina.

Os números mostram que sete em cada 10 médicos brasileiros estão concentrados nas regiões Sul e Sudeste do Brasil. O total de especialistas no Norte e no Nordeste não é suficiente para atender à população local. Eu, Luciano Eifler, sempre digo que devemos usar a telemedicina exatamente para conectar essas pontas que estão desamarradas.

Aqueles até então excluídos da atenção médica podem ser reconectados graças à telemedicina.

Aqueles até então excluídos da atenção médica podem ser reconectados graças à telemedicina. Os clientes que vivem em estados com baixa oferta ou com falta de atendimento de alta complexidade também têm, com essa ferramenta, a oportunidade de serem incluídos na mesma rede que está à disposição nos estados do Sul e Sudeste.

Não se deve pensar, no entanto, que atender os pacientes a distância significa que os médicos terão menos trabalho do que quando estão com os clientes sentados à sua frente, nas clínicas, consultórios e ambulatórios. A telemedicina costuma exigir mais dos médicos do que a prática médica habitual.

Quando eu, Pedro Schestatsky, atendo consultas de telemedicina, sempre necessito de uma pausa de 15 a 30 minutos antes de continuar. As consultas a distância requerem muito mais concentração. Temos de ser muito mais persuasivos do que na presencial, pois vamos impactar o cliente apenas com palavras. Não temos a linguagem corporal, a empatia direta a que todos estão habituados. Talvez seja mais simples para as especialidades mais técnicas, se é que podemos chamá-las assim. Para neurologistas e psiquiatras, é necessário um esforço extra.

TELECONSULTA PODE SER MAIS CARA

Há outras exigências que são próprias da teleconsulta, como relatórios específicos, receituário eletrônico, solicitação eletrônica de exames. O trabalho é maior do que nas consultas convencionais. Além disso, médicos, como faz Pedro Schestatsky, que trabalham com infoterapia, fornecem aos pacientes acesso a pesquisas, aplicativos, informações sobre terapias e outras novidades da área em que atuam.

A intenção, com a infoterapia, é de que as pessoas tenham um conhecimento mais aprofundado de questões ligadas tanto às suas enfermidades quanto ao que a medicina oferece para ajudá-las. Por toda essa energia extra que os médicos empregam nas consultas remotas, estas deveriam ser remuneradas a um valor mais alto do que aquele cobrado nas presenciais.

Mesmo que os pacientes particulares venham a pagar um pouco mais pelas teleconsultas que fizerem, no cômputo geral a teleconsulta tende a tornar a medicina mais barata, principalmente para as operadoras de saúde. Os anos de pandemia diminuíram em muito a sinistralidade das operadoras. Por medo de ir aos hospitais, sobretudo aos prontos-socorros, e serem contaminadas pelo coronavírus, as pessoas pressionaram muito menos os serviços de emergência. O lado triste dessa conta é que ocorreram muitas mortes exatamente pela falta de procura de assistência médica que poderia ter salvado vidas.

Durante o ápice da pandemia, a sinistralidade das operadoras despencou, e o seu resultado financeiro cresceu significativamente. Eu, Salvador Gullo, e todos os profissionais que estão de certa forma envolvidos com o setor, sabemos que esse movimento será acompanhado por um rebote, e as salas de emergência provavelmente estarão cheias novamente. Mas, por outro lado, houve uma lição que foi aprendida pelas operadoras: é possível oferecer assistência aos pacientes sem que eles precisem ir até a emergência dos hospitais.

Há, portanto, uma corrida do ouro em busca de plataformas de telemedicina. As empresas que criam esses ambientes não estão conseguindo atender a essa explosão de demanda, e essas plataformas estão trabalhando majoritariamente para as operadoras de planos de saúde, já que os hospitais perderam a oportunidade de tomar a frente na prestação de serviços de telemedicina, o que é de se lamentar. Eles já dispunham da estrutura necessária para atender a essa demanda, mas não foram suficientemente ágeis.

LONGE DOS HOSPITAIS

Aumentar o lucro das operadoras de planos de saúde talvez não seja tão importante quanto a possibilidade de essas empresas reduzirem as mensalidades que cobram de seus segurados, exatamente porque a telemedicina torna os seus custos mais baixos. Mais relevante ainda é a chance de manter as pessoas distantes dos hospitais, utilizando esse recurso quando for estritamente necessário. Hospitais são obviamente os locais adequados para realizar tratamentos complexos e intervenções, mas também são lugares potencialmente perigosos, como já explicado neste livro, e devemos utilizar esses recursos de maneira assertiva. É neles que ocorre a grande maioria das infecções por germes multirresistentes, dos eventos adversos e de internações desnecessárias. Todos esses são fatores responsáveis por uma importante morbidade entre os pacientes. A telemedicina certamente pode ajudar na identificação daqueles pacientes que precisam de atendimento em uma unidade hospitalar, diferenciando-os da grande maioria que pode ser tratada em casa.

Por todas as possibilidades e potencialidades que a telemedicina coloca à disposição dos médicos e seus clientes, não há como negar o grande avanço que ela representa. No entanto, é preciso que a enxerguemos não como algo relevante em si mesmo, mas como mais uma ferramenta da qual os bons profissionais e as instituições podem lançar mão para prestar um serviço de ainda maior excelência àqueles que precisarem de cuidados.

Vista dessa maneira, não faz sentido algum se posicionar contrariamente à telemedicina. Seria o mesmo que se opor aos raios x, à tomografia ou à laparoscopia. Sim, houve quem se opusesse a isso, mas talvez o tenha feito movido pelo desconhecimento ou, pior, pelo sentimento de que seus interesses profissionais estariam ameaçados pela chegada de inovações como essas, que sempre provocam rupturas no *status quo*.

No atual estágio tecnológico, há, ainda, limitações que se impõem à telemedicina. A mais óbvia delas é a impossibilidade de se ter uma interação presencial e tocar o corpo do paciente, que são importantes para um exame físico completo, o que impacta na qualidade da avaliação clínica. Contudo, até essa barreira vem começando a ser ultrapassada por tecnologias como, por exemplo, as luvas que transmitem a sensação do tato à distância – a iniciativa da Google, *smart gloves* –, os estetoscópios portáteis que transmitem os sons por Bluetooth, entre outras.

Vários dispositivos podem ser usados presos ao corpo, como os *wearables* (do inglês, "vestíveis"), que têm sido desenvolvidos e se tornado cada vez mais acurados, sendo capazes de auxiliar na coleta de parâmetros feitos hoje manualmente nos consultórios. Esses aparelhos podem captar os sinais vitais do paciente em tempo real e enviar os dados pela internet ao seu médico, que, então, tem a possibilidade de executar, à distância, a checagem de parâmetros físicos dos clientes. No próximo capítulo, vamos tratar desses dispositivos vestíveis.

CAPÍTULO 23

A REVOLUÇÃO DOS VESTÍVEIS (*WEARABLES*)

Carlos Eurico Pereira, Cristiano Englert, Luciano Silveira Eifler e Salvador Gullo Neto

Pacientes que sofrem com asma, enfisema, bronquite e outras enfermidades respiratórias têm em comum o fato de serem hipopercebedores. Isso significa que eles estão tão familiarizados com os sintomas dos seus problemas respiratórios que não se incomodam com eles, nem dão tanta importância quando surgem. Esta é uma postura perigosa. Quando finalmente procuram atendimento médico, já estão exacerbados há seis, sete, oito dias*. Essa demora em buscar o tratamento para diminuir os sintomas pode prejudicar a sua saúde ao ponto de trazer complicações fatais.

Eu, Carlos Eurico, e os demais pneumologistas sabemos que o período de ouro para tratar uma exacerbação em um paciente com doença pulmonar obstrutiva crônica é nos primeiros dois, três dias... quanto mais cedo, melhor. Se atuarmos nessa fase, o pico da exacerbação é evitado. Aproveitar essa janela de oportunidade é fundamental, pois os grandes responsáveis por internação e morte de pacientes com enfisema e bronquite, assim como na asma e na fibrose pulmonar, são exatamente as exacerbações.

Estatísticas mostram que, no Brasil, morrem diariamente cinco pessoas vítimas de complicações da asma. Isso é inadmissível para uma doença que, atualmente, é totalmente tratável e controlável. Essa situação ocorre porque não conseguimos monitorar as pessoas que têm essa

---

*A exacerbação da asma tem como características o aumento de sintomas como dispneia, aperto no peito, sibilância e tosse (KUHN *et al.*, 2018).

enfermidade, e porque elas, por desconhecimento ou falta de iniciativa, não procuram atendimento médico.

O uso de *wearables*, dispositivos de monitoramento que podem ser presos ao corpo, permitiria que esses sintomas iniciais fossem monitorados e, dessa maneira, a perigosa exacerbação fosse evitada por meio da orientação às pessoas quanto à medicação e a outras medidas a serem tomadas na forma de automanejo, inclusive para evitar o pico daquela crise. Devido ao fato de poderem ser usados todo o tempo pelo paciente, os *wearables* permitem um monitoramento 24 horas por dia, uma cobertura que jamais seria alcançada com os exames feitos nas idas às clínicas e aos hospitais. Esse é o maior benefício desses equipamentos. Eles são uma preciosa forma de controlar doenças crônicas.

Já existem, por exemplo, vestíveis capazes de medir a frequência respiratória, a frequência cardíaca, a temperatura corporal e a saturação de oxigênio, e de identificar movimentos torácicos compatíveis com a tosse, ou mesmo sons que identifiquem tosse ou sibilos.

Um exemplo é o projeto WELMO (c2022), que visa a desenvolver e validar uma nova geração de sensores miniaturizados de baixo custo e baixa potência integrados em um colete confortável. Esses dispositivos possibilitariam o monitoramento eficaz e preciso da respiração por meio da coleta simultânea de informação sonora e de tomografia de impedância elétrica (TIE), com os mesmos sensores que podem ser combinados, processados e vinculados a resultados clínicos específicos, tornando possível a avaliação sistemática, precisa e em tempo real das condições respiratórias. Outros exemplos dessas tecnologias para monitorização são os dispositivos *wearables* adesivos da Aevice Health (c2021), similares a um estetoscópio adesivo de longa duração, que monitoram diversos parâmetros, e o *sylvee* da empresa Respira Labs (2021). Este promete medir, além dos parâmetros já citados, os volumes pulmonares e o alçaponamento aéreo de forma contínua por duas semanas; no momento em que escrevemos o livro, o dispositivo aguarda liberação da Food and Drug Administration (FDA) para ir a mercado.

É necessário, no entanto, fazer a diferenciação entre *wearables* e biossensores. Ambos possibilitam a medição dos dados vitais das pessoas e, cada vez mais, o envio dessas informações pela internet. Os *wearables* utilizam biossensores; no entanto, os biossensores não são, necessariamente, vestíveis, ou seja, nem todos podem ficar presos ao corpo de maneira prolongada.

ACELERÔMETRO CONTRA PARKINSON

A tecnologia avançou no desenvolvimento de aparelhos capazes de coletar dados físicos até então impossíveis de serem obtidos. É o caso do acelerômetro, um equipamento capaz de fazer a medição em tempo real da velocidade com que uma pessoa se movimenta. Ele é extremamente útil para medir a evolução do quadro de um doente de Parkinson, registrando se os movimentos do paciente estão se tornando mais lentos, mas só cumprirá bem essa missão se estiver preso durante todo o tempo ao corpo da pessoa.

> *A tecnologia avançou no desenvolvimento de aparelhos capazes de coletar dados físicos até então impossíveis de serem obtidos.*

A utilização do acelerômetro vestível – que também pode indicar a ocorrência de acidentes com idosos, já que um corpo em queda sofrerá, inevitavelmente, uma aceleração – é uma excelente amostra do poder dos *wearables* no tratamento de doenças crônicas. Os neurologistas e geriatras que tratam o Parkinson têm como uma das opções de tratamento a modulação da dose de levodopa* para o paciente.

A partir dos dados que recebe do acelerômetro preso ao corpo daquele que sofre com a doença, o profissional é capaz de saber se os movimentos do paciente estão aumentando ou diminuindo em velocidade. A partir desse dado, terá informação para determinar a prescrição da dose desse medicamento.

---

*O medicamento levodopa age aumentando a quantidade de dopamina, um neurotransmissor envolvido no controle dos movimentos do corpo e coordenação motora (COSTA, 2021).

Outro exemplo do alcance dessa tecnologia também se refere ao tratamento do mal de Parkinson. Dessa vez, são dispositivos de neuromodulação* que, acoplados às meias, por exemplo, emitem ondas para o cérebro, diminuindo os tremores típicos dessa enfermidade. O desenvolvimento dessa meia terapêutica foi financiado pela Fundação Michael J. Fox (MICHAEL J. FOX FOUNDATION, c2022), criada pelo ator americano famoso pela atuação na trilogia *De Volta para o Futuro,* Michael Fox, que foi uma vítima do mal de Parkinson (MICHAEL J. FOX FOUNDATION, c2015).

Equipamentos presos ao corpo, como citado, já estão disponíveis para medir a frequência cardíaca, a oxigenação, a pressão arterial, a temperatura corporal e até a presença de lactato, um subproduto do metabolismo, indicador de fadiga muscular.

SUTIÃS COM GPS

O avanço dos *wearables* vem sendo impulsionado também pela medicina esportiva. Quem acompanha futebol já deve ter visto os jogadores usarem, por debaixo da camisa, uma peça semelhante a um *top* feminino – o formato dessa peça, inclusive, gerou piadas quando ela começou a ser usada, já que a torcida dos times adversários dizia que os jogadores usavam sutiãs (ALENCAR, 2016).

De fato, o formato desses dispositivos, que em inglês são conhecidos como *GPS Vests* (CATAPULT, 2022a), lembra o de sutiãs, pois são presos à parte superior do tórax dos jogadores. Em seu tecido, estão acoplados sensores capazes de registrar sinais vitais, como frequência cardíaca, temperatura corporal e indicadores respiratórios. Além disso, eles monitoram a variação na movimentação dos atletas, que é registrada por meio dos sinais do GPS – daí o nome que esse dispositivo vestível recebe em inglês. Todos esses dados são enviados para análise de técnicos, médicos e demais profissionais de saúde dos times.

---

*Neuromodulação é uma tecnologia que atua diretamente sobre os nervos, utilizando estímulos elétricos ou agentes farmacêuticos (INS, 2018).

Embora essa tecnologia já esteja presente em vários esportes e em muitos países*, ela não deverá se restringir à utilização apenas pelos atletas. Dentro dessas vestes há acelerômetros, magnetômetros e giroscópios que coletam dados do movimento e da posição do corpo em tempo real.

Tais dados têm uma utilidade específica para o estabelecimento de táticas nos esportes competitivos, nos quais o posicionamento e a movimentação em campo são relevantes. No entanto, como já dissemos, essas informações são muito importantes para o controle de certas doenças em que os movimentos das pessoas são alterados ou aumentam a propensão a quedas. É claro que outros dados vitais, como a frequência cardíaca e a respiratória, são essenciais também para o controle de várias enfermidades.

Eu, Luciano, comparo a leitura desses dados gerados pelos wearables *com o mesmo sistema que é usado nos carros da Fórmula 1, os quais têm sensores que enviam dados em tempo real para os computadores dos chefes de equipe e engenheiros (CERASOLI, c2022). Ali, eles controlam o nível de combustível, a temperatura do motor, a pressão dos pneus, o ganho de velocidade, etc. Quando há alguma alteração, ou eles a corrigem remotamente ou avisam ao piloto para voltar aos boxes, a fim de ser feito o reparo necessário.*

No futuro, os *wearables* gerarão dados de deslocamento do paciente, pressão sanguínea, batimentos cardíacos, saturação de oxigênio e outras variáveis, e os enviarão para a análise pela inteligência artificial (IA). Isso permitirá que sejam detectadas variações importantes no estado de saúde do paciente e tornará possível ações rápidas para evitar quadros graves.

INTELIGÊNCIA ARTIFICIAL

O uso da IA será fundamental para permitir que os *wearables* gerem respostas "automáticas" aos pacientes ou aos técnicos que supervisionam os seus dados vitais.

---

*A Catapult, um dos grandes fornecedores dessa tecnologia vestível, garante que as suas GPS Vests já são usadas por atletas de 39 diferentes esportes em 135 países (CATAPULT, 2022b).

Alimentada com uma grande quantidade de dados e balizada por algoritmos, a IA será capaz de detectar, com velocidade e precisão muito maiores do que o cérebro humano, alguma possível anomalia na alteração dos dados enviados pelos *wearables*. Caso haja algum problema em desenvolvimento, a IA advertirá para esse fato.

Queremos desenvolver, futuramente, na parte dedicada às questões respiratórias que integram o Thummi*, a integração de dados já disponíveis – como a temperatura ambiente, pressão barométrica, índices de poluição – com os sintomas que as pessoas têm, a informação sobre as vezes que precisam ir até a emergência ou fazer hospitalizações, alguma medida de função pulmonar diária portátil e a quantidade de vezes que elas usam as "bombinhas" para ajudar na respiração. Já existem, inclusive, "vestíveis" dos "sprays": são como capinhas com detectores, que indicam quantas vezes e em que horários esses medicamentos são utilizados.

O que queremos é estabelecer, com a ajuda da IA, um algoritmo que informará um percentual diário da chance que o paciente que sofre com uma doença respiratória crônica tem de desenvolver uma crise. Dessa maneira, o próprio dispositivo indicará à pessoa que ela deve aumentar a frequência de uso do medicamento, sem a necessidade da interferência direta do médico.

A determinação de quais são os padrões aceitáveis para identificar se alguém está evoluindo em direção a uma crise ou se está com a doença controlada é possível porque o corpo humano, apesar das diferenças individuais, tem um comportamento bem próximo a um padrão, no que diz respeito aos seus sinais vitais. Desvios da média da população ou dos dados históricos de determinada pessoa nos fornecem dados indicativos de anormalidade e descontrole das doenças.

---

*Thummi é uma plataforma digital que se vale de algoritmos para monitorar e dar informações a pacientes oncológicos e colher seus dados em tempo real. Alessandra Morelle e Carlos Eurico Pereira são sócios desta *healthtech*. (THUMMI, c2021).

DADOS ASSUSTAM E EMPOLGAM

Há quem pondere que, quando os pacientes passarem a ter acesso de maneira direta a seus dados vitais, sem terem de se dirigir a um consultório médico, eles poderão adquirir uma autoconfiança exagerada ao imaginar que serão capazes, eles mesmos, de decidir como e quando se medicar. Carlos Eurico considera que, embora esse momento possa chegar no futuro, ainda estamos longe dessa situação:

Ao contrário, o que eu vejo é que a grande maioria dos clientes, usuários de wearables, *se assusta e corre para os seus médicos sempre que há alguma mudança nos seus dados. Quase nunca é algo significativo, mas como eles desconhecem como analisar em detalhes esses dados e as relações entre eles, ainda preferem deixar a interpretação das informações a cargo dos profissionais.*

Se, por um lado, os clientes podem ter dificuldade em interpretar informações médicas mais complexas, por outro eles costumam se entusiasmar com a possibilidade de acompanhar o próprio progresso em uma jornada de bem-estar com o auxílio dos *wearables*. Esse engajamento costuma trazer ótimos resultados, desde que essas pessoas estejam sendo acompanhadas em uma plataforma.

Eu, Salvador Gullo, percebo que, em um primeiro momento, as pessoas se entusiasmam com esses wearables *e, de fato, chegam a ter ganhos de bem-estar. No entanto, se o uso desses dispositivos não fizer parte de um programa que as acompanha em um prazo mais longo, as incentiva e fortalece o engajamento, elas acabam deixando de lado as práticas saudáveis que iniciaram. Ou seja, é preciso que as pessoas sejam acompanhadas por profissionais que lhes deem instruções e proponham novas atitudes voltadas à saúde, embaladas em atividades de engajamento baseadas no perfil e nas necessidades do usuário.*

Com o impacto positivo voltado à prevenção e ao tratamento precoce que os *wearables* são capazes de trazer para as pessoas, era de se esperar que as operadoras de planos de saúde se interessassem em distribuí-los aos seus segurados. Afinal, quanto mais saudáveis as pessoas estiverem, menos vão usar os serviços de saúde, o que aumentaria os resultados financeiros dessas operadoras.

PROIBIÇÃO BRASILEIRA

No entanto, embora em países avançados, como os Estados Unidos, as operadoras já venham distribuindo *wearables* para os seus clientes, no Brasil essa prática ainda não foi incorporada pelas operadoras de planos de saúde. A Agência Nacional de Saúde Suplementar (ANS), órgão vinculado ao Ministério da Saúde, não permite que os beneficiários dos planos de saúde recebam qualquer bonificação financeira para aderir e/ou permanecer vinculados a programas vinculados aos planos de saúde. Não é autorizado, por exemplo, que convênios ofereçam dispositivos vestíveis, que lhes permitiriam verificar os sinais vitais de seus segurados em troca de um desconto no valor da mensalidade.

Enquanto o Brasil tropeça nos próprios pés, à espera de uma mudança na legislação, há quem venha usando *wearables* mais simples com excelentes resultados. Na Universidade da Califórnia em Los Angeles (UCLA), o Apple Watch* é usado, por exemplo, para avaliar pacientes que foram operados. Ele registra dados que acompanham a evolução da dor que a pessoa esteja eventualmente sentindo, detectando o seu padrão de movimento. Se o paciente não está se mexendo muito, é provável que seja porque está sentindo dor.

Outro uso do Apple Watch para monitorar o estado de saúde de pacientes que eu, Cristiano Englert, considero muito interessante, se deu com a realização de um experimento no Hospital Monte Sinai, em Nova York (MOUNT SINAI, 2020). Pesquisadores do hospital acompanharam a frequência cardíaca de centenas de colaboradores para avaliar sua saúde durante a pandemia. O estudo, chamado de Warrior Watch Study

---

*Programado para ser utilizado em conjunto com um iPhone, *smartphone* produzido pela Apple, o Apple Watch é um *wearable* capaz de detectar informações variadas, como batimentos cardíacos, temperatura corporal, tempo de sono, ritmo de exercícios físicos, ocorrência de quedas, nível de oxigenação, ciclo menstrual e até nível de ruído no ambiente (APPLE, c2022).

(HIRTEN et al., 2021), teve a intenção de, em conjunto com o wearable *e um aplicativo, monitorar e analisar a saúde mental dos funcionários e encontrou uma correlação, mostrando que a variação da frequência cardíaca era capaz de indicar, com até sete dias de antecedência, a possibilidade de um diagnóstico precoce para Covid-19, antes mesmo de as pessoas desenvolverem os sintomas mais comuns da doença.*

Acredito, contudo, que no Brasil ainda levaremos um bom tempo para vermos wearables *mais sofisticados sendo usados por um número significativo da população. Antes disso acontecer, a legislação precisará mudar, os sistemas de saúde e seus profissionais deverão se adaptar e se habituar ao uso da tecnologia e os preços dos dispositivos precisará cair. Quando o uso de* wearables *realmente se disseminar, a prática médica voltada à prevenção e à promoção da saúde será maior.*

Quando o uso de wearables realmente se disseminar, a prática médica voltada à prevenção e à promoção da saúde será maior.

Os *wearables* certamente estarão cada vez mais presentes no cenário brasileiro. As restrições impostas pelos órgãos reguladores costumam ceder, mais cedo ou mais tarde, diante dos avanços tecnológicos. Mas há, ainda, outra barreira que exigirá, do seu lado, um esforço de longo prazo, conforme argumenta Salvador Gullo:

No Brasil, ainda não temos, infelizmente, a cultura de tomar decisões levando em conta dados concretos. Eu vejo nos hospitais, e mesmo nos planos de saúde, decisões sendo tomadas mais com base em percepções do que em números, gráficos ou análises estatísticas. Nosso setor ainda não é, como se diz em inglês, data driven, *ou seja, pessoas e, por consequência, instituições que se guiam por dados. São poucos os gestores em saúde que têm a iniciativa de propor alguma mudança em seus processos baseados estritamente em informações factuais e dados medidos objetivamente.*

Nós, médicos, em particular, não somos treinados a nos apoiar em números concretos, gráficos, análises mais extensas, para a tomada de decisão. Talvez algumas especialidades, como anestesiologistas e intensivistas, estejam mais familiarizadas com planilhas e gráficos. Fomos formados para fazer diagnósticos e tratar doenças de maneira individualizada. Para trabalhar com foco na promoção da saúde e na prevenção das enfermidades, com base em grandes volumes de dados obtidos em tempo real, precisaremos de outro tipo de treinamento.

O que eu vejo é que as gerações mais jovens, tanto médicos quanto público em geral, estão valorizando cada vez mais a preservação da saúde. Torço para que essas novas gerações de médicos possam transformar os rumos do mercado, implementando uma medicina mais focada na prevenção e na promoção da saúde.

No próximo capítulo, trataremos de outra vertente da medicina que, assim como os *wearables*, tem potencial para um grande impacto na promoção da saúde das pessoas e prevenção de doenças: os avanços da genômica.

CAPÍTULO 24

OS "ÔMICS"* E SUAS FANTÁSTICAS POSSIBILIDADES

Carlos Eurico Pereira, David Ponciano de Sena, Luciano Silveira Eifler, Pedro Schestatsky e Salvador Gullo Neto

No início de 2020, David Sena, um dos autores deste livro, decidiu comprar ações da Moderna, empresa farmacêutica e de biotecnologia americana (MODERNA, c2022) cuja tecnologia é baseada, principalmente, no RNA mensageiro (mRNA)**. David Sena fez um bom negócio, já que entre dezembro de 2019 e junho de 2021, as ações da empresa valorizaram 1.130% (SANTANA, 2021)! Esse extraordinário salto na valorização das ações dessa farmacêutica foi resultado direto da aprovação, em dezembro de 2020 (VENAGLIA, 2020), pela Food and Drug Administration (FDA, órgão que controla medicamentos nos EUA, equivalente à Anvisa, no Brasil), ao uso da vacina produzida pela empresa contra o vírus da Covid-19.

A Moderna entregou, apenas ao governo americano, mais de 100 milhões de doses da sua vacina que, juntamente com a farmacêutica Pfizer, utiliza o mRNA (ELER, 2020) na produção desse imunizante específico. No entanto, David Sena não estava pensando na vacina contra o coronavírus quando decidiu adquirir as ações daquela farmacêutica.

Não investi na Moderna pensando na vacina contra o Covid-19. Investi tendo como foco o alongamento de telômeros, ramo de pesquisas

---

*"Ômics" é uma referência aportuguesada ao sufixo, em inglês, da denominação das ciências biológicas relacionadas ao campo da genética, como *genomics*, *proteomics*. Em português, faz referências a campos como genômica, microbiômica, metabolômica, transcriptômica etc.

**O RNA mensageiro é uma molécula que envia instruções para a síntese de proteínas e outras funções para os ribossomos, presentes na célula e que produzem essas proteínas (PFIZER, c2019).

em que eles prometiam se aprofundar. Os telômeros são partes constituintes do nosso DNA. Quando envelhecemos, nossas células vão sofrendo divisões mitóticas e, a cada divisão, há uma perda de parte do DNA. Essa parte que se perde, ou encurta, é o telômero (DELBONI, c2020).

Em razão desse comportamento, o telômero funciona, portanto, como um timer *que, em tese, vai dizer se vamos viver até os 90, 100 ou 120 anos. Quando chegar aos, digamos, 80 anos e os exames mostrarem que o meu telômero está curtinho, imagine o que pode acontecer se eu puder alongá-lo? Eu viverei por mais tempo. Seria algo que os leigos comemorariam como o "elixir da juventude"; nós, médicos, chamamos de terapia genética.*

Alongamento de telômeros, terapia genética, genômica, proteômica, metabolômica e nutrigenômica são áreas da ciência e de práticas médicas integradas a um campo de estudo da biologia que experimentou um grande salto após o avanço do conhecimento sobre o conjunto dos genes humanos impulsionado pelo Projeto Genoma Humano (HGP). Tal projeto, que se estendeu de 1990 a 2003, reuniu cerca de 5.000 cientistas de 250 laboratórios em vários países, inclusive o Brasil (LIMA, 2020).

1.800 GENES DE DOENÇAS

O objetivo do HGP, que consumiu cerca de US$ 53 bilhões em investimentos, foi o de estabelecer a sequência completa do genoma humano. O feito, que representou o maior esforço conjunto da ciência mundial, possibilitou, entre outros conhecimentos, identificar mais de 1.800 genes de doenças e viabilizou o desenvolvimento inicial de 350 produtos biotecnológicos resultantes do conhecimento adquirido sobre o genoma humano (LIMA, 2020).

As técnicas e os conhecimentos que se desenvolveram a partir do HGP passaram a ser chamadas, de maneira coletiva, como "ômics", em uma referência aportuguesada ao sufixo, em inglês, da denominação das ciências biológicas relacionadas ao campo da genética, como *genomics* e *proteomics*.

Embora o mapeamento genético do ser humano já esteja praticamente concluído há quase duas décadas, a enorme complexidade das interações dos genes com o meio em que vivemos e as oportunidades potenciais de terapêuticas proporcionadas pela genômica estão sendo aos poucos compreendidas, o que faz com que as práticas médicas resultantes ainda estejam em um estágio inicial. São poucos os médicos que utilizam essas informações no seu dia a dia profissional. A verdade é que são pouquíssimos os profissionais que tenham mesmo ouvido falar da existência dos "ômics".

De acordo com uma pesquisa a que eu, David Sena, tive acesso, cerca de 80% dos médicos não sabem do que trata a epigenética, que se refere à relação das interações do mundo exterior sobre a performance *dos genes; e desconhecem o que são telômeros. Enfim, não sabem qualquer coisa sobre os "ômics" e, ainda pior, não querem se informar sobre o assunto e têm receio de se aproximar do tema.*

Se as amplas e disruptivas possibilidades de avanço da ciência no campo da saúde e a descoberta de que temos pelo menos 1.800 genes relacionados a enfermidades ainda é incapaz de despertar a atenção de um número significativo de profissionais da área da saúde, o mapeamento genético humano entrou para o cotidiano das pessoas de uma maneira surpreendentemente lúdica. Nos últimos anos, a venda de *kits* que prometem às pessoas rastrear suas origens genéticas, identificar ancestralidades e até mesmo encontrar familiares desconhecidos em outros países transformou-se em uma febre.

Os fabricantes desses *kits*, que podem ser comprados em grandes *sites* de vendas, como a Amazon, afirmam que o mapeamento genético é também capaz de identificar a propensão ao desenvolvimento de centenas de diferentes questões hereditárias, da calvície ao câncer de mama (HARDT, 2021). A acuidade desses testes domésticos – o interessado deve recolher uma amostra de sua saliva e enviá-la por correio ao laboratório do fabricante do *kit* – ainda é contestada.

ALERTA DO PENTÁGONO

Em dezembro de 2019, época em que esses testes genéticos costumam ter as suas vendas aumentadas, como presente de Natal, um memorando interno do Pentágono, sede do Departamento de Defesa dos Estados Unidos, alertava o pessoal com funções militares a não adquirirem esses testes, que, "além de inexatos, traziam riscos de segurança e eventuais prejuízos à carreira militar" (MURPHY; ZAVERI, 2019).

Os riscos à carreira aos quais se referia o Pentágono diziam respeito à possibilidade de a análise dos genes de um militar que atuasse em campo revelar alguma deficiência que afetasse a "resposta operacional" do indivíduo, o que poderia desqualificá-lo como um possível combatente. Embora as leis em vigor nos Estados Unidos determinem que o perfil genético de uma pessoa é sigiloso, essa restrição não se aplica aos militares (MURPHY; ZAVERI, 2019).

Essa "genética recreacional", que tanto furor vem causando entre o público leigo, parece trazer uma mensagem dupla. De um lado, tem o mérito de despertar a atenção para uma ciência que, se ainda engatinha, não há dúvidas de que tem o potencial para abrir uma larguíssima avenida pela qual a medicina vai avançar a partir de agora.

Por outro lado, pode incutir nas mentes exageradamente crédulas uma visão determinista e inapelável sobre o papel dos genes na nossa saúde, personalidade e tempo de vida. Como se no lugar de oferecer um precioso mapa para encontrarmos uma vida mais saudável e de bem-estar, nos fosse dada uma maldição inescapável.

Sintomaticamente, uma reportagem publicada pela tradicional revista inglesa *Economist* (STANDAGE, 2019) ridicularizou a crença no pretenso poder dos testes caseiros de DNA em revelar a "verdadeira identidade" das pessoas. A revista comparou o entusiasmo por esses *kits* à frenologia, uma tese defendida no início do século XIX pelo médico e anatomista alemão Franz Joseph Gall (1758–1828), que afirmava ser possível determinar o caráter e, principalmente, as tendências criminosas de uma pessoa a partir das medidas e proporções do seu crânio. Uma tese comprovadamente sem qualquer fundamento científico e propensa a alimentar preconceitos, inclusive raciais.

A comparação feita pela *Economist* é um mal-humorado exagero, mas chama a atenção para um ponto de relevância.

PIANISTA HABILIDOSO

Para mim, Pedro Schestatsky, não precisamos tanto assim da genômica, que é o estudo da organização e da função dos genomas, para usufruirmos de todo o tempo que nos é dado para viver. É uma ferramenta importante? Sim, porém eu não a vejo como essencial. Isso porque o ser humano compõe-se 20% de genes e 80% de ambiente. Explicando melhor, a responsabilidade pela nossa saúde quase nunca é uma exclusividade dos nossos genes, mas das instruções que damos a eles.

A responsabilidade pela nossa saúde quase nunca é uma exclusividade dos nossos genes, mas das instruções que damos a eles.

É aquela conhecida parábola do pianista. Se ele é um músico habilidoso, mesmo quando estiver diante de um piano que tenha duas ou três teclas quebradas, conseguirá executar uma linda valsa, tocando uma oitava acima, ou uma abaixo. Conosco acontece o mesmo; somos os pianistas e as teclas do piano são os nossos genes. Os nossos hábitos e estilo de vida podem, de alguma maneira, contrabalançar a existência de algum gene que esteja associado a uma enfermidade.

O principal papel da genômica diante das doenças será, portanto, o da detecção precoce, para nos preparar para as dificuldades que alguma predisposição poderá nos apresentar no futuro. O conhecimento de nosso perfil genético será cada vez mais valioso para promovermos mudanças em nosso estilo de vida em termos, por exemplo, de alimentação, prática de atividade física e uso de determinados fármacos que muito podem nos beneficiar.

Também eu, Luciano Eifler, entendo esse interesse recreacional pela genética como um impulso positivo para que as pessoas desenvolvam confiança nas terapias genéticas. Eu mesmo comprei um desses kits *de mapeamento das características genéticas. Me diverti ao descobrir algumas origens familiares que não conhecia, mas também recebi um painel genético que registrava algumas doenças potenciais.*

Isso me fez refletir sobre as reações que algumas pessoas possam desenvolver ao serem colocadas diante de um prognóstico sombrio para a possibilidade de uma doença grave se instalar no futuro. Lembro-me de que, junto com o kit, havia um termo a ser assinado, confirmando se eu realmente queria conhecer o meu painel, no qual poderia estar alguma surpresa desagradável. Deve ser desafiador ser informado de que, mesmo que hoje você se sinta saudável, daqui a 10 anos poderá desenvolver uma doença degenerativa grave.

Na possibilidade de alguém receber, logo ao nascer, a sua "assinatura genética" e colocar essa informação à disposição de seu médico, a este caberá o papel, que defendemos aqui, deverá ser o de curador desses dados e, assim, ser capaz de, por exemplo, receitar um antidepressivo correto para aquele paciente, no lugar de passar anos na tentativa e erro, o que traria um evidente desconforto para a pessoa, até ser encontrado o medicamento que harmonize com o seu perfil genético.

SOMOS SERES ÚNICOS

Foi isso que aconteceu com o correspondente da Globo em Nova York, Jorge Pontual, em 2018. Segundo revelou o jornalista em entrevista (ANDRADE, 2018), ao longo de 40 anos ele tratou sua depressão com remédios "errados". Após realizar um farmacogenoma, lhe foi revelado que seu organismo metabolizava os medicamentos que tomava tão rapidamente que estes não faziam o efeito desejado. Testes como este analisam o DNA e são capazes de apontar o grau de efetividade dos fármacos usados para enfrentar determinada enfermidade. Após a realização do farmacogenoma, Jorge Pontual passou a tratar-se com antidepressivos que davam bons resultados.

Isso acontece porque cada pessoa é um ser único, organizado geneticamente de uma maneira particular. Por esse motivo, o modelo científico vigente, que se baseia no estudo de médias populacionais, não é capaz de resolver problemas de saúde de todas as pessoas, mesmo quando elas têm acesso aos melhores medicamentos. Se alguém é portador, por exemplo, de uma doença no pulmão, é preciso que se conheça o polimorfismo – ou seja, as características individuais existentes dentro de uma mesma espécie – daquele pulmão.

Dessa maneira, ao tratar, por exemplo, um tumor, quando é feita a farmacogenética do tecido afetado, é possível escolher o quimioterápico certeiro. Essa pode ser, rigorosamente, a escolha entre a vida e a morte. São muitos os médicos que já testemunharam pacientes que faleceram no processo de quimioterapia porque este não era adequado às particularidades de seu organismo. O tratamento não fazia o câncer regredir e, assim, não era capaz de evitar o óbito, além de proporcionar mais efeitos colaterais.

Aliás, tratamentos contra cânceres são os que já vêm se beneficiando do avanço no conhecimento da influência genética sobre a nossa resposta a tratamentos. *Eu, Pedro Schestatsky, considero que foi na oncologia que tudo isso nasceu. Não se pensa mais em tratar um câncer de pulmão sem lançar mão de um painel genético. A psiquiatria, como se viu no caso do Jorge Pontual, também está se valendo da genética para escolher de maneira mais precisa as drogas a serem ministradas. Na medicina de precisão, na neurologia, minha especialidade, também seremos capazes de fazer diagnósticos levando em conta as mutações genéticas, que podem ser passíveis de correção. Isso acontece porque há drogas que agem sobre os genes.*

Como afirma o dito popular, de pouco adianta construir uma arma no meio de uma guerra. Se conseguirmos detectar problemas de maneira precoce, conseguiremos ser mais assertivos não só na prevenção, mas também no tratamento.

Eu, Carlos Eurico, sempre me lembro de que foi exatamente o fato de se ter um conhecimento anterior que permitiu, na pandemia do coronavírus, a produção de vacinas em uma velocidade tão grande. A Moderna, a Pfizer e outras farmacêuticas já estavam com toda a tecnologia do RNA mensageiro pronta. No início da pandemia, muitas pessoas acreditavam que seriam necessários anos de pesquisa para se chegar às vacinas contra a Covid-19, mas o que se viu foi a produção mais rápida de vacinas da história da humanidade. Um recorde.

O SEGREDO DOS TELÔMEROS

Um argumento definitivo que joga por terra a descrença da influência dos genes sobre a nossa resposta aos tratamentos médicos e sobre outras interações que estabelecemos em diferentes aspectos da nossa existência é dado pela bióloga australiano-americana Elizabeth Blackburn. E a sua opinião é validada por nada menos do que o Prêmio Nobel de Fisiologia e Medicina, que recebeu em 2009 pela sua descoberta do papel dos telômeros no processo de envelhecimento, assunto sobre o qual falamos há alguns parágrafos.

Pedro Schestatsky compartilha da mesma visão de Elizabeth Blackburn, que descreveu sua descoberta em um *best-seller* (BLACKBURN, 2021), de que o impacto dos genes sobre a nossa saúde e a velocidade e a qualidade do envelhecimento depende da excelência da nossa alimentação, da quantidade e regularidade de atividade física, da qualidade de nossa saúde mental, do quanto nos estressamos e até se convivemos bem ou mal com os vizinhos (SPONCHIATO, 2020). Ou seja, os bons hábitos podem retardar o encurtamento dos telômeros e aumentar nosso tempo de existência, enquanto as atividades nocivas exercem influência direta sobre a qualidade e a expectativa de vida.

Há um ramo da biologia, a epigenética, que trata exatamente das influências externas ao organismo sobre o desempenho dos genes. Se alguém carrega na sua herança genética possibilidades de desenvolver enfermidades ou, ao contrário, uma disposição favorável para uma boa saúde, essa predisposição pode ser afetada por agentes como metais pesados, pesticidas, radioatividade, poluição urbana, nutrientes, vírus e bactérias (LEGNAIOLI, c2021).

Eu, Pedro Schestatsky, considero a epigenética um fenômeno revolucionário. Ela vai contra aquela visão estoica de que os genes são quem mandam e não há nada a se fazer contra eles. Com raras exceções, os genes não mandam. Nas doenças monogênicas, como Huntington*, por

---

*A doença de Huntington (DH) é uma afecção progressiva do sistema nervoso central herdada geneticamente. Provoca alterações motoras, cognitivas e psiquiátricas naqueles que sofrem com essa enfermidade (HADDAD, 2009).

mais que a pessoa seja maratonista, medite e se alimente corretamente, aqueles genes de Huntington sempre estarão presentes.

Contudo, as doenças poligênicas, que dependem de vários genes para se instalarem, são passíveis de serem amenizadas pela epigenética – que nada mais é do que se engajar em um estilo de vida mais favorável. Ou seja, de novo, o ambiente, o pensar de maneira tóxica, o viver de maneira pouco ou nada saudável abrem as portas para um câncer, por exemplo, enquanto o contrário, uma vida feliz e com bem-estar, nos protege. É muito empoderador saber que as nossas células nos escutam.

Há aplicações já em andamento dos "ômics" que podem ser surpreendentes para os médicos pouco familiarizados com o assunto. Uma delas é o teste do microbioma intestinal, que é a análise por sequenciamento genético das bactérias das fezes, algo que é feito por empresas como a Illumina (c2022), com o mesmo equipamento que permitiu o sequenciamento do genoma humano concluído em 2003. A máquina processa a amostra de fezes e fornece um perfil microbiômico. Isso permite investigar se a pessoa tem mais bactérias inflamatórias do que aquelas que estão presentes no intestino, e se são inertes ou úteis ao corpo humano.

A CONTROVÉRSIA CRISPR

Talvez a mais conhecida das "ômics" – e a que é cercada de maior controvérsia – seja a técnica CRISPR (BEZERRA, 2020), acrônimo para o nome em inglês de *clusters of regularly interspaced short palindromic repeats*. Em português, repetições palindrômicas curtas agrupadas e regularmente interespaçadas. A técnica valeu à microbiologista e imunologista francesa Emmanuelle Charpentier e à bioquímica e bióloga molecular americana Jennifer Doudna o prêmio Nobel de Química de 2020.

A CRISPR usa uma proteína, Cas9, para "cortar", como se fosse uma tesoura, a sequência específica do DNA que se quer modificar – por ser um conjunto de cromossomos que pode induzir a uma doença, como a hemofilia, por exemplo. No lugar da seção retirada, coloca-se outra, que não causará a enfermidade, ou o DNA é deixado para regenerar-se sozinho.

A técnica é apontada como capaz de evitar doenças hereditárias, como a distrofia muscular e a fibrose cística (BEZERRA, 2020), o que é ótimo.

No entanto, teme-se que ela possa ser usada para uma espécie de seleção artificial de seres humanos com determinadas características que pudessem favorecer ao gosto fútil dos pais por uma determinada cor de cabelos ou, coisa muito pior, atender a interesses sombrios de governos, como criar super soldados ou trabalhadores incansáveis.

Uma amostra de que isso não é uma fantasia tão distante assim foi o episódio que envolveu o biologista He Jiankui, que anunciou, para a perplexidade mundial, em novembro de 2018, ter editado os genes de duas recém-nascidas. Os pais das crianças eram portadores de HIV, e a intenção de He Jiankui foi a de editar o gene CCR5, apontado como tendo a particularidade de aumentar a susceptibilidade à infecção pelo vírus (SARKAR, 2021). O médico chinês foi condenado a três anos de prisão, acusado de exercer ilegalmente a medicina ao criar as crianças geneticamente modificadas (CIENTISTA..., 2019).

HEMOGRAMA DO FUTURO

Mesmo com todos os excelentes (e discutíveis) resultados que a medicina genética já proporciona e promete aos pacientes, ela, todavia, continua desconhecida por uma imensa maioria de colegas, como já foi dito aqui. Então, de que forma os médicos que se interessarem pelo tema poderiam se aproximar mais do assunto e embarcar nessa nova área?

Eu, Pedro Schestatsky, costumo dizer que o genoma, nas suas diversas formas, é o hemograma do futuro, capaz de trazer informações que permitirão traçar um perfil da saúde de alguém. Cabe aos médicos comprar livros sobre o assunto, mesmo que sejam de genética para leigos. Eu fiz isso e passei, gradativamente, a aumentar os meus conhecimentos. Temos que ir em busca da informação e ser menos preconceituosos em relação a testes genéticos em não doentes. Quem não fizer isso, ficará para trás.

Na realidade em que vivemos, novas áreas do conhecimento costumam deslanchar e passam a integrar o dia a dia das pessoas a partir do momento em que empresas e profissionais vislumbram a possibilidade de monetizar – ganhar dinheiro – com elas. A medicina não escapa dessa lógica.

Eu, Salvador Gullo, acredito que o ritmo de expansão das novas tecnologias é sempre pautado pelo financiamento disponível. Bem ou mal, não há como financiar a disrupção enquanto não se tornar bem clara a possibilidade de ela proporcionar retorno financeiro. Hoje, ainda tenho dificuldade de enxergar a adoção da medicina fundamentada na genética como algo que acontecerá de imediato – tanto nos modelos que financiam a saúde nos Estados Unidos, quanto nos do Brasil. A partir do momento em que for possível tangibilizar os reais benefícios clínicos e financeiros do uso corriqueiro da genética nos consultórios médicos, sua adoção será muito natural e acelerada. Vejo, sim, a oncologia caminhando fortemente para esse lugar.

Bem ou mal, não há como financiar a disrupção enquanto não se tornar bem clara a possibilidade de ela proporcionar retorno financeiro.

Na opinião de Salvador Gullo, enquanto não houver evidências muito fortes de que essas terapias dão resultados consistentes que podem ser medidos pela economia que trazem, as grandes empresas de saúde não se interessarão pela novidade.

Eu, Carlos Eurico, imagino que a tecnologia genética se firmará a partir da experiência de algum país pequeno com alta tecnologia, como acontece em Israel, por exemplo. Depois de comprovado, inclusive com números, que essa nova tecnologia traz impacto aos números da saúde, outros países passarão a adotar as novas técnicas.

Pedro Schestatsky enxerga essa progressão se dando em uma velocidade um pouco maior do que os demais autores deste livro. Ele compara a forma como as terapias genéticas ocuparão um espaço maior na medicina com o mesmo processo que faz um restaurante ter sucesso. Quem define se os pratos oferecidos por um chef em um restaurante são bons ou ruins são os clientes. Se a comida é boa, eles tornam-se clientes fiéis do restaurante e ainda o elogiam para os amigos. É assim que o sucesso acontece.

No caso da medicina genética, o mercado vai despertar a curiosidade das pessoas que, então, passarão a procurar os médicos que atuam nessa área. Se o plano de saúde delas não contemplar essa modalidade, vão trocar de plano e buscar profissionais que os atendam da maneira como gostariam. O mercado será regido de baixo para cima e obrigará os grandes players a aderirem à nova medicina.

No próximo capítulo, falaremos sobre longevidade e medicina de precisão.

CAPÍTULO 25

A MEDICINA DE PRECISÃO TERÁ UM IMPACTO INÉDITO SOBRE A LONGEVIDADE HUMANA

Alessandra Menezes Morelle, Carlos Eurico Pereira, David Ponciano de Sena, Luciano Silveira Eifler, Pedro Schestatsky e Salvador Gullo Neto

Em 2019, A Organização Mundial da Saúde (OMS) decidiu incluir a velhice na Classificação Internacional de Doenças (CID) (WHO, c2022), uma lista com mais de 55 mil códigos relacionados a enfermidades, que é utilizada globalmente para classificar diagnósticos. Ao se aproximar a data da efetivação da medida, em início de 2022, a decisão despertou, no entanto, uma grande polêmica (TAVARES, 2021), com cientistas, entidades de classe (COREN SP, 2021) e até políticos eleitos (FERREIRA, 2021) alertando para o fato de que a medida poderia aumentar o já forte preconceito contra os idosos.

No entanto, também participam do debate médicos respeitados internacionalmente e que veem com bons olhos essa determinação da OMS. Entre eles, está o diretor do Centro de Pesquisas sobre o Envelhecimento do Albert Einstein College of Medicine, localizado em Nova York, Nir Barzilai. Para ele, que é médico, geneticista, pesquisador e autor, a importância de que os males que surgem com o envelhecimento sejam reconhecidos como enfermidades possíveis de serem prevenidas está no fato de que isso fará os planos de saúde, a indústria farmacêutica e os hospitais investirem no tratamento e no desenvolvimento de novas drogas voltadas para os idosos (TAVARES, 2021).

A proposta de inclusão do envelhecimento na CID e as controvérsias que a seguiram têm, é claro, relevância em si mesmas, mas são também mais um desdobramento de um tema que vem ganhando cada vez mais destaque nos últimos anos em toda a sociedade – a discussão sobre a longevidade e suas implicações individuais e coletivas.

Não há quem desconheça que o tempo de vida das pessoas aumentou de maneira consistente nos últimos 100 anos, como resultado direto da melhoria das condições sanitárias e do desenvolvimento de novos medicamentos, vacinas, práticas preventivas e inúmeros tratamentos.

O fenômeno, que é mundial, vinha fazendo a expectativa de vida dos brasileiros aumentar ano a ano. Um exemplo, de acordo com dados divulgados em novembro de 2020 pelo Instituto Brasileiro de Geografia e Estatística (IBGE), é o de que a expectativa de vida dos homens passou de 72,8 anos, em 2018, para 73,1 anos, em 2019. No mesmo intervalo, nas mulheres o salto foi de 79,9 para 80,1 anos. Já alguém nascido em 2019, de acordo com a mesma fonte, poderia esperar viver pelo menos até os 76,6 anos. São números impressionantes, quando se sabe que, para aqueles brasileiros nascidos em 1940, a expectativa média de vida era de meros 42 anos (CAMPOS, 2020).

MARCHA À RÉ DE OITO ANOS

Uma pesquisa, todavia, publicada em junho de 2021 na renomada e quase bicentenária revista britânica *Nature* garante, com o apoio de gráficos e estatísticas, que a epidemia do coronavírus provocou, em 2020, o declínio em 1,3 ano da expectativa de vida ao nascimento no Brasil (CASTRO *et al.*, 2021). De acordo com os autores, essa redução fez o Brasil dar uma marcha à ré de oito anos, voltando aos níveis de expectativa de vida registrados em 2012 (CASTRO *et al.*, 2021).

Não são apenas cisnes negros, como pandemias globais, guerras ou tsunâmis, que poderão entortar o gráfico ascendente da nossa expectativa de vida. *Eu, Pedro Schestatsky, considero que a longevidade não apenas chegou a um platô, como, inclusive, foi flexionada para baixo. Isso, na minha visão, é resultado do aprofundamento da tendência comercial da medicina.*

A medicina atual vive da doença e faz pouca questão de prevenir os males à saúde das pessoas. Por ser assim, acabamos

A medicina atual vive da doença e faz pouca questão de prevenir os males à saúde das pessoas.

gerando muitos procedimentos desnecessários e demandas que não deveriam ter lugar, por carecer de pouca ou qualquer utilidade. Na grande maioria das vezes, procurar um hospital é desnecessário. Por consequência dessa prática, que considero inadequada, expomos nossos pacientes a riscos desnecessários, colaborando com a terceira causa de morte, os eventos adversos.

Como foi registrado pela *Nature*, a pandemia do coronavírus impactou a longevidade dos brasileiros. O mesmo deve ter acontecido em outros países duramente atingidos pelo vírus, como Estados Unidos, Índia, Rússia, Itália, França e Irã. Entretanto, mesmo sendo uma tragédia, na opinião de Pedro Schestatsky, a pandemia foi capaz de produzir alguns fatos positivos:

As mortes, o sofrimento com a doença, o isolamento e o distanciamento forçados foram causas de um burnout *generalizado. No entanto, muitas pessoas reagiram a essa condição de uma maneira que se mostrou positiva. Cresceu muito, por exemplo, a procura por aplicativos voltados para a meditação; a quantidade de pessoas que passou a comer de maneira mais saudável, preparando a sua própria comida, em vez de consumirem alimentos processados, nem sempre saudáveis, também aumentou. A convivência familiar e o tempo que fomos obrigados a passar em casa, junto às coisas e pessoas com as quais gostamos de nos relacionar, nos manteve longe da correria, do trânsito e da poluição das ruas.*

Minha visão a partir de tudo isso é otimista. Acredito que, mesmo tendo sido superadas as restrições à circulação e ao trabalho presencial com o fim da pandemia, essas visões mais voltadas para uma vida com mais significado, distante do estresse exagerado e desnecessário, vão se estender para um número amplo de pessoas.

Ou seja, os desafios colocados pela pandemia fizeram surgir muito bons insights. *No entanto, isso ainda está restrito a uma parte da população. Temo que a grande massa ainda continuará na direção contrária, lotando* fast-foods *e trabalhando no limite da sua saúde, porque esse é o caminho conhecido, é o que exige menor esforço – por isso ainda há tantos adeptos.*

NOVO MUNDO POSSÍVEL

Este momento pós-pandemia, acredita Pedro Schestatsky, trouxe maior consciência de que um novo mundo, em que as pessoas desenvolvam relações mais saudáveis com o próprio corpo e com o ambiente à sua volta, coincide com a consolidação de uma medicina cada vez mais capaz de particularizar sua conduta, adequando-se à individualidade genética das pessoas.

Luciano Eifler, quando fala da relação entre essa medicina personalizada e a longevidade, explica sua visão sobre o assunto recorrendo a uma analogia com um avanço técnico que aumentou em muito a eficiência da agricultura.

Há pouco tempo, acompanhei um conhecido que tem uma empresa atuante na chamada agricultura de precisão. Ali, ele utiliza um drone acoplado a um pulverizador de defensivos agrícolas. Esse drone usa o GPS e outras tecnologias de localização para identificar as áreas da lavoura que precisam ser pulverizadas.

Ele sai voando e pulveriza rigorosamente apenas o local que necessita do produto químico. Com isso, economiza o uso de defensivos, diminui a poluição ambiental, por não lançar o produto em áreas que não precisariam dessa intervenção, e ganha tempo.

Nessa analogia, a medicina de precisão personalizada funcionaria como esse drone voando sobre o campo. Ela não se baseia em dados gerados pela média de resposta do organismo de 100 mil diferentes pessoas – o que equivaleria a um avião fazendo chover veneno sobre toda a área cultivada. Ela identifica a genética do paciente e desenha um tratamento adequado apenas para aquela pessoa. Essa personalização fará com que o paciente responda de uma maneira muito mais assertiva ao tratamento.

Não é fácil imaginarmos o quão longe uma pessoa poderá chegar graças a uma intervenção genética feita especialmente para ela e a todos os recursos tecnológicos que hoje estão à disposição dos médicos. Certamente, será algo sem precedentes na história da humanidade. Basta nos lembrarmos como uma inovação bem mais simples, a invenção do refrigerador, impactou na nossa longevidade. A partir do momento em que começamos a consumir alimentos refrigerados, nos livramos de parasitoses e várias outras doenças infectocontagiosas que impactavam a nossa expectativa de vida.

GENÉTICA AO NASCER

Há mesmo quem defenda que a medicina personalizada, baseada na genética, vai permitir que as crianças, já ao nascer, tenham o seu perfil genético determinado e, a partir de uma alimentação personalizada e outras intervenções específicas, vivam uma vida em que não haverá lugar para muitas das doenças que hoje impactam a nossa saúde.

No dia a dia da minha especialidade, eu, Alessandra Morelle, vejo com cada vez mais frequência a individualização do diagnóstico para o tratamento dos casos de câncer. E estamos só no começo; ainda há muita coisa a ser descoberta. Lendo recentemente o livro de David Sinclair*, sobre as pesquisas que ele faz na área do envelhecimento, foi interessante ver como ele explica o porquê de sofrermos esse processo (SINCLAIR; LAPLANTE, 2021).

De acordo com o que ele afirma, as espécies – humanos incluídos – eram programadas para se reproduzir rapidamente. O objetivo era gerar muitos descendentes, já que os predadores estavam ali adiante. Por essa razão, nosso código genético não se "preocupou" com a longevidade. Nossos genes, portanto, teriam esse defeito do envelhecimento por se envolverem de maneira concentrada em reproduzir a espécie. David Sinclair afirma, entretanto, que podemos reverter isso mudando nossos hábitos de vida – algo que é confirmado por várias pesquisas que chegam ao nosso conhecimento.

Se, como afirmou Pedro Schestatsky no capítulo anterior, o ambiente tem uma influência decisiva de 80% sobre a programação de nossos genes, que representam 20% das manifestações de nosso organismo, não há como negar que os genes podem se combinar de uma maneira que nos

---

*David Sinclair é professor no Departamento de Genética e codiretor do Centro Paul F. Glenn de Pesquisa em Biologia do Envelhecimento, na Escola de Medicina de Harvard (DAVID..., c2022).

permitirá sobreviver a desafios e situações que outras pessoas, com um genoma diferente, não suportariam.

O já citado diretor do Centro de Pesquisas sobre o Envelhecimento do Albert Einstein College of Medicine em Nova York, Nir Barzilai, contou em seu livro, *Age Later* (BARZILAI, 2020), ainda sem tradução no Brasil, um curioso caso com o qual se deparou em suas pesquisas que ilustra de maneira clara a capacidade dos genes de nos dar características únicas (MAZIN, 2021).

CIGARRO AOS 100 ANOS

Nir Barzilai entrevistava pessoas centenárias para o seu livro e, ao ser recebido na casa de uma delas, Helen Richter, percebeu que a senhora estava com um cigarro aceso nas mãos. Surpreso, ele perguntou: "Ninguém nunca disse a você para parar de fumar?". Ao que Helen respondeu: "Sim, quatro médicos disseram, mas todos eles já estão mortos."

O autor comentou, na sua obra, que o fato de aquela senhora ter vivido tanto tempo mantendo um hábito destrutivo, como fumar, não significa que exercícios e um estilo de vida saudável não tenham importância. "Ela poderia ter vivido até os 110 anos, se mudasse seus hábitos. O que acontece é que a genética pode desacelerar de tal maneira o envelhecimento dos centenários que eles se tornam bastante protegidos contra os efeitos ambientais negativos."

Os avanços da ciência, especialmente aqueles que surgem como disruptivos, em geral encontram um mesmo obstáculo pela frente: a demora dos *players* responsáveis pela injeção de recursos na prática médica em aderir às novidades. São instituições como hospitais, indústria farmacêutica e, de algumas décadas para cá, os planos de saúde.

Como esses atores se guiam na decisão de adotar novas tecnologias ouvindo muito mais as considerações de suas áreas financeiras do que aquelas feitas pelos responsáveis diretos pela prática médica, elas só começarão a ser adotadas em uma perspectiva de massa se não afetarem o planejamento dos negócios que já estão em execução.

Eu, Salvador Gullo, e os demais autores deste livro, sempre chamamos a atenção para o modelo de formação acadêmica que recebemos, com foco quase exclusivo no diagnóstico e no tratamento de doenças. Obviamente, para ser médico, devemos estar aptos a fazer diagnósticos e tratar as doenças, mas provoco aqui a reflexão do quanto desenvolvemos em nossa formação básica os conceitos de prevenção? Quanto tempo dedicamos no nosso currículo médico para desenvolvimento de atividades e construção de conhecimento para a promoção da saúde? Nossa formação ainda traz uma forte influência flexneriana (PAGLIOSA; DA ROS, 2008) focada na doença e nas especialidades. Toda a cadeia de saúde está desenvolvida com a mentalidade de tratar indivíduos. O modelo remuneratório também está posto dessa forma e privilegia o número de indivíduos que o médico trata. Esses são obstáculos à rápida adoção da medicina personalizada, se estamos pensando em utilizá-la para fazer prevenção de doenças e promoção de saúde. Adianta implementar em grande escala uma tecnologia como a medicina de precisão se não estamos aptos a utilizá-la? A mentalidade teria que ser completamente diferente. O sistema de saúde não poderia ter como ponto central a estrutura hospitalar, e o modelo remuneratório deveria se basear em resultados assistenciais populacionais, indicadores de saúde coletiva, qualidade de vida, entre outros. O desafio da incorporação da medicina de precisão em larga escala é muito maior do que simplesmente encontrar uma forma de financiar o seu custo.

Adianta implementar em grande escala uma tecnologia como a medicina de precisão se não estamos aptos a utilizá-la? A mentalidade teria que ser completamente diferente.

OPÇÃO ÚNICA

No entanto, à medida que a medicina de precisão tornar seus melhores resultados contra as enfermidades amplamente conhecidos, mesmo o mais conservador dos *players* da área médica verá o quão interessante será aderir às novidades.

Eu, David Sena, acredito que os médicos em breve não terão outra opção que não seja aderir à medicina personalizada. Mesmo nós, profissionais da saúde, seremos, em algum momento, pacientes. Nesse momento, caso tenhamos a possibilidade de sermos tratados de maneira *personalizada, com medicamentos que seguramente trariam todo o benefício possível para o nosso organismo, nós diremos não a essa oportunidade? Ao contrário, vamos exigir esse tratamento. O mesmo será feito por todas as pessoas.*

Se os médicos e os empresários do setor não entenderem essa evolução, que, inclusive, já está em andamento, eles ficarão obsoletos e terão de migrar para essa moderna vertente de maneira forçada. Acontecerá com eles o mesmo que ocorreu com os acendedores dos velhos lampiões da iluminação pública no século passado, que foi substituída pela iluminação elétrica. Não só perderam o emprego de acender lampiões, como, mesmo que fossem contra a eletricidade, acabaram por instalar lâmpadas em suas casas. Da mesma maneira, os médicos não ficarão diante de um dilema – se aceitam ou não a medicina de precisão –, porque não haverá esse dilema. A medicina se baseará nos mapas genéticos e ponto final.

Pode parecer ingênuo afirmar que a medicina personalizada acabará se impondo pelos seus próprios méritos, ainda que, hoje, ela não seja vista como um bom negócio para as principais forças econômicas que dominam o mercado. Ela não é uma utopia e é simplesmente boa demais para ser descartada.

Os avanços da história e da ciência costumam atropelar e jogar para fora da estrada todos aqueles que os negam. O progresso é uma força irresistível. Pode até ser bloqueado, mas não por muito tempo. Qual será o futuro dos hospitais, das clínicas e das operadoras de saúde diante deste e de todos os outros avanços tecnológicos que tratamos nesta obra? É sobre isso que trata o próximo capítulo.

CAPÍTULO 26

O FUTURO DOS HOSPITAIS, DAS CLÍNICAS E DOS PLANOS DE SAÚDE DIANTE DOS AVANÇOS TECNOLÓGICOS

Carlos Eurico Pereira, Cristiano Englert,
David Ponciano de Sena, Luciano Silveira Eifler
e Salvador Gullo Neto

Há pouco tempo, Salvador Gullo foi procurado por gestores de uma operadora de planos de saúde para uma consultoria em transformação digital e inovação corporativa. Na conversa, um dos temas palpitantes foi o uso da telemedicina, seu futuro ainda incerto por questões de legislação e regulamentação e a potencial rejeição que parte da classe médica ainda tem com relação a essa tecnologia.

Na mesma época, mas agora no Hospital Nossa Senhora da Conceição, em Porto Alegre, Luciano Eifler acompanhava o desempenho do robô Laura (c2022), um *software* que, utilizando algoritmos de inteligência artificial, é capaz de predizer de maneira rápida quais pacientes devem ser considerados de risco. Por meio da combinação de milhares de dados com os quais a sua memória foi alimentada, Laura classifica, com muito mais precisão e velocidade do que os métodos tradicionais, o nível de gravidade dos pacientes, uma assertividade que pode fazer a diferença entre a vida e a morte.

O contraste entre esses dois mundos é uma reveladora fotografia da maneira como as inovações tecnológicas são vistas e absorvidas pela área da saúde no Brasil. De um lado, uma operadora de planos de saúde que ainda olha desconfiada para a telemedicina, mesmo depois que esta tenha sido testada, comprovada e aceita por médicos, pacientes e até mesmo pelas mais conservadoras entidades médicas em todo o mundo; do outro, um hospital que, por ser adepto da tecnologia, aceita que um robô seja uma ferramenta de decisão em procedimentos críticos.

Enquanto em países como os Estados Unidos os avanços voltados para a prática médica são recebidos de uma maneira muito mais rápida, aqui ainda há muito mais instituições pensativas sobre as vantagens e desvantagens da telemedicina do que hospitais e clínicas contratando os serviços das ágeis Lauras.

No entanto, a dualidade em relação à adoção de inovações não é uma exclusividade brasileira. Tanto nos EUA quanto aqui, as transformações que parecem interferir, mesmo que minimamente, com os arranjos financeiros já estabelecidos, avançam e recuam, como as ondas do mar, de acordo com os interesses políticos e econômicos daqueles que controlam as agências reguladoras e os sistemas públicos e privados de saúde.

IMPACTO NOS NEGÓCIOS

Um exemplo disso, sobre o qual eu, Salvador Gullo, sempre me refiro é a entrada e a saída de cena, nos Estados Unidos, do Obamacare. O programa, criado pelo presidente Barack Obama (2009-2017), trouxe uma quebra de paradigma para o modelo de assistência à saúde no país. O que ele propunha era a remuneração com base no incentivo à prevenção, à promoção da saúde e à qualidade do atendimento – ou seja, houve uma mudança do modelo remuneratório de fee for service *para* pay for performance. *Como resultado de seu posicionamento, o Obamacare diminuiu de maneira drástica o consumo do número de medicamentos e outros insumos usados em hospitais, assim como a quantidade de procedimentos e exames realizados, muitos dos quais eram desnecessários. Isso trouxe uma grande economia para os cofres públicos do governo norte-americano, porém mexeu com os resultados e o caixa de muitas empresas e instituições poderosas do sistema de saúde naquele país, cujos negócios estavam estruturados de acordo com o modelo* fee for service.

Mudado o presidente, o Obamacare foi parcialmente descaracterizado. Donald Trump (2017-2021) implementou medidas que flexibilizaram as regras do Obamacare, fortalecendo o modelo de remuneração fee for service *por conta das fortes pressões dessas empresas e instituições que tiveram seus interesses econômicos prejudicados, voltando a estimular o consumo no mercado da saúde. Em outras palavras, houve um retorno ao estímulo de realizar mais procedimentos e elevar a produção. As repercussões dessa medida são hospitalizações e procedimentos desnecessárias e elevação da morbimortalidade associada a eventos adversos.*

A inércia desse prevalente sistema de remuneração alicerçado no volume de serviços prestados e de medicamentos e outros insumos consumidos tem, ainda, o indesejado poder de frear a medicina de resultados, baseada na qualidade da *performance* entregue na assistência à saúde, à qual nos referimos em capítulo anterior, que se mostra como uma das mais vigorosas tendências gestadas pelo avanço da tecnologia.

Alguns exemplos do impacto da tecnologia – novos dispositivos capazes de monitorar os sinais vitais e, assim, prever de maneira efetiva possíveis complicações de saúde; a genômica e suas possíveis aplicações; e a telemedicina, que torna irrelevantes as distâncias geográficas para o atendimento médico – deixam irresistível o advento do modelo *pay for performance* na assistência à saúde. Farão cada vez menos sentido o grande número de internações, o uso exagerado de medicamentos e uma prática médica reativa, que espera a doença se manifestar em vez de preveni-la, como sempre existiu na nossa medicina.

MUDANÇAS NOS HOSPITAIS

No cenário atual, em que estamos no limiar de uma transformação de paradigmas na assistência à saúde, como os hospitais serão impactados, e qual será o papel dessas instituições daqui em diante?

O atendimento dos hospitais cada vez será destinado aos pacientes com doenças e procedimentos mais complexos, acredito eu, Cristiano Englert. Essas instituições passarão a ser vistas como grandes centros cujo foco estará nos procedimentos de alta complexidade. O que ainda é comum de ser realizado no ambiente hospitalar, como consultas médicas, exames laboratoriais, acompanhamento do pós-operatório, passará a ser executado fora do hospital e com o auxílio da tecnologia. As startups e as novas empresas de tecnologia é que se encarregarão dessas tarefas. E, sim, de alguma maneira, as operadoras de planos de saúde também devem se preocupar; do contrário, também perderão muito espaço.

E esse novo espaço que será dado às operadoras para que se movimentem poderá ser mais apertado do que aquele que elas têm atualmente diante de si. Os planos de saúde tradicionais, da maneira como foram concebidos, funcionam em seu dia a dia como intermediários, propiciando basicamente acesso dos seus beneficiários à sua rede prestadora de serviços. De um lado, recolhem o dinheiro de seus clientes e, do outro, contratam hospitais, clínicas e médicos para prestarem serviços de assistência à saúde a esses segurados.

O seu lucro vem, como acontece com os intermediários, da diferença entre o que seus clientes lhes pagam e o que eles têm de ressarcir aos hospitais, clínicas e médicos pelos serviços que prestaram aos associados. Por óbvio, quanto menos os segurados usarem os serviços que os planos lhes oferecem, maior será o retorno para essas instituições. Interessa às seguradoras, portanto, que seus clientes sejam pessoas saudáveis, que não procurem médicos ou hospitais.

A entrada de novos *players* no mercado, sobretudo as *health techs* e outras empresas de tecnologia que vão oferecer a medicina preventiva às pessoas, está transformando um mercado que há tempo tinha o olhar muito mais focado na doença, em vez de na prevenção real da saúde. No entanto, caso as seguradoras de saúde adotem os novos dispositivos e soluções voltados para a medicina preventiva, elas poderão reduzir a sua sinistralidade e, com isso, aumentar os seus lucros.

As seguradoras não vão perder dinheiro, eu, Luciano Eifler, aposto. Elas se valerão dos biossensores e de outras novidades para incentivar seus associados a levarem vidas mais saudáveis. Bom para eles, que terão mais saúde, e bom para elas, que gastarão menos, graças ao baixo número de internações e pedidos de exames, pois todos estarão mais saudáveis. É uma questão de aritmética e de justiça. Por que alguém que não é tabagista, que se exercita, se alimenta de maneira correta e quase nunca usa os serviços médicos deveria pagar o mesmo que uma pessoa com uma vida sedentária, fumante e que se alimenta inadequadamente?

NÓ NA ANS

Nesse ponto, como falamos em capítulo anterior, surge um nó que impede as operadoras de planos de saúde brasileiras de incentivar a boa saúde dos seus associados. Ao contrário, por exemplo, dos Estados Unidos, onde é permitido que os planos diminuam as mensalidades daqueles que procuram ativamente por uma vida saudável, a Agência Nacional de Saúde Suplementar (ANS), reguladora do mercado dos planos de saúde privados no Brasil, ainda proíbe que se premie bons clientes. Assim, impede a prática adotada pelos planos americanos e europeus de distribuir dispositivos vestíveis aos seus clientes para incentivá-los a cuidar da própria saúde.

O interesse das operadoras dos planos e de seus clientes coincide no que diz respeito a desejarem se manter longe dos hospitais e das clínicas. Para os segurados, hospitalizar-se é sinônimo de sofrimento, medo e risco de possíveis infecções. Para as operadoras, é isso tudo somado à dor de transferir boa parte de suas receitas para esses estabelecimentos.

Há, no entanto, quem não tenha como evitar a ida frequente aos consultórios e hospitais. São os doentes crônicos, que entendem ser necessário recorrer de maneira constante à assistência médica. A medicina preventiva, porém, diz que essa necessidade de sempre se consultar não é verdadeira. O monitoramento constante dos sinais vitais, algo que os *wearables* permitem ao permanecerem 24 horas em funcionamento presos ao corpo do paciente, é uma das eficientes estratégias para evitar exacerbações de diabetes, doenças respiratórias e outras condições desfavoráveis de saúde. Também cumprem essa função os biossensores, que podem estar presentes na residência desses pacientes.

De novo, a distribuição de aparelhos para controlar os dados vitais dos associados – e assim diminuir o risco de que a saúde deles se degrade – não pode, no Brasil, ser acompanhada de abatimento no pagamento.

Dessa maneira, qual operadora sairia entregando *wearables* e biossensores aos seus clientes, sem que a equação fosse completada com o compromisso de que esses se empenhassem em uma diminuição da sinistralidade? A conta não fecharia. Mas a força dos avanços tecnológicos é difícil de ser represada, o que torna provável que essa proibição pelo órgão regulador acabe em algum momento futuro.

PERÍODO DE CARÊNCIA

A questão dos doentes crônicos, nesse contexto, também se transforma em um desafio para as operadoras. Se a ANS proíbe o incentivo por meio de descontos ao desenvolvimento de uma mentalidade e de hábitos preventivos por parte dos clientes, ela também não permite que essas operadoras se recusem a aceitar alguém como beneficiário por este ser portador de alguma enfermidade crônica.

No máximo, é permitido ao plano impor um período de carência a esses pacientes. Por exemplo, se alguém é portador de obesidade mórbida, o plano tem o direito de determinar que só poderá realizar uma cirurgia bariátrica depois de passados, digamos, alguns anos. Este seria um caso típico em que práticas preventivas, como a distribuição de *wearables*, poderiam reduzir o impacto financeiro para a operadora que recebesse um paciente nessas condições.

A partir do momento em que as operadoras de saúde tiverem a liberdade de, efetivamente, promover o wellness, o bem-estar de seus clientes, isso terá impacto sobre a maneira como seus negócios vão se estruturar, eu, David Sena, acredito. Além de terem menos custos com serviços de saúde, por contarem com associados saudáveis, elas ofereceriam outros serviços na área de saúde aos quais seria possível aderir, como se fosse uma assinatura – como é a prática, por exemplo, da Amazon. Costumamos considerar que a Amazon é uma vendedora de livros e outras coisas, mas na verdade seu negócio é oferecer subscriptions *de serviços, como o Amazon Prime e a computação em nuvem.*

> **A partir do momento em que as operadoras de saúde tiverem a liberdade de, efetivamente, promover o wellness, o bem-estar de seus clientes, isso terá impacto sobre a maneira como seus negócios vão se estruturar.**

Enquanto essas mudanças de fundo impulsionadas pelas novas tecnologias ainda têm a sua velocidade retardada por normas e inações, algumas iniciativas já surgem no segmento hospitalar com fôlego para superar o impacto que será provocado pelas mudanças de que estamos falando. Os hospitais-dia são um exemplo nesse sentido.

Regulamentado por portaria do Ministério da Saúde desde 2001 (BRASIL, 2021), o hospital-dia permite a realização de pequenas e médias intervenções que exijam a permanência do paciente na unidade por, no máximo, 12 horas (BLOXS INVESTIMENTOS, 2021). Salvador Gullo acredita que essa modalidade de atendimento médico crescerá cada vez mais no país, pois oferece bons resultados de negócios e riscos menores de ocorrência de eventos adversos em comparação ao modelo tradicional de internações em hospitais.

Lembro bem dos primórdios da cirurgia bariátrica, quando um paciente demandava cinco, seis dias internado. Do ponto de vista econômico-financeiro, já aprendemos que o maior resultado para o hospital se dá nos três primeiros dias de internação. A partir do terceiro dia, esse ganho diminui significativamente, pois os gastos com insumos e recursos hospitalares também diminuem muito. Acaba que o hospital se torna uma estrutura muito cara para serviços de baixa complexidade e pouco consumo de itens, e as internações mais prolongadas reduzem o ticket *médio do hospital para essa internação.*

Já em uma instituição na qual a internação não passa de 12 horas, como o hospital-dia, o ticket *por hora trabalhada é elevadíssimo. A concentração do uso de recursos hospitalares se dá em poucas horas e se torna bastante atrativa para o negócio hospitalar. E menor tempo de internação também reduz a exposição dos pacientes aos potenciais riscos de falhas nos processos de assistência à saúde, o que certamente impactará positivamente na redução dos eventos adversos. Essa modalidade é, portanto, uma redesenho da prática médica que trará fôlego para os hospitais.*

Em quanto tempo os novos modelos de negócio, harmonizados com o cenário criado pelas inovações tecnológicas, começarão efetivamente a se instalar de maneira vigorosa no Brasil? Há quem calcule esse tempo em cinco, 10 anos. Talvez seja mais rápido, talvez não. Impossível dizer com certeza. No entanto, todos nós fomos testemunhas de como eventos inesperados, como a pandemia da Covid-19, são capazes de produzir, junto com terríveis prejuízos para as pessoas, um empurrão que faz avançar a ciência, promove a adoção de novas práticas e atropela o conservadorismo e as resistências às mudanças.

Eu, Cristiano Englert, enxergo muitos processos que aguardam ainda pela sua automatização para de fato trazerem uma mudança significativa na nossa maneira de atuar profissionalmente. Entre todas as transformações, a medicina personalizada é a que deverá ter o maior impacto na prática médica e tornar-se a concorrente das operadoras de saúde, hospitais e clínicas. Várias startups *estão surgindo e oferecendo novas maneiras e serviços de atendimento que darão ênfase ao valor e ao resultado gerado com o paciente. O modelo muito discutido atualmente de* pay for performance, *que ainda necessita do estabelecimento de métricas e diversos outros fatores, pode ter a tecnologia como grande aliada para monitorar e estratificar esses resultados, podendo afastar gradualmente a forma tradicional de atendimento fundamentada no volume de intervenções.*

Tratamos aqui do risco que correm os hospitais que funcionam no modelo *fee for service*. No entanto, é crescente o número de instituições cujos gestores conseguem enxergar além desse comportamento convencional, conforme acredita Carlos Eurico:

Há grandes organizações e instituições que estão investindo de maneira consistente na inovação e, assim, remodelam o seu dia a dia. Falo de hospitais como o Sírio Libanês e o Albert Einstein, de São Paulo; e o Moinhos de Vento, em Porto Alegre. Grupos sólidos como Fleury e Dasa estão introjetando essas mudanças. Fora dos grandes players, *surgem* hubs *de inovação em tecnologia, organizam-se eventos para colocar em contato investidores e* startups. *Profissionais da área de saúde e gestores mais antenados viajam ao Vale do Silício, na Califórnia, para Austin, no Texas, e para Israel, entre outros locais pujantes em inovação em saúde, em busca de antever os movimentos que estão acontecendo em ritmo acelerado. A maioria, no entanto, incrivelmente se mantém cega a isso.*

É verdade que temos uma caminhada pela frente, mas devemos andar firmes, como fazem os otimistas. O Brasil, como país continental que é, surge como um mar de oportunidades para aqueles que estão correndo à frente dos demais. Há um grande mercado à espera de quem se dispuser a empreender. A recompensa virá, certamente.

Eu, Cristiano Englert, também acredito que os hubs *e ecossistemas de inovação, como Distrito e Cubo em São Paulo, HealthPlus e BioHub no Tecnopuc, Instituto Caldeira no Rio Grande do Sul e ACATE em Santa Catarina, por exemplo, têm um papel importantíssimo de conectar e inspirar profissionais da saúde e de outras áreas relacionadas a mudarem seu* mindset *e conseguirem encontrar novos caminhos e soluções inovadoras para a saúde. Programas de aceleração de* startups, *empreendedores e mentores de gestão da inovação dentro de grandes empresas da saúde podem também servir de combustível para acelerar ainda mais esse processo de conectar e fazer toda essa engrenagem complexa da saúde ser cada vez mais formada por redes de alta* performance *e tecnologia.*

Os próximos anos serão muito interessantes, e todos os atores que formam o sistema de saúde serão impactados em maior ou menor grau, podendo decidir se navegarão por essas mudanças como protagonistas ou sendo arrastados por elas.

CONCLUSÃO

SERMOS MAIS SIGNIFICATIVOS PARA AS PESSOAS É O PRINCIPAL FIM

Ao longo deste livro, nós, os autores, fizemos um apanhado dos mais importantes e recentes avanços que a tecnologia vem oferecendo para a atividade médica. É certo, no entanto, que no espaço de tempo entre colocarmos o ponto final nesta conclusão e o momento em que você, leitor, estiver lendo estas palavras, muitas outras inovações terão surgido na saúde.

Isso vai acontecer porque o crescimento do conhecimento médico vem se dando em uma velocidade exponencial. Ao contrário do que acontecia no início do século passado, quando se levava muitos anos, ou até décadas, para dobrar tudo o que se sabia sobre a saúde das pessoas, atualmente esse avanço se dá no intervalo de apenas poucos meses! Ou seja, não há médico que disponha de tempo e capacidade cognitiva capazes de abarcar tudo o que as universidades, os laboratórios, as *startups*, as indústrias e os pesquisadores vêm acrescentando de conhecimento à medicina.

Por essa razão, você deve entender este livro muito mais como um mapa de possibilidades, um *menu* degustação do que você terá de novidades relevantes na sua área de atuação, do que uma obra fechada e estática sobre inovação, tecnologia e tendências na saúde. Entre os vários temas que trouxemos nestas páginas, haverá aqueles que chamaram mais a sua atenção, ou por serem especialmente curiosos ou pelas possibilidades profissionais que eles podem oferecer.

Acreditamos que acompanhar de uma maneira atenta e constante os avanços da medicina tornou-se mais do que uma opção e, pode-se dizer sem exagero, é agora uma exigência profissional. Isso porque se não formos nós a adotarmos avanços como a telemedicina e a digitalização de nossos consultórios e estarmos presentes nas redes sociais, outros colegas o farão.

Ao nos compararmos com esses outros profissionais, nossos clientes poderão nos ver como defasados, incapazes de prestar um atendimento eficiente e, ainda pior, por em xeque nossas experiências e conhecimentos técnicos para solucionar seus desafios de saúde. Más percepções como essas trarão, obviamente, impactos negativos à imagem e ao movimento do consultório.

Não há razão para nos angustiarmos e decidirmos mudar, em uma semana, toda a nossa prática e investir pesado em novos equipamentos, *softwares* e cursos. Temos tempo suficiente para nos adaptarmos aos avanços tecnológicos, independente de nosso *background* profissional ou da nossa especialidade.

Implementar, aos poucos, pequenas mudanças em seu dia a dia é o melhor caminho. Tenha sempre em mente o impacto delas em seus clientes. Qualquer mudança só deve ser feita se melhorar a qualidade de seu atendimento e a experiência de seu cliente no relacionamento com você e sua equipe. Dentre as várias possibilidades, você pode, por exemplo, digitalizar seu consultório, permitindo agendamento de consultas *on-line* e pagamento de consultas pelo seu próprio *site*, disponibilizando receitas eletrônicas, criando a página de sua clínica no Facebook com o objetivo de estabelecer uma comunicação mais ágil com seus clientes para esclarecimentos de eventuais dúvidas de tratamentos em andamento, e outras questões.

Uma entrada suave nessa nova atmosfera vai garantir que transformemos de maneira sólida e competente a nossa prática médica. Assim, estaremos afinados com as novidades, e as boas oportunidades começarão a surgir. Gestos simples – e a leitura deste livro é um deles – nos ajudarão a superar crenças limitantes de que tudo que precisamos saber para exercer a nossa profissão nos foi ensinado nos bancos da universidade. Não é mais assim. Para nos mantermos competitivos no mercado, é importante que sejamos *lifelong learners*, ou seja, temos de desenvolver uma atitude de aprendizado constante para buscar novos conhecimentos técnicos e melhorarmos a maneira como nos relacionamos com os nossos clientes. Tudo está cada vez mais em movimento. As oportunidades e possibilidades são cada vez mais atraentes. E basta querer conhecê-las para que elas estejam ao nosso alcance.

Como vimos, a inteligência artificial, a genômica, a realidade virtual, entre outras disrupções, já estão transformando algumas especialidades, e várias outras serão muito em breve impactadas. Além disso, o termo saúde adquiriu uma nova conotação nos tempos atuais. A medicina será cada vez mais voltada para o bem-estar, para a preservação da vitalidade das pessoas, para a promoção de uma crescente longevidade, e cada vez menos focada em tratar e curar doenças, como até então era o limitado papel que acreditávamos que nos era reservado. Há possibilidades muito interessantes em mudanças como essas para nossas carreiras e nossos clientes.

Toda essa nova realidade vai além da oportunidade de usarmos novos equipamentos, tecnologias e técnicas que aumentarão os bons resultados da nossa prática profissional. Teremos a possibilidade de sermos mais autônomos, mais criativos, mais gentis com os nossos clientes e atentos às suas necessidades.

Entendendo o formidável avanço na saúde que está em curso, nos inteirando dessas transformações e usando-as em nosso dia a dia, adaptadas à nossa realidade e à necessidade de nossos clientes, prestaremos serviços muito mais relevantes às pessoas, nos sentiremos mais realizados e seremos mais bem recompensados financeiramente pelo nosso trabalho. Seremos, enfim, médicos mais felizes e com o poder, agora aumentado, de sermos significativos na vida das pessoas.

Foi com o objetivo de mostrar a você essas extraordinárias possibilidades que estão, neste exato momento, diante de nós, que decidimos escrever este livro. Esperamos que ele tenha inspirado boas reflexões, ideias e o desejo de você aproveitar as imensas possibilidades que o empreendedorismo, as novas tecnologias e as inovações podem agregar ao seu dia a dia profissional.

REFERÊNCIAS

ABATE, C. Is da Vinci Robotic surgery a revolution or a rip-off? *Healthline*. 2016. Disponível em: https://www.healthline.com/health-news/is-da-vinci-robotic-surgery-revolution-or-ripoff-021215. Acesso em: 11 abr. 2022.

AEVICE HEALTH. c2021. Disponível em: https://aevice.com/aevicemd/. Acesso em: 13 abr. 2022.

ALENCAR, J. Nada de sutiã! Top usado por craques é, na verdade, tecnologia "anti-migué". *UOL*, 2016. Disponível em: https://www.uol.com.br/esporte/futebol/ultimas-noticias/2016/04/01/nao-e-um-sutia-top-usado-por-craques-e-na-verdade-tecnologia-anti-migue.htm. Acesso em: 13 abr. 2022.

ALGORITMOS. *In*: DICIO. 2022. Disponível em: https://www.dicio.com.br/algoritmos/. Acesso em: 11 abr. 2022.

AMERICAN COLLEGE OF SURGEONS. *Advanced Trauma Life Support* (ATLS). c2022. Disponível em: https://www.facs.org/quality-programs/trauma/atls. Acesso em: 20 abr. 2022.

ANAHP. *Hospital Leforte Liberdade supera o próprio recorde mundial de transplantes de pâncreas*. 2020. Disponível em: https://www.anahp.com.br/noticias/noticias-hospitais-membros/hospital-leforte-liberdade-supera-o-proprio-recorde-mundial-de-transplantes-de-pancreas/. Acesso em: 6 abr. 2022.

AMATRIAIN, X.; BASILICO, J. Netflix recommendations: beyond the 5 stars (part 1). *Netflix Technology Blog*. 2012. Disponível em: https://netflixtechblog.com/netflix-recommendations-beyond-the-5-stars-part-1-55838468f429. Acesso em: 18 abr. 2022.

ANDERSON, S. *A brief history of Medicare in America*. c2022. Disponível em: https://www.medicareresources.org/basic-medicare-information/brief-history-of-medicare/. Acesso em: 6 abr. 2022.

ANDRADE, R. A. O. Realidade aumentada: o que é, qual a importância e o que vem por aí? *UX Collective BR*. 2020. Disponível em: https://brasil.uxdesign.cc/realidade-aumentada-o-que-%C3%A9-qual-a-import%C3%A2ncia-e-o-que-vem-por-a%C3%AD-92ac0a1ba93c. Acesso em: 12 abr. 2022.

ANDRADE, T. Teste genético é saída para depressão que não melhora, como a de Pontual. *UOL*, 2018. Disponível em: https://www.uol.com.br/vivabem/noticias/redacao/2018/02/02/teste-genetico-e-saida-para-depressao-que-nao-melhora-como-a-de-pontual.htm. Acesso em: 13 abr. 2022.

ANGRAAL, S.; KRUMHOLZ, H. M.; SCHULZ, W. L. Blockchain technology: applications in health care. *Circulation*, v. 10, n. 9, Sep. 2017. Disponível em: https://www.ahajournals.org/doi/full/10.1161/circoutcomes.117.003800. Acesso em: 11 abr. 2022.

ANTUNES, A. Ministério da Saúde usa blockchain para integrar dados de exames da COVID-19. *Portal do Bitcoin*. 2020. Disponível em: https://portaldobitcoin.uol.com.br/ministerio-da-saude-usa-blockchain-para-integrar-dados-de-exames-da-covid-19/. Acesso em: 11 abr. 2022.

APONTE-FELICIANO, A.; DESAI, S. P.; DESAI, M. S. William James Morton, MD, his life and contributions to medicine. *The Anesthesiology Annual Meeting*, 2011. Disponível em: http://www.asaabstracts.com/strands/asaabstracts/abstract.htm?year=2011&index=12&absnum=406. Acesso em: 8 abr. 2022.

APPLE. *Por que Apple Watch é o aparelho ideal para uma vida saudável*. c2022. Disponível em: https://www.apple.com/br/apple-watch-series-6/why-apple-watch/. Acesso em: 13 abr. 2022.

BARZILAI, N. *Age later:* health span, life span, and the new science of longevity. New York: St. Martin's, 2020.

BATISTA, A. Você sabe o que são cookies na internet? Conheça os 3 tipos. *Hariken*. 2019. Disponível em: https://blog.hariken.co/voce-sabe-o-que-sao-cookies-na-internet-conheca-os-3-tipos/. Acesso em: 11 abr. 2022.

BEASLEY, R. A. Medical robots: current systems and research directions. *Journal of Robotics*, 2012. Disponível em: https://www.hindawi.com/journals/jr/2012/401613/. Acesso em: 11 abr. 2022.

REFERÊNCIAS

BENNETT, J.; LANNING, S. *The Netflix prize*. 2007. Disponível em: https://www.cs.uic.edu/~liub/KDDcup-2007/NetflixPrize-description.pdf. Acesso em: 11 abr. 2022.

BETT, W. R. William Thomas Green Morton (1819-68). *BMJ*, 1946. Disponível em: https://pmj.bmj.com/content/postgradmedj/22/252/321.full.pdf. Acesso em: 8 abr. 2022.

BEZERRA, C. Videolaparoscopia: para que serve, como é feita e como é a recuperação. *Tua Saúde*, 2019. Disponível em: https://www.tuasaude.com/videolaparoscopia/#articleSurvey. Acesso em: 12 abr. 2022.

BEZERRA, J. Segunda revolução industrial. *Toda Matéria*. 2022. Disponível em: https://www.todamateria.com.br/segunda-revolucao-industrial/. Acesso em: 8 abr. 2022.

BEZERRA, M. Entenda o que è Crispr, a técnica que deu o Nobel a dupla de mulheres. *UOL Notícias*. 2020. Disponível em: https://www.uol.com.br/tilt/noticias/redacao/2020/10/07/entenda-o-que-e-crispr-a-tecnica-que--deu-o-nobel-a-dupla-de-mulheres.htm. Acesso em: 13 abr. 2022.

BLACKBURN, E. *O segredo está nos telômeros: receita revolucionária para manter a juventude, viver mais e melhor*. São Paulo: Planeta, 2021.

BITCOINS: bilionário que morreu afogado deixa no limbo fortuna de R$ 11 bilhões em criptomoeda. *UOL Economia*, 2021. Disponível em: https://economia.uol.com.br/noticias/bbc/2021/07/15/bitcoins-bilionario--que-morreu-afogado-deixa-no-limbo-fortuna-de-r-11-bilhoes-em-criptomoeda.htm. Acesso em: 11 abr. 2022.

BLOXS INVESTIMENTOS. *Hospital dia*: conheça essa revolução no setor de saúde. 2021. Disponível em: https://conteudos.bloxs.com.br/hospital-dia-conheca-essa-revolucao-no-setor-de-saude. cesso em: 13 abr. 2022.

BOECHAT, J.; GOMES, B. *Ignaz Semmelweis*: as lições que a história da lavagem das mãos ensina. 2020. Disponível em: http://coc.fiocruz.br/index.php/pt/todas-as-noticias/1771-ignaz-semmelweis-as-licoes-que-a--historia-da-lavagem-das-maos-ensina.html#.YD6kj2hKjIU. Acesso em: 8 abr. 2022.

BRASIL. Agência Nacional de Saúde Suplementar. Brasília: ANS, 2022. Disponível em: http://www.ans.gov.br/. Acesso em: 11 abr. 2022.

BRASIL. Ministério da Saúde. *Hidroxocobalamina no tratamento de intoxicações por cianeto*. Brasília: Conitec, 2016. Disponível em: http://conitec.gov.br/images/Relatorios/2016/Relatorio_Hidroxocobalamina_final.pdf. Acesso em: 20 abr. 2022.

BRASIL. Ministério da Saúde. *Hospital-dia*. Brasília: MS, 2021. Disponível em: https://antigo.saude.gov.br/atencao-especializada-e-hospitalar/assistencia-hospitalar/hospital-dia. Acesso em: 13 abr. 2022.

BOYLAN, M. Hippocrates (c. 450 – c. 380 B.C.E.). *Internet Encyclopedia of Philosophy*. [202-?]. Disponível em: https://iep.utm.edu/hippocra/. Acesso em: 13 abr. 2022.

BUCK, S. *The plan to levitate the Pentagon was the perfect absurdly inspiring protest for the time*. 2017. Disponível em: https://timeline.com/pentagon-exorcism-ae0aad1b55c5. Acesso em: 12 abr. 2022.

CALLEGARI, D. C. A complexa descoberta da simplicidade. *Revista Ser Médico*, 2010. Disponível em: https://www.cremesp.org.br/?siteAcao=Revista&id=480. Acesso em: 8 abr. 2022.

CÂMARA FILHO, L. A. *Quem foi Ignaz Semmelweis*. c2022a. Disponível em: https://hospitaldocoracao.com.br/novo/midias-e-artigos/artigos-nomes-da-medicina/quem-foi-ignaz-semmelweis/. Acesso em: 8 abr. 2022.

CÂMARA FILHO, L. A. *Quem foi William Thomas Green Morton*. c2022b. Disponível em: https://hospitaldocoracao.com.br/novo/midias-e-artigos/artigos-nomes-da-medicina/quem-foi-william-thomas-green-morton/. Acesso em: 8 abr. 2022.

CAMPOS, A. C. *IBGE*: esperança de vida do brasileiro aumentou 31,1 anos desde 1940. 2020. Disponível em: https://agenciabrasil.ebc.com.br/geral/noticia/2020-11/ibge-esperanca-de-vida-do-brasileiro-aumentou-311--anos-desde-1940. Acesso em: 13 abr. 2022.

CARRANCO, R. El fundador del antivirus Mcafee, John Mcafee, se suicida en una prisión de Barcelona. *El País*, 2021. Disponível em: https://elpais.com/economia/2021-06-23/el-fundador-del-antivirus-mcafee-john--mcafee-se-suicida-en-una-prision-de-barcelona.html. Acesso em: 11 abr. 2022.

REFERÊNCIAS

CARTER, A. J. Dwale: an anaesthetic from old england. *BMJ*, v. 319, n. 7225, 1999. Disponível em: https://www.ncbi.nlm.nih.gov/pmc/articles/PMC1127089/. Acesso em: 8 abr. 2022.

CASTRO, M. C. et al. Reduction in life expectancy in Brazil after COVID-19. *Nature Medicine*, n. 27, 2021. Disponível em: https://www.nature.com/articles/s41591-021-01437-z. Acesso em: 13 abr. 2022.

CATAPULT. 2022a. Disponível em: https://www.catapultsports.com/solutions. Acesso em: 13 abr. 2022.

CATAPULT. *Perguntas frequentes*. 2022b. Disponível em: https://www.catapultsports.com/pt/faq. Acesso em: 13 abr. 2022.

CERASOLI, J. O brilho do lado B. *UOL*, c2022. Disponível em: https://www.uol.com.br/esporte/reportagens-especiais/nos-anos-80-engenheiros-brasileiros-superaram-a-tecnologia-da-ferrari-na-f1/#cover. Acesso em: 13 abr. 2022.

CHEN, P. W. For new doctors, 8 minutes per patient. *The New York Times*, 2013. Disponível em: https://well.blogs.nytimes.com/2013/05/30/for-new-doctors-8-minutes-per-patient/. Acesso em: 13 abr. 2022.

CIENTISTA chinês que editou genes de bebês è condenado a 3 anos de prisão. *UOL Notícias*. 2019. Disponível em: https://www.uol.com.br/tilt/noticias/redacao/2019/12/30/cientista-chines-que-editou-genes-de-bebes-e-condenado-a-3-anos-de-prisao.htm. Acesso em: 13 abr. 2022.

CINEMA novo: "uma câmera na mão e uma ideia na cabeça". *Instituto de Cinema*. 2022. Disponível em: https://institutodecinema.com.br/mais/conteudo/cinema-novo-uma-camera-na-mao-e-uma-ideia-na-cabeca. Acesso em: 4 abr. 2022.

CLÍNICA RESPIRARE. *Facebook*. 2021. Disponível em: https://www.facebook.com/ClinicaRespirare. Acesso em: 4 abr. 2022.

COBRA, R. Q. *La Salpêtrière*. 2003. Disponível em: https://www.cobra.pages.nom.br/ec-salpetriere.html. Acesso em: 4 abr. 2022.

CONSELHO FEDERAL DE MEDICINA. *Oficio CFM nº 1756/2020 – COJUR*. Brasília: CREMERS, 2020. Disponível em: https://portal.cfm.org.br/images/PDF/2020_oficio_telemedicina.pdf. Acesso em: 13 abr. 2022.

CONSELHO FEDERAL DE MEDICINA. Resolução CFM nº 2.227/2018. *DOU*, seção I, p. 58, 6 fev. 2019. Define e disciplina a telemedicina como forma de prestação de serviços médicos mediados por tecnologias. Revogada pela Resolução CFM nº 2.228/2019. Disponível em: https://sistemas.cfm.org.br/normas/visualizar/resolucoes/BR/2018/2227. Acesso em: 4 abr. 2022.

CONHEÇA 6 dicas de semiologia médica para estudantes. *Jaleko Artmed*. 2018. Disponível em: https://blog.jaleko.com.br/conheca-6-dicas-de-semiologia-medica-para-estudantes/. Acesso em: 6 abr. 2022.

COREN SP. *Nota oficial sobre a classificação da velhice como doença na CID-11*. 2021. Disponível em: https://portal.coren-sp.gov.br/noticias/nota-oficial-sobre-a-classificacao-da-velhice-como-doenca-na-cid-11/. Acesso em: 13 abr. 2022.

COSTA, F. Levodopa: para que serve, como tomar e efeitos colaterais. *Tua Saúde*. 2021. Disponível em: https://www.tuasaude.com/levodopa-prolopa/. Acesso em: 13 abr. 2022.

COUTINHO, D. O que é realidade virtual? Entenda melhor como funciona a tecnologia. *TechTudo*. 2015. Disponível em: https://www.techtudo.com.br/noticias/noticia/2015/09/o-que-e-realidade-virtual-entenda-melhor-como-funciona-a-tecnologia.html. Acesso em: 6 abr. 2022.

COZER, C. *Conheça as principais incubadoras e aceleradoras do Brasil*. 2019. Disponível em: https://www.whow.com.br/negocios/principais-incubadoras-e-aceleradoras-do-brasil/. Acesso em: 8 abr. 2022.

CUKIER, K. The meaning of the blockchain. *The Economist*, 2019. Disponível em: https://www.economist.com/open-future/2019/01/08/the-meaning-of-the-blockchain. Acesso em: 11 abr. 2022.

CYGLER, J. Tecnologia para restabelecer o elo entre médico e paciente. *Veja Saúde*, 2019. Disponível em: https://saude.abril.com.br/blog/com-a-palavra/tecnologia-para-restabelecer-o-elo-entre-medico-e-paciente/. Acesso em: 13 abr. 2022.

REFERÊNCIAS

DA VINCI instruments. *Intuitive*. c2022. Disponível em: https://www.intuitive.com/en-us/products-and-services/da-vinci/instruments. Acesso em: 11 abr. 2022.

DAVID Sinclair. *Harvard Medical School*. c2022. Disponível em: https://sinclair.hms.harvard.edu/people/david-sinclair. Acesso em: 13 abr. 2022.

DEBUT of the compact disc. c2022. Disponível em: https://www.chonday.com/16551/decbucdkl3/. Acesso em: 8 abr. 2022.

DELBONI. *Entenda o que são e para que servem os telômeros*. c2020. Disponível em: https://delboniauriemo.com.br/saude/entenda-o-que-sao-e-para-que-servem-os-telomeros. Acesso em: 13 abr. 2022.

DESAI, S. P. *et al*. A tale of two paintings: depictions of the first public demonstration of ether anesthesia. *Anesthesiology*, v. 106, n. 5, 2007. Disponível em: https://pubs.asahq.org/anesthesiology/article/106/5/1046/8098/A-Tale-of-Two-PaintingsDepictions-of-the-First. Acesso em: 8 abr. 2022.

DESAFIOS do prontuário eletrônico no SUS e benefícios para a saúde. *Wareline*. 2017. Disponível em: https://www.wareline.com.br/wareline/noticias/desafios-do-prontuario-eletronico-no-sus-e-beneficios-para-a-saude/. Acesso em: 12 abr. 2022.

DIAMANDIS, P. H. *Lessons from Kodak:* how not to be disrupted? 2016a. Disponível em: https://www.diamandis.com/blog/lessons-from-kodak. Acesso em: 9 abr. 2022.

DIAMANDIS, P. H. President Clinton endorses abundance. *Forbes,* 2014. Disponível em: https://www.forbes.com/sites/peterdiamandis/2014/09/29/president-clinton-endorses-abundance/?sh=1c7d6431b075. Acesso em: 9 abr. 2022.

DIAMANDIS, P. H. *The 6 D's*. 2016b. Disponível em: https://www.diamandis.com/blog/the-6ds. Acesso em: 9 abr. 2022.

DIAMANDIS, P. H.; KOTLER, S. *Abundância:* o futuro é melhor do que você imagina. Rio de Janeiro: Altabooks, 2019.

DIAS, P. From 'infoxication' to 'infosaturation': a theoretical overview of the cognitive and social effects of digital immersion. *Revista Internacional de Comunicación*, n. 24, 2014. Disponível em: https://repositorio.ucp.pt/handle/10400.14/14939. Acesso em: 11 abr. 2022.

DISTRITO. c2022. Disponível em: www.distrito.me. Acesso em: 12 abr. 2022.

DOIS dentistas e a incrível história da anestesia. *Super Interessante*, 2016. Disponível em: https://super.abril.com.br/ciencia/dois-dentistas-e-a-incrivel-historia-da-anestesia/. Acesso em: 8 abr. 2022.

DRAUZIO. *Biografia*. [202-?]. Disponível em: https://drauziovarella.uol.com.br/biografia/. Acesso em: 4 abr. 2022.

DUHIGG, C. How companies learn your secrets. *The New York Times,* 2012. Disponível em: https://www.nytimes.com/2012/02/19/magazine/shopping-habits.html. Acesso em: 9 abr. 2022.

EFEITOS visuais vencem a guerra no Planeta dos Macacos. *Estado de Minas*, 2017. Disponível em: https://www.em.com.br/app/noticia/internacional/2017/07/13/interna_internacional,883523/efeitos-visuais-vencem-a-guerra-no-planeta-dos-macacos.shtml. Acesso em: 12 abr. 2022.

ELER, G. As semelhanças (e diferenças) entre as vacinas da Moderna e da Pfizer. *Super Interessante*, 2020. Disponível em: https://super.abril.com.br/saude/as-semelhancas-e-diferencas-entre-as-vacinas-da-moderna-e-da-pfizer/. Acesso em: 13 abr. 2022.

ELLENBERG, J. What's Even Creepier than Target guessing that your're pregnant? *Slate*. 2014. Disponível em: https://slate.com/human-interest/2014/06/big-data-whats-even-creepier-than-target-guessing-that-youre-pregnant.html. Acesso em: 9 abr. 2022.

ENDEAVOR. *Uma empresa sem chefes pode dar certo?* A história da Zappos mostra que sim. 2021. Disponível em: https://endeavor.org.br/estrategia-e-gestao/holocracia-zappos-modelo/. Acesso em: 4 abr. 2022.

ENGINEERING the extraordinary. *Medtronic*. c2022. Disponível em: https://www.medtronic.com/us-en/our-company.html. Acesso em: 11 abr. 2022.

ESTEY, E. P. Robotic prostatectomy: the new standard of care or a marketing success? *Canadian Urological Association jornal*, v. 3, n. 6, 2009. Disponível em: https://www.ncbi.nlm.nih.gov/pmc/articles/PMC2792423/. Acesso em: 11 abr. 2022.

FEBRE puerperal. *In*: DICIO. 2022. Disponível em: https://www.dicio.com.br/febre-puerperal/. Acesso em: 8 abr. 2022.

FERREIRA, C. *Debatedores pedem retirada do termo velhice da classificação internacional de doenças.* 2021. Disponível em: https://www.camara.leg.br/noticias/786247-debatedores-pedem-retirada-do-termo-velhice-da. Acesso em: 13 abr. 2022.

FLEMING, A. Keep it clean: the surprising 130-year history of handwashing. *The Guardian*, 2020. Disponível em: https://www.theguardian.com/world/2020/mar/18/keep-it-clean-the-surprising-130-year-history-of-handwashing. Acesso em: 8 abr. 2022.

FRAZÃO, D. *Adele*: cantora inglesa. 2022b. Disponível em: https://www.ebiografia.com/adele/. Acesso em: 8 abr. 2022.

FRAZÃO, D. *Sigmund Freud*: neurologista e psicanalista austríaco. 2022a. Disponível em: https://www.ebiografia.com/sigmund_freud/. Acesso em: 6 abr. 2022.

FRIES, J. F. Aging, natural death, and the compression of morbidity. *New England Journal of Medicine*, v. 303, n. 3, p. 130-135, 1980.

GILLETTE, D.; MOORE, R. *Rei, guerreiro, mago, amante*: a redescoberta dos arquétipos do masculino. Rio de Janeiro: Campus, 1993.

GROOPMAN, J. *Como os médicos pensam.* Rio de Janeiro: Agir, 2019.

GROW+. 2022. Disponível em: https://growplus.com.br. Acesso em: 4 abr. 2022.

GUNTER, T. D.; TERRY, N. P. The emergence of national electronic health record architectures in the United States and Australia: models, costs, and questions. *Journal of Medical Internet Research*, v. 7, n. 1, 2005. Disponível em: https://www.ncbi.nlm.nih.gov/pmc/articles/PMC1550638/. Acesso em: 12 abr. 2022.

GUSSON, C. Vacinação contra coronavírus no Brasil será registrada em blockchain pelo Ministério da Saúde. *Cointelegraph*. 2020. Disponível em: https://cointelegraph.com.br/news/coronavirus-vaccination-in-brazil--will-be-all-registered-using-blockchain-by-the-ministry-of-health. Acesso em: 11 abr. 2022.

HADDAD, M. S. Introdução e aspectos clínicos. *In*: QUAGLIATO, E. M. A. B.; MARQUES, M. G. N. (org.). *Doença de Huntingtton*: guia para famílias e profissionais da saúde. Atibaia: ABH, 2009. p. 21-29. Disponível em: https://abh.org.br/wp-content/uploads/biblioteca/Livros/livro_abh_guia_para_familias_e_profissionais_de_saude.pdf. Acesso em: 13 abr. 2022.

HALPERN, H.; CREMONESI, E. Complicações da intubação traqueal: 1ª parte. *Revista Brasileira de Anestesiologia*, v. 40, n. 6, 1990. Disponível em: https://www.bjan-sba.org/article/5e498b910aec5119028b46d1/pdf/rba-40-6-449.pdf. Acesso em: 12 abr. 2022.

HAMEED, A. *et al.* The evolution of kidney transplantation surgery into the robotic era and its prospects for obese recipients. *Transplantation*, v. 102, n. 10, 2018. Disponível em: https://journals.lww.com/transplantjournal/Fulltext/2018/10000/The_Evolution_of_Kidney_Transplantation_Surgery.18.aspx. Acesso em: 11 abr. 2022.

HAQUE, O. S.; WAYTZ, A. Dehumanization in medicine: causes, solutions, and functions. *Perspectives on Psychological Science*, v. 7, n. 2, 2012. Disponível em: https://journals.sagepub.com/doi/10.1177/1745691611429706. Acesso em: 13 abr. 2022.

HARDT, C. Em alta, testes genéticos são apostas para "prever" o futuro e conhecer o passado. *Jovem Pan.* 2021. Disponível em: https://jovempan.com.br/noticias/brasil/em-alta-testes-geneticos-sao-apostas-para-prever-o-futuro-e-conhecer-o-passado.html. Acesso em: 13 abr. 2022.

HCOR. 2021. Disponível em: https://www.hcor.com.br/. Acesso em: 6 abr. 2022.

HEALTHPLUS. 2022. Disponível em: https://healthplus.com.br/. Acesso em: 4 abr. 2022.

REFERÊNCIAS

HENRIQUES, G. *Candy Crush Saga*: confira 5 curiosidades sobre o game viciante. 2020. Disponível em: https://www.torcedores.com/noticias/2020/05/candy-crush-saga-confira-5-curiosidades-sobre-o-game-viciante. Acesso em: 6 abr. 2022.

HE who would valeant be. *The Economist*, 2016. Disponível em: https://www.economist.com/business/2016/03/19/he-who-would-valeant-be. Acesso em: 12 abr. 2022.

HILL, K. How Target figured out a teen girl was pregnant before her father did. *Forbes*, 2012. Disponível em: https://www.forbes.com/sites/kashmirhill/2012/02/16/how-target-figured-out-a-teen-girl-was-pregnant-before-her-father-did/?sh=707e6f4b6668. Acesso em: 9 abr. 2022.

HISTORY of Kodak. *1ink.com*. 2017. Disponível em: https://www.1ink.com/blog/history-of-kodak-a-brief-look-with-1inkcom/. Acesso em: 9 abr. 2022

HIRTEN, R. *et al*. Use of physiological data from a wearable device to identify SARS-CoV-2 infection and symptoms and predict COVID-19 diagnosis: observational study. *Journal of Medical Internet Research*, v. 2, n. 2, p. e26107, 2021. Disponível em: https://www.jmir.org/2021/2/e26107. Acesso em: 5 jun. 2022.

HYPE. *In*: SIGNIFICADOS. 2022. Disponível em: https://www.significados.com.br/hype/. Acesso em: 12 abr. 2022.

IBM. *Machine Learning e ciência de dados com IBM Watson*. [2022b]. Disponível em: https://www.ibm.com/br-pt/analytics/machine-learning?p1=Search&p4=43700052629709184&p5=e&gclid=CjwKCAiA4rGCBhAQEiwAelVti8E3jOwU5IX8z3IN38BwsrhyDaUeUzHWFv4-HCCuxuigpPFUzaqXUxoCeSwQAvD_BwE&gclsrc=aw.ds. Acesso em: 11 abr. 2022.

IBM. *Watson anywhere*. [2022a]. Disponível em: https://www.ibm.com/br-pt/cloud/ai?p1=Search&p4=43700055864819414&p5=b&gclid=CjwKCAiA4rGCBhAQEiwAelVti2FUPORtv3GqdP0OtAJZC4PBI2akBNxDwMzSc8snh6JTW5MqhI59ORoCrSYQAvD_BwE&gclsrc=aw.ds. Acesso em: 11 abr. 2022.

ILLUMINA. *Paving the way for the future of genomics*. c2022. Disponível em: https://www.illumina.com/company/about-us.html. Acesso em: 13 abr. 2022.

INSTITUTO NACIONAL DE CÂNCER (INCA). *Linfoma de Hodgkin*. Rio de Janeiro: Inca, 2021. Disponível em: https://www.inca.gov.br/tipos-de-cancer/linfoma-de-hodgkin. Acesso em: 11 abr. 2022.

INFORME estadístico: año santo. 2012. Disponível em: https://oficinadelperegrino.com/wp-content/uploads/2016/02/peregrinaciones2012.pdf. Acesso em: 4 abr. 2022.

INS. *About neuromodulation*. 2018. Disponível em: https://www.neuromodulation.com/about-neuromodulation. Acesso em: 13 abr. 2022.

INTERFARMA. *Notícias*. 2022. Disponível em: https://www.interfarma.org.br/noticias/2006. Acesso em: 4 abr. 2022.

INTUBAR. *In*: HOUAISS. 2022. Disponível em: https://houaiss.uol.com.br/corporativo/apps/uol_www/v5-4/html/index.php#11. Acesso em: 4 abr. 2022.

INTUITIVE SURGICAL. *Da Vinci*. c2022. Disponível em: https://www.intuitive.com/en-us/products-and-services/da-vinci. Acesso em: 11 abr. 2022.

IPEMED. *Qual a situação da telemedicina no mundo?* 2022. Disponível em: https://ipemed.com.br/blog/telemedicina-no-mundo/. Acesso em: 13 abr. 2022.

ISMAIL, S. *Organizações exponenciais*. São Paulo: HSM, 2015.

ISMP Brasil. *Desprescrição*: reduzindo a polifarmácia e prevenindo erros de medicação. c2019. Disponível em: https://www.ismp-brasil.org/site/noticia/desprescricao-reduzindo-a-polifarmacia-e-prevenindo-erros-de-medicacao/. Acesso em: 12 abr. 2022.

JACOBSOHN, P. H. *Horace Wells: discoverer of anesthesia*. American Dental Society of Anesthesiology, v. 42, 1995. Disponível em: https://www.ncbi.nlm.nih.gov/pmc/articles/PMC2148901/pdf/anesthprog00243-0010.pdf. Acesso em: 8 abr. 2022.

JERCICH, K. Post-pandemic, majority of patients say they prefer in-person care, survey finds. *Healthcare IT News*. 2021. Disponível em: https://www.healthcareitnews.com/news/post-pandemic-majority-patients-say-they-prefer-person-care-survey-finds. Acesso em: 13 abr. 2022.

JOHNSON & JOHNSON. Johnson & Johnson announces agreement to acquire remaining stake in verb surgical inc. *JNJ*. 2019. Disponível em: https://www.jnj.com/johnson-johnson-announces-agreement-to-acquire-remaining-stake-in-verb-surgical-inc. Acesso em: 11 abr. 2022.

JOURNAL OF THE AMERICAN MEDICAL ASSOCIATION (JAMA). Chicago: American Medical Association, 1883- . Disponível em: https://jamanetwork.com/journals/jama. Acesso em: 12 abr. 2022.

KAISER PERMANENTE. 2022. Disponível em: https://healthy.kaiserpermanente.org/. Acesso em: 6 abr. 2022.

KAKEHASI, A. *Decisão compartilhada em Medicina*. c2018. Disponível em: http://adrianakakehasi.com/2018/09/18/decisao-compartilhada-em-medicina/. Acesso em: 11 abr. 2022.

KANGUR, K. *180+ social media marketing stats you can't ignore*. 2022. Disponível em: https://www.dreamgrow.com/21-social-media-marketing-statistics/. Acesso em: 8 abr. 2022.

KEPLER, J. Como as venture builders estão mudando o modelo de startups. *Startupi*. 2015. Disponível em: https://startupi.com.br/2015/05/como-as-venture-builders-estao-mudando-o-modelo-de-startups/. Acesso em: 4 abr. 2022.

KLAJNER, S. A telemedicina é vital. *Veja*, 2019. Disponível em: https://veja.abril.com.br/saude/a-telemedicina-e-vital/. Acesso em: 13 abr. 2022.

KUHN, I. M. *et al*. *Asma brônquica*: conduta na emergência pediátrica. 2018. Disponível em: https://docs.bvsalud.org/biblioref/2018/04/882934/37-asma.pdf. Acesso em: 13 abr. 2022.

LAERDAL. *Harvey, o simulador de paciente cardiopulmonar*. 2022a. Disponível em: https://laerdal.com/br/products/simulation-training/nursing/harvey-the-cardiopulmonary-patient-simulator/. Acesso em: 4 abr. 2022.

LAERDAL. 2022b. Disponível em: https://www.laerdal.com/br/. Acesso em: 4 abr. 2022.

LAGORIO-CHAFKIN, C. How Uber is going to hire 1,000 people this year. 2014. Disponível em: https://www.inc.com/christine-lagorio/how-uber-hires.html. Acesso em: 11 abr. 2022.

LAZO, K. N. M. Execs wary disruptive tec' to Heighten Biz Competition – IBM. *The Manila Times*, 2016. Disponível em: https://www.manilatimes.net/2016/05/04/business/execs-wary-disruptive-tech-to-heighten-biz-competition-ibm/260144/260144/. Acesso em: 11 abr. 2022.

LEGNAIOLI, S. *O que é epigenética*. c2021. Disponível em: https://www.ecycle.com.br/epigenetica/#O-que-e-epigenetica. Acesso em: 13 abr. 2022.

LIFELAB. 2022. Disponível em: https://www.lifelab.med.br/. Acesso em: 6 abr. 2022.

LIGHT, R. L. Derrame pleural. *Manual MSD*. 2021. Disponível em: https://www.msdmanuals.com/pt/casa/distúrbios-pulmonares-e-das-vias-respiratórias/doenças-da-pleura-e-do-mediastino/derrame-pleural. Acesso em: 4 abr. 2022.

LIMA, E. N. C. *Abordagens ômicas*: genômica, transcriptômica e proteômica. [58 slides]. 2020. Disponível em: https://edisciplinas.usp.br/mod/resource/view.php?id=3297570. Acesso em: 13 abr. 2022.

LOOPER, C.; MARTONIK, A. What Is 5G? Everything you need to know. *Digital Trends*. 2021. Disponível em: https://www.digitaltrends.com/mobile/what-is-5g/. Acesso em: 8 abr. 2022.

LORENTZ, B. 'Os 7 de Chicago' manda bem como aula de história, mas filme erra no tom e na falta de ritmo. *G1*. 2021. Disponível em: https://g1.globo.com/pop-arte/cinema/oscar/2021/noticia/2021/03/24/os-7-de-chicago-manda-bem-como-aula-de-historia-mas-filme-erra-no-tom-e-na-falta-de-ritmo.ghtml. Acesso em: 12 abr. 2022.

LU, Y. The valeant pharmaceuticals case. *7 Pillars Institute*. 2017. Disponível em: http://www.7pillarsinstitute.org/valeant-pharmaceuticals-case/. Acesso em: 12 abr. 2022.

LUIZ, A. Família se revolta por paciente terminal receber más notícias de um 'robô'. *Tecmundo*. 2019. Disponível em: https://www.tecmundo.com.br/ciencia/139411-familia-revolta-paciente-terminal-receber--noticias-robo.htm. Acesso em: 9 abr. 2022.

MARQUES, J. N.; MARQUES, V. H. S. Exame de eletroneuromiografia: o que é, para que serve e como é feito? *Revista Saúde*, 2019. Disponível em: https://rsaude.com.br/contato/materia/exame-de-eletroneuromiografia-o-que-e-para-que-serve-e-como-e-feito/20153. Acesso em: 6 abr. 2022.

MATCHMAKING: quando se conectar com startups pode dar errado. *Distrito*. 2019. Disponível em: https://distrito.me/blog/matchmaking-conexao-startups/. Acesso em: 12 abr. 2022.

MAZIN, A. Dr. Nir Barzilai: "we can live healthier for longer". *Lifespan.io*. 2021. Disponível em: https://www.lifespan.io/news/dr-nir-barzilai-we-can-live-healthier-for-longer/. Acesso em: 13 abr. 2022.

MCCULLOGH, B . Chinese invest in french robots used in brain surgery. *The Connexion France*, 2020. Disponível em: https://www.connexionfrance.com/French-news/Chinese-invest-in-French-robots-used-in-brain-surgery. Acesso em: 11 abr. 2022.

MCLEAN, B. The Valeant Meltdown and Wall's Street major drug problem. *Vanity Fair*, 2016. Disponível em: https://www.vanityfair.com/news/2016/06/the-valeant-meltdown-and-wall-streets-major-drug-problem. Acesso em: 12 abr. 2022.

MEDROOM. c2022. Disponível em: https://www.medroom.com.br/. Acesso em: 12 abr. 2022.

METRING, N. *Mindset*: o que é e como ele determina os resultados da sua vida. 2016. Disponível em: https://administradores.com.br/artigos/mindset-o-que-e-e-como-ele-determina-os-resultados-da-sua-vida. Acesso em: 4 abr. 2022.

MICHAEL J. FOX FOUNDATION. Michael's story. c2015. Disponível em: https://web.archive.org/web/20150212093048/https://www.michaeljfox.org/foundation/michael-story.html. Acesso em: 13 abr. 2022.

MICHAEL J. FOX FOUNDATION. Vibrating socks: a novel cueing intervention to reduce freezing of gait in Parkinson's disease. c2022. Disponível em: https://www.michaeljfox.org/grant/vibrating-socks-novel-cueing--intervention-reduce-freezing-gait-parkinsons-disease. Acesso em: 13 abr. 2022.

MICROBIOLOGY. *In*: ENCYCLOPEDIA BRITANNICA. 2022. Disponível em: https://www.britannica.com/science/microbiology. Acesso em: 8 abr. 2022.

MODERNA. c2022. Disponível em: https://www.modernatx.com/. Acesso em: 13 abr. 2022.

MOBISSOM. *O ultrassom de bolso mais vendido do Brasil!* São Paulo: Mobissom, 2020. Disponível em: https://mobissom.com.br/?utm_source=Adwords&utm_medium=Rede%20de%20Pesqmobissom. Acesso em: 9 abr. 2022.

MORSCH, J. A. *5 passos para implementar o Protocolo de Manchester na sua clínica*. 2021. Disponível em: https://telemedicinamorsch.com.br/blog/protocolo-de-manchester. Acesso em: 13 abr. 2022.

MOON, M. *'Pokémon Go' hits 100 million downloads*. 2016. Disponível em: https://www.engadget.com/2016-08-01-pokemon-go-100-million-downloads.html. Acesso em: 9 abr. 2022.

MOUNT SINAI. *Mount Sinai researches use Apple Watch to predict COVID-19*. 2020. Disponível em: https://health.mountsinai.org/blog/mount-sinai-reseachers-use-apple-watch-to-predict-covid-19/. Acesso em: 13 abr. 2022.

MURPHY, H.; ZAVERI, M. Pentagon warns military personnel against at-home DNA tests. *The New York Times*, 2019. Disponível em: https://www.nytimes.com/2019/12/24/us/military-dna-tests.html. Acesso em: 13 abr. 2022.

NAEMT. *PHTLS*: Prehospital Trauma Life Support. 2008. Disponível em: https://web.archive.org/web/20091216032438/http://www.naemt.org/education/PHTLS/phtls_a.asp. Acesso em: 4 abr. 2022.

NEMO: Neuromodulação Cerebral. 2022. Disponível em: https://www.nemo.med.br/. Acesso em: 6 abr. 2022.

NEVES, D.; SOUSA, R. Revolução Industrial. *Brasil Escola*. 2022. Disponível em: https://brasilescola.uol.com.br/historiag/revolucao-industrial.htm. Acesso em: 8 abr. 2022.

NEW ENGLAND JOURNAL OF MEDICINE. London: Massachusetts Medical Society, 1812- . Disponível em: https://www.nejm.org/. Acesso em: 12 abr. 2022.

NINTENDO. *Pokémon*. 2022. Disponível em: https://www.pokemon.com/br/. Acesso em: 9 abr. 2022.

ONA. *Manual brasileiro de acreditação*. Brasília: Ona, c2019. Disponível em: https://www.ona.org.br/20anos/manual-brasileiro-de-acreditacao/. Acesso em: 14 abr. 2022.

O QUE é um médico hospitalista e qual é a sua importância. *Estadão*, 2020. Disponível em: https://summit-saude.estadao.com.br/novos-medicos/o-que-e-um-medico-hospitalista-e-qual-e-sua-importancia/. Acesso em: 13 abr. 2022.

PAGLIOSA, F. L.; DA ROS, M. A. O relatório Flexner: para o bem e para o mal. *Revista Brasileira de Educação Médica*, v. 32, n. 4, 2008. Disponível em: http://bases.bireme.br/cgi-bin/wxislind.exe/iah/online/?IsisScript=iah/iah.xis&src=google&base=LILACS&lang=p&nextAction=lnk&exprSearch=507136&indexSearch=ID. Acesso em: 13 abr. 2022.

PALESTRA PARA PROFESSORES. *O que é hiperfoco?*. c2022. Disponível em: https://palestraparaprofessores.com.br/negocios/o-que-e-hiperfoco/. Acesso em: 4 abr. 2022.

PEAR, R. Report finds most errors at hospitals go unreported. *The New York Times*, 2012. Disponível em: https://www.nytimes.com/2012/01/06/health/study-of-medicare-patients-finds-most-hospital-errors-unreported.html. Acesso em: 6 abr. 2022.

PFIZER. *Como funciona a vacina de RNA mensageiro*. c2019. Disponível em: https://www.pfizer.com.br/noticias/ultimas-noticias%20/vacina-de-rna-mensageiro. Acesso em: 13 abr. 2022.

PFLANZER, L. R. ; KIERSZ, A. Here's former stock market darling valeant crashing in one chart. *Business Insider*. 2015. Disponível em: https://www.businessinsider.com/why-have-valeant-pharmaceuticals-shares-collapsed-2015-11. Acesso em: 12 abr. 2022.

PIMENTA, R. O que são cookies? E como eles podem nos prejudicar? *Geek Blog*. 2020. Disponível em: https://geekblog.com.br/o-que-sao-cookies-e-como-eles-podem-nos-prejudicar/. Acesso em: 18 abr. 2022.

PIPEDRIVE. 2022. Disponível em: www.pipedrive.com. Acesso em: 11 abr. 2022.

PLANETA dos macacos: a guerra. Direção Matt Reeves. *Adoro Cinema*. 2017. Disponível em: http://www.adorocinema.com/filmes/filme-226244/. Acesso em: 12 abr. 2022.

POLI JÚNIOR. *MVP*: o que é e como fazer um para a sua ideia. 2021. Disponível em: https://polijunior.com.br/blog/mvp-o-que-e-e-como-fazer-um-para-sua-ideia/. Acesso em: 6 abr. 2022.

POLLACK, A.; TAVERNISE, S. Valeant's drug price strategy enriches it, but infuriates patients and lawmakers. *The New York Times*, 2015. Disponível em: https://www.nytimes.com/2015/10/05/business/valeants-drug-price-strategy-enriches-it-but-infuriates-patients-and-lawmakers.html. Acesso em: 12 abr. 2022.

PORTO, J. T. *et al*. Use of simulators in video laparoscopic surgery in medical training: a prospective court study with medicine academic at a university in Southern Brazil. *Revista do Colégio Brasileiro de Cirurgiões*, v. 47, e20202608, 2020.

PRADA, R. O que é um acelerômetro? *TecMundo*. 2009. Disponível em: https://www.tecmundo.com.br/curiosidade/2652-o-que-e-um-acelerometro-.htm. Acesso em: 8 abr. 2022.

PROFILE: J. Michael Pearson. *Forbes*, 2015. Disponível em: https://www.forbes.com/profile/j-michael-pearson/#10744a217261. Acesso em: 12 abr. 2022.

RAVELI, N. Ignaz Semmelweis: o médico que revolucionou a medicina e acabou em uma instituição psiquiátrica. *Aventuras na História*. 2020. Disponível em: https://aventurasnahistoria.uol.com.br/noticias/reportagem/ignaz-semmelweis-o-medico-que-revolucionou-medicina-e-acabou-em-uma-instituicao-psiquiatrica.phtml. Acesso em: 8 abr. 2022.

REIS, T. *Por que Bill Ackman Perdeu mais de US$ 4 bilhões?* 2020. Disponível em: https://www.sunoresearch.com.br/artigos/por-que-bill-ackman-perdeu-mais-de-us4-bilhoes/. Acesso em: 12 abr. 2022.

RESPIRA LABS. 2021. Disponível em: https://www.respiralabs.com/. Acesso em: 13 abr. 2022.

REFERÊNCIAS

RIGGS, W. John McAfee se suicida na prisão antes de extradição para os EUA, diz jornal. *Portal do Bitcoin*. 2021. Disponível em: https://portaldobitcoin.uol.com.br/john-mcafee-se-suicida-na-prisao-antes-de-extradicao-para-os-eua-diz-jornal/. Acesso em: 11 abr. 2022.

ROBÔ LAURA. *Conheça a Laura*. C2022. Disponível em: https://laura-br.com/. Acesso em: 13 abr. 2022.

ROCHA, G. Os anos JK. *FGV CPDOC*. 2001. Disponivel em: https://cpdoc.fgv.br/producao/dossies/JK/biografias/glauber_rocha. Acesso em: 4 abr. 2022.

SAFETY4ME. c2021. Disponível em: https://safety4me.com/. Acesso em: 11 abr. 2022.

SAIBA quando e como foi criado o Bitcoin. *Financeone*. 2021. Disponível em: https://financeone.com.br/quando-como-criado-bitcoin/. Acesso em: 11 abr. 2022.

SALIBA, R. Selic mantida em 25 ao ano: veja os impactos na renda fixa. *Warren Magazine*, 2021. Disponível em: https://warren.com.br/blog/nova-queda-selic-entenda-impactos-renda-fixa/. Acesso em: 12 abr. 2022.

SANE. Quem somos? 2022. Disponível em: https://saners.com.br/quem-somos/. Acesso em: 4 abr. 2022.

SANTANA, W. Com vacinação avançando pelo mundo, ações das farmacêuticas sobem até 5.200%. *CNN Brasil*, 2021. Disponível em: https://www.cnnbrasil.com.br/business/com-vacinacao-avancando-pelo-mundo-acoes-de-farmaceuticas-sobem-ate-5200/. Acesso em: 13 abr. 2022.

SANTOS, C. 84% dos hospitais da Anahp têm prontuário eletrônico implantado. *Fórum Saúde Digital*. 2018. Disponível em: https://forumsaudedigital.com.br/84-dos-hospitais-da-anahp-tem-prontuario-eletronico-implantado. Acesso em: 12 abr. 2022.

SARKAR, S. The false promise of human gene editing. *IAI News*. 2021. Disponível em: https://iai.tv/articles/the-false-promise-of-human-gene-editing-auid-1917. Acesso em: 13 abr. 2022.

SARZI, A. C. F. G.; SOUZA, J. K. Dor do membro fantasma. *Neurociências em Debate*. 2015. Disponível em: http://cienciasecognicao.org/neuroemdebate/arquivos/2334#:~:. Acesso em: 12 abr. 2022.

SAS. *Big data*: what it is and why it matters. c2022a. Disponível em: https://www.sas.com/en_ca/insights/big-data/what-is-big-data.html. Acesso em: 11 abr. 2022.

SAS. *Deep learning*: o que é e qual sua importância? c2022b. Disponível em: https://www.sas.com/pt_br/insights/analytics/deep-learning.html. Acesso em: 11 abr. 2022.

SCHESTATSKY, P. *A medicina do futuro está no passado*. *Dr. Pedro Neuro*. 2022. Disponível em: https://drpedroneuro.com.br/pacientes/drpedroneuro-alimentac-a-o-12-pilares-pdf?#conteudo. Acesso em: 8 abr. 2022.

SCHESTATSKY, P. A medicina dos 5 Ps. *Blog Dr. Pedro Neuro*. c2020. Disponível em: https://drpedroneuro.com.br/blog/pdf/1-5-ps-pdf. Acesso em: 12 abr. 2022.

SCHESTATSKY, P. *Medicina do amanhã:* como a genética, o estilo de vida e a tecnologia juntos podem auxiliar na sua qualidade de vida. São Paulo: Gente, 2021.

SCHESTATSKY, P. et al. Hyperhidrosis in Parkinson's disease. *Movement disorders: Official Journal of the Movement Disorder*, v. 21, n. 10, p. 1744-1748, 2006.

SENA, D. *O que você precisa saber sobre cirurgia plástica*. Porto Alegre: Buqui, 2014.

SETOR SAÚDE. Telemedicina do Sistema de Saúde Mãe de Deus ganha destaque internacional. *Mundo*, 2015. Disponível em: https://setorsaude.com.br/telemedicina-do-sistema-de-saude-mae-de-deus-ganha-destaque-internacional/. Acesso em: 20 abr. 2022.

SCHULZE, E. *What is the fourth industrial revolution?* 2020. 1 vídeo (4 min). Publicado pelo canal CNBC International. Disponível em: https://www.youtube.com/watch?v=v9rZOa3CUC8. Acesso em: 8 abr. 2022.

SCHWAB, K. *A quarta revolução industrial*. São Paulo: Edipro, 2016.

SIDHU, I. Avoiding the traps of big data. *Berkely Blog*. 2013. Disponível em: https://blogs.berkeley.edu/2013/10/22/avoiding-the-traps-of-big-data/. Acesso em: 18 abr. 2022.

SILVA, E. Metaverso: a revolução do varejo? *Manda Trends*. 2021. Disponível em: https://mandatrends.com.br/metaverso-a-revolucao-do-varejo/. Acesso em: 12 abr. 2022.

SIMERS. *À memória e ao legado de cinco jovens médicos*. 2017. Disponível em: https://www.simers.org.br/noticia?name=memoria-e-ao-legado-de-cinco-jovens-medicos. Acesso em: 6 abr. 2022.

SINCLAIR, D.; LAPLANTE, M. D. *Tempo de vida:* por que envelhecemos – e porque não precisamos. Rio De Janeiro: AltaCult, 2021.

SINGULARITY GROUP. *Together, we can impact a billion people*. 2022a. Disponível em: https://su.org/about/. Acesso em: 6 abr. 2022.

SINGULARITY GROUP. *Experience*. 2022b. Disponível em: https://su.org/. Acesso em: 9 abr. 2022.

SINGULARITYU BRAZIL. Curso Futureme. 2022. Disponível em: https://www.singularityubrazil.com/curso-futureme/. Acesso em: 6 abr. 2022.

SOUZA, E. A trajetória da Palm: do começo ao fim, a história da criadora do Palmtop. *Techtudo*. 2017. Disponível em: https://www.techtudo.com.br/noticias/2017/07/a-trajetoria-da-palm-do-comeco-ao-fim-a-historia-da-criadora-do-palmtop.ghtml. Acesso em: 4 abr. 2022.

SPINA, C. Como elaborar um pitch (quase) perfeito. *Endeavor*. 2022. Disponível em: https://endeavor.org.br/dinheiro/como-elaborar-um-pitch-quase-perfeito/. Acesso em: 12 abr. 2022.

SPONCHIATO, D. A receita da longevidade, segundo uma Prêmio Nobel da Medicina. *Veja Saúde*, 2020. Disponível em: https://saude.abril.com.br/medicina/a-receita-da-longevidade-segundo-uma-premio-nobel-de-medicina/. Acesso em: 13 abr. 2022.

STANDAGE, T. Home DNA tests promise to reveal your true identity, but so did phrenology. *The Economist*, 2019. Disponível em: https://www.economist.com/1843/2019/11/14/home-dna-tests-promise-to-reveal-your-true-identity-but-so-did-phrenology. Acesso em: 13 abr. 2022.

STARTSE. c2022. Disponível em: www.startse.com. Acesso em: 4 abr. 2022.

STATISTA RESEARCH DEPARTMENT. *Number of monthly active facebook users worldwide as of 2nd quarter 2021*. 2022b. Disponível em: https://www.statista.com/statistics/264810/number-of-monthly-active-facebook-users-worldwide. Acesso em: 8 abr. 2022.

STATISTA RESEARCH DEPARTMENT. *Social media:* statistics and facts. 2022a. Disponível em: https://www.statista.com/topics/1164/social-networks/. Acesso em: 8 abr. 2022.

STEVE Jobs: discurso de colação de grau em Stanford em 12 de junho de 2005. 2005. 1 vídeo (14 min). Publicado pelo canal RMS infoTech. Disponível em: https://youtu.be/DcqwkdTvTzs. Acesso em: 4 abr. 2022.

STEPHENSON, N. *Snow crash:* a novel. New York City: Spectra Books, 2000.

STEVENSON, R. L. *O médico e o monstro*. São Paulo: Melhoramentos, 2007.

TAVARES, M. Cientista defende que a velhice seja tratada como doença a ser combatida. *G1*. 2021. Disponível em: https://g1.globo.com/bemestar/blog/longevidade-modo-de-usar/post/2021/09/09/cientista-defende-que-a-velhice-seja-tratada-como-doenca-a-ser-combatida.ghtml. Acesso em: 13 abr. 2022.

TECNOLOGIA exponencial: o que é e quais as principais tendências. *Inventti*. 2018. Disponível em: https://inventti.com.br/tecnologia-exponencial/. Acesso em: 8 abr. 2022.

TECNOPUC. 2020. Disponível em: https://tecnopuc.pucrs.br/. Acesso em: 4 abr. 2022.

TERCEIRA revolução industrial: tudo sobre a chamada revolução informacional! *Stoodi*. 2020. Disponível em: https://www.stoodi.com.br/blog/historia/terceira-revolucao-industrial/. Acesso em: 8 abr. 2022.

THE BANNERS of dissent. *Time*, 2019. Disponível em: http://content.time.com/time/magazine/article/0,9171,217179,00.html. Acesso em: 12 abr. 2022.

THEES, V. Whitebook: passo a passo da intubação orotraqueal. *PEBMED*. 2020. Disponível em: https://pebmed.com.br/whitebook-passo-a-passo-da-intubacao-orotraqueal/. Acesso em: 12 abr. 2022.

THOMASON, J. MetaHealth: how will the metaverse change health care? *Journal of Metaverse*, v. 1, n. 1, 2021. Disponível em: https://dergipark.org.tr/en/pub/jmv/issue/67581/1051379. Acesso em: 12 abr. 2022.

THUMMI. c2021. Disponível em: https://thummi.org/. Acesso em: 13 abr. 2022.

TINDERA, M. Robot Wars: $ 60B intuitive surgical dominated its market for 20 years. now rivals like alphabet are moving in. *Forbes*, 2019. Disponível em: https://www.forbes.com/sites/michelatindera/2019/02/14/intuitive-surgical-stock-robot-surgery-da-vinci-alphabet-jnj-ceo-gary-guthart/?sh=da9c151a37bc. Acesso em: 11 abr. 2022.

TIPOS de CRM para serem usados no seu negócio. *HighSales*. 2021. Disponível em: https://highsales.digital/blog/tipos-de-crm#para-que-serve-o-crm. Acesso em: 11 abr. 2022.

TONETO, M. G.; MOHR, C. C.; LOPES, M. H. I. Das grandes incisões cirúrgicas à colecistectomia laparoscópica: uma reflexão sobre o impacto de novas tecnologias. *Scientia Medica*, v. 17, n. 1, p. 31-35, 2007.

UOL NOTÍCIAS. *Oito coisas que só quem usou o sistema DOS vai se identificar*. 2017. Disponível em: https://www.uol.com.br/tilt/listas/oito-coisas-que-so-quem-usou-o-sistema-dos-vai-se-identificar.htm. Acesso em: 4 abr. 2022.

UZIEL, D. Medicina de precisão: o que é e que benefícios traz? *IPEA*. 2020. Disponível em: Https://Www.Ipea.Gov.Br/Cts/Pt/Central-De-Conteudo/Artigos/Artigos/95-Medicina-De-Precisao-O-Que-E-E-Que-Beneficios-Traz. Acesso em: 6 abr. 2022.

VAN BUSKIRK, E. Bellkor's pragmatic chaos wins $ 1 million Netfilix prize by mere minutes. *Wired*. 2009. Disponível em: https://www.wired.com/2009/09/bellkors-pragmatic-chaos-wins-1-million-netflix-prize/. Acesso em: 11 abr. 2022.

VARELLA, T. Robôs protegem profissionais e atendem pacientes com Covid em SP, RJ e RS. *Tilt UOL*. 2020. Disponível em: https://www.uol.com.br/tilt/noticias/redacao/2020/04/19/contra-covid-19-pais-tem-robo-de--telepresenca-em-hospital-e-casa-de-medico.htm?cmpid=. Acesso em: 4 abr. 2022.

VEJA SAÚDE. *Você sabe o que são linfomas?* 2020. Disponível em: https://saude.abril.com.br/medicina/voce-sabe-o-que-sao-linfomas/. Acesso em: 4 abr. 2022.

VELASCO, A. O que é realidade virtual? Conheça essa tecnologia que pode mudar o mundo. *CanalTech*. 2019. Disponível em: https://canaltech.com.br/rv-ra/o-que-e-realidade-virtual-conheca-esta-tecnologia-que--pode-mudar-o-mundo-154999/. Acesso em: 6 abr. 2022.

VENAGLIA, G. Vacina da Moderna é a segunda aprovada para uso nos Estados Unidos. *CNN Brasil*, 2020. Disponível em: https://www.cnnbrasil.com.br/internacional/vacina-da-moderna-nos-estados-unidos/. Acesso em: 13 abr. 2022.

VEYOND METAVERSE. 2022. Disponível em: https://www.veyondmetaverse.com/. Acesso em: 12 abr. 2022.

VOCÊ conhece as metas internacionais de segurança do paciente? *Secad Artmed*. 2017. Disponível em: https://www.secad.com.br/blog/medicina/metas-de-seguranca-do-paciente/. Acesso em: 6 abr. 2022.

VOCÊ já ouviu falar em ecossistema empreendedor? Entenda o termo! *Na Prática*. 2018. Disponível em: https://www.napratica.org.br/ecossistema-empreendedor-o-que-e. Acesso em: 12 abr. 2022.

WORLD HEALTH ORGANIZATION (WHO). *International Statistical Classification of Diseases and Related Health Problems (ICD)*. Geneva : WHO, c2022. Disponível em: https://www.who.int/classifications/classification-of-diseases. Acesso em: 13 abr. 2022.

WORLD HEALTH ORGANIZATION (WHO). *Telemedicine*: opportunities and developments in Member States: report on the second global survey on eHealth 2009. Geneva: WHO, 2010. (Global Observatory for eHealth Series, 2). Disponível em: https://apps.who.int/iris/handle/10665/44497. Acesso em: 13 abr. 2022.

WEBACH, K. *The blockchain and the new architecture of trust*. Massachusetts: MIT, 2018.

WELMO. c2022. Disponível em: http://welmo-project.eu/. Acesso em: 13 abr. 2022.

WORLDOMETER. *7 Continents of the world*. 2022. Disponível em: https://www.worldometers.info/geography/7-continents/. Acesso em: 8 abr. 2022.

ZANINI, F. Sete morrem em queda de avião em Santa Catarina. *Folha de São Paulo*, 1997. Disponível em: https://www1.folha.uol.com.br/fsp/cotidian/ff031039.htm. Acesso em: 6 abr. 2022.

ÍNDICE

A

Aplicações na saúde, 187
   big data, 130, 186-193, 198
      comportamentos, 188
      cookies aprendem, 194
      depósito de sucata, 189
      máquinas aprendem, 192
      supercomputador Watson, 190
   deep learning, 177, 187, 195
      agregar valor, 198
      conhecer potenciais, 196
   inteligência artificial, 17, 42, 66, 74, 75, 96, 100, 117, 130, 133, 159, 176, 177, 183, 184, 186-190, 208, 238, 256, 276, 302, 313
   machine learning, 96, 177, 183, 187, 192-194, 196, 197, 256
   small data, 49, 186, 187, 190-192
Avanços tecnológicos, 302
   futuro de hospitais, clínicas, planos de saúde, 302
      Agência Nacional de Saúde Suplementar, 306
      impacto nos negócios, 303
      mudanças nos hospitais, 304
      período de carência, 307

B

Big data, 130, 186-193, 198
Blockchain, 45, 198-207
   uso na saúde, 199
      movimento rastreável, 206
      presença na saúde, 203
      problemas na chave, 202
      prontuário médico, 202
      proteção ao SUS, 205
      registro infinito, 201
      segurança garantida, 200

C

Carreira médica, mudanças, 101
   empreendedorismo, 103
      potencial empreendedor, 108
      encantar o cliente, 110
      desejos dos clientes e soluções, 113
   mindset inovador, 107
   novas tecnologias, 103
Clientes, encantar e fidelizar 138, 150
   pacientes, 138
      atrasados, 143
      classificando pacientes, 144
      comportamento latino, 146
      customer relationship management, CRM, 149, 150
      educar assertivamente, 147
      meditação, consulta, 141
      mídia social, 148
      papel do médico, 143
      Pipedrive de Vendas, 149, 150
      pontualidade, 139
      prontuário eletrônico, 150
      tratamento humanizado, 142
Customer relationship management, CRM, 49, 131, 149, 150

D

Deep learning, 177, 187, 195
Dispositivos vestíveis, 271, 279, 306

E

Empreendedorismo, 1, 2, 3, 10, 14, 18, 20, 21, 23-25, 27-29, 40, 42-44, 48, 50, 53, 76, 99, 100, 103, 107, 110, 163, 164, 237, 313

F

Farmacêutica, 15, 27, 40, 41, 43, 93, 202, 206, 211, 242, 245-247, 282, 288, 294, 299
Futuro de hospitais, clínicas, planos de saúde, 302
   avanços tecnológicos, 302
      Agência Nacional de Saúde Suplementar, 306
      impacto nos negócios, 303
      mudanças nos hospitais, 304
      período de carência, 307

G

Genômica, 17, 68, 79, 281, 283, 284, 286, 304, 313

H

Health techs, 5, 24, 25, 32, 40, 228-234, 238, 305
  além de uma boa ideia, 233
  atraso na adoção de tecnologia, 230
  consolidação, 232
  ecossistema, 237
  flexibilidade para aprender, 236
  testar a ideia, 234

I

Inovação, 2, 3, 15, 16, 20, 23-25, 27, 28, 41-44, 55, 60, 65, 67, 76, 88, 91, 95, 100, 107, 114, 116, 117, 123, 125, 126, 163, 164, 180, 181, 184, 216, 232-234, 237, 297, 302, 309-311
Inovação e tecnologia, 114
  cirurgias intercontinentais, 119
  era da informação, 122
  éter anestésico, 115
  mentes inquietas, 116
  rotina, 121
  tarefas repetitivas e previsíveis, 118
  tecnologia se paga, 124
Insight, 12, 13, 45, 51, 77, 156, 164, 229, 296
Inteligência artificial, 17, 42, 66, 74, 75, 96, 100, 117, 130, 133, 159, 176, 177, 183, 184, 186-190, 208, 238, 256, 276, 302, 313
Intuitive Surgical, 210, 214

J

Jornada, 39, 41, 46, 53, 54, 95, 100, 110, 113, 130, 131, 134-136, 140, 227, 257, 278

L

Lifelong, 25, 122, 312

M

Machine learning, 96, 177, 183, 187, 192-194, 196, 197, 256
Medicina, futuro, 239
  principais tendências, 239
    promover a saúde e o bem-estar, 241
    força das farmacêuticas, 245
    mundo das seguradoras, 247
    prevenção, 244
    proatividade indispensável, 242
Medicina de precisão, 1, 68, 74, 77, 82, 288, 293, 294, 297, 300, 301
  impacto sobre a longevidade humana, 294
  expectativa de vida, 295, 299
  genética ao nascer, 298
  novo mundo possível, 297
Medicina genética, 291, 292
Medicina humanizada, 128, 131, 254, 256
Medicina tradicional, 3, 74, 80, 121, 122, 134, 254
Médicos e clientes, 250
  avanço da tecnologia, 250
  medicina de antigamente, 256
  medicina humanizada, 254
  novos comportamentos, 258
  rastros na internet, 252
  sem perguntas, 259
Metaverso, 46, 226-228
Mídias sociais, 27, 129, 133, 141, 147-151, 154, 155, 161, 234
  ajuda dos filhos, 168
  compartilhar por propósito, 170
  conteúdo na internet, 173
  escolha pelo visual, 164
  interesses ampliados, 162
  humanidade, 166
  teleconsultas de urgência, 169
  usuários, 171
Mindset, 1, 2, 16, 25, 26, 28, 29, 44, 45, 51, 54, 56, 60, 67, 99, 103, 107, 110, 117, 119, 120, 122, 128, 143, 144, 155, 156, 160, 174, 244, 310
Mudanças na carreira médica, 101

N

Networking, 23-25, 66, 123

O

OMICS, 282
  alerta do Pentágono, 284
  genes de doenças, 283
  hemograma do futuro, 291
  seres únicos, 287
  técnica Crispr, 290
    controvérsia, 290
    telômeros, 289

Índice

P

Pacientes, protagonistas de sua saúde, 152
  como lidar, 150
    aplicativo do medo, 156
    autoconfiança exagerada, 157
    decisões compartilhadas, 158
    transparência, 158
    escutar profissionais, 154
    informações demais, 154
    relação dual, 153
    Safety4me, 155, 156
Prática médica, 2, 23, 29, 56, 63, 91, 121, 122, 128, 130, 195, 207, 223, 231, 234, 268, 280, 299, 303, 304, 308, 309, 312
Profissionais significativos, 311
Prontuário eletrônico, 50, 150, 204, 258

R

Realidade virtual, 42, 45, 61, 62, 68, 73, 124, 217-225, 226-228, 313
Revolução dos vestíveis, 272
  Wearables, 272
    acelerômetro contra Parkinson, 274
    dados assustam e empolgam, 278
    inteligência artificial, 276
    medicina esportiva, 275
      sutiãs com GPS, 275
    proibição brasileira, 279
Robôs-cirurgiões, 177, 183, 209-214
Robótica, 208
  cirurgias e telemedicina, 208
    atendimento aos pacientes, 215
    cirurgias baratas, robôs caros, 210
    fora das faculdades, 213
    robôs na guerra, 212
    1,2 milhão de cirurgias, 208
Roupas para gestantes, 12

S

Segurança no mercado, 10
Safety4me, 95, 97, 155, 156, 197
Small data, 49, 186, 187, 190-192
Startups, 14, 24, 25, 27, 29, 38-44, 49, 71, 75, 78, 96, 97, 112, 117, 122, 123, 131, 149, 224, 228-238, 265, 305, 309-311

T

Tecnologia exponencial, 98-100, 174, 175, 183, 185
  revolução industrial, 175, 177
    antídoto a negatividades, 183
    impasse jurídico, 176
    pokemon exponencial, 179
    seis "Ds", 181
      decepção, 182
      democratização, 182
      desmaterialização, 182
      desmonetização, 182
      digitalização, 181
      disrupção, 182
    sem humanidade, sem emprego, 184
    tecnologias disruptivas, 180
Tecnologia na saúde, 2, 44, 60, 114, 204
Tecnologias imersivas, 218
  desenvolvimento crescente, 225
  emoções positivas, 221
  Max e Gisele, 224
  metaverso na saúde, 227
  realidade estendida, 218
  realidade virtual, 218
  realismo convincente, 219
  segurança, 218
  treinar médicos, 223
Telemedicina, 17, 42, 45, 62-65, 100, 117, 119, 124, 135, 163, 169, 170, 183, 198, 207-209, 216, 217, 228, 243, 257, 261, 262, 264-271, 302-304, 311
  limites geográficos de atendimento, 262
  custo, 269
  décadas de atraso, 265
  fator de decisão, 266
  florestas e oceano, 268
  longe dos hospitais, 270
  pacientes verdes e azuis, 264
    Protocolo Manchester, 264
Thummi, 14-16, 112, 155, 234, 237, 277
Transformação digital, 37, 45, 96, 99, 127-131, 133, 135-137, 216, 302
  alcance de pacientes e médicos, 127
  consulta pelo cartão, 135
  eventos negativos, 136
  gerenciar relacionamentos, 131
  níveis de relacionamento, 133
  pacientes digitais, 128
  receituário sem garrancho, 130

Transformação profissional, 3
  anestesiologista, empreendedor, 31
    DemoDay, 42
    ecossistema de *health techs* no Brasil, 31
    Grow+, 40, 44
    HealthPlus, 41
    MedRoom, 42
    o que está por vir, 45
    Rapidoc, 42
    sem medo de mudança, 44
    sócio da Sociedade de Anestesiologia, 34
    veia empreendedora, 37
    venture builder, 40
    Webmed, 42
    Wow, aceleradora, 39
    Zenklub, 42
  cirurgião, plataforma para proteger pacientes, 84
    eventos adversos nos hospitais, 84, 92
      principais causas de morte no mundo, 84
    sonho com transplantes, 87
    transição para gestão, 90
      Doutor Rafael, 95, 97
      HCOR, 97
      livros e congressos, 99
      metas da OMS, 95
      Numeria, 97
      Safety4Me, 95, 97, 155, 156, 197
      Vale do Silício, 100
  cirurgião do trauma e emergencista, 56
    ConceptMed, 65, 66
    experiência militar, 58
    inovar não é fácil, 62
    inspiração para a medicina, 59
    Laerdal, 61
    mudança de *mindset*, 60
    pessoas inquietas, 66
    robôs de telepresença na saúde, 56
    robôs médicos, 64
    vítimas no vídeo, 63
  cirurgião plástico, digitalização do atendimento, 47
    bolso vazio, 52
    empreendedorismo digital, 48, 53
      GestãoDS, 48-50, 54
      NaDuvidaCresça, 54
    melhora da produtividade, clínicas e consultórios, 47
    plantões médicos, 49
  neurologista, medicina de precisão, 68
    LifeLab, 73-75, 77-79, 82
    Nemo, 73, 78
    realidade virtual e eletricidade, 68
      melhorar saúde dos pacientes, 68
      aprender a comunicar, 71
      não fale apenas com médicos, 76
      novidades, 81
      técnicas de Hollywood, 73
      teste genético
  oncologista, plataforma monitorar pacientes, 5
    aplicativo preventivo, 15
      Thummi, 14-16, 112, 234, 237, 277
      foco no humanismo, 16
    câncer, 5
    solidão, 5
    insegurança, 5
  pneumologista, empreendedorismo, 18
    comunidade médica brasileira, 18
    consultório vazio, 22
    curso de palestras, 20
    mapa profissional, 30
    mindset de crescimento, 28
    mindset de aprendizagem, 26
    Respirare, 22, 23, 25, 169
    Vale do Silício, 23-25

W

Wearables, 65, 81, 100, 130, 136, 178, 183, 216, 257, 261, 271-281, 306, 307
  revolução dos vestíveis, 272